顛覆認知的醫學古今事

不思議醫療

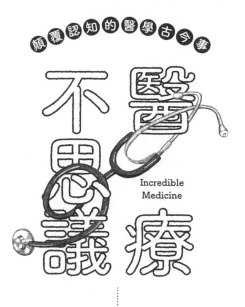

Incredible Medicine

一個腦科醫師穿梭於診療室
與歷史檔案間的私筆記

汪漢澄 著

好評推薦

王偲宇／員林高中歷史科教師

當醫療發展一旦回溯，它便連結了歷史。麥田新出版的《醫療不思議》，便能讓我們重新認識其中有趣的醫學故事。汪漢澄醫師以其專業的角度，輔以歷史元素來增加可讀性，向大眾介紹一系列醫學相關主題的故事，可說是值得普羅大眾易入手閱讀的科普醫學好書。

吳逸如／林口長庚醫院神經內科副部主任，長庚大學醫學系教授

認識汪哥二十年，深知他滿腹經綸，拜讀完這本《醫療不思議》後，才知道他如此學富五車，每篇文章都讓從醫三十年的我驚嘆不已，誠摯推薦您透過閱讀此書的故事，一起來探索醫學的奧妙！

巫錫霖／彰化基督教醫院神經科資深主任醫師，前台灣動作障礙學會理事長

認識漢澄兄已近三十年，深知汪兄學貫中西，通曉古今。澄兄為人溫雅，每與談話都逸趣橫生，受益良多。同為神經科醫師，對疾病的診斷均需抽絲剝繭，追根究底。漢澄兄不僅思路清晰敏捷，對於疾病歷史來龍去脈，旁徵博引，知識學問之淵博令人佩服。汪兄出此書神經學界不作二人想，此書既有醫學的專門知識，又能夠從中了解中西之神話、歷史、科學、醫學、文化種種面向。極力推薦大家閱讀此書。

汪栢年／蘭陽女中歷史教師

別以為這只是一本與醫療相關的書，它不只是！作者打破學科的限制，用巧妙的文筆將神話、歷史、心理學、化學、地理學……等相關知識與醫療進行無縫接合，不僅擴充了各學科的相關知識內涵，也讓讀者讚歎：「原來！醫療與生活是如此貼近！」

邱銘章／台大醫學院神經科教授兼主任

聽汪醫師娓娓道來講醫學的故事，上窮碧落下黃泉，綜觀古今，兼具趣味性與知識性。值得對醫學有興趣欲探殿堂奧妙的準醫生、醫學生及大眾閱讀賞析。

洪惠風／新光醫院心臟科主任

從希臘神話，講到醫學期刊；從亞瑟王，說到三寸金蓮；汪神醫寫故事的功力，非凡人所能及也。

翁佳音／中研院台灣史研究所副研究員

汪醫師由人體器官肘（cubit）、腳（foot）、指（digit）與歷史度量衡及神經、解剖關係出發，行文流暢點出希臘羅馬神話與現代醫學詞彙的淵源；器官病變產生藝術傑作或社會大事件，等等。果然是科普好書，文科人讀起來，特別有感。

張尚文／新光醫院精神科主任

專業深湛、博學多識，文字時而幽默風趣，時而譏誚尖利。除醫學專業外，更旁涉希臘羅馬神話，文學、歷史等學門。尤其作者洞悉人性，又夾敘夾議的筆法，使得本書有別於坊間一般的科普醫學史著作。讀之讓人增廣見聞，兼得會心之樂。

許維志／新光醫院神經科主治醫師兼病房主任

一本讓中學生愛上醫學、讓醫學生對神經學著迷的科普巨作。

郭鐘金／台灣大學特聘教授，台大醫院神經部主治醫師

這是一本內容非常充實的書，完全超出它的篇幅所給人的初步印象。汪漢澄醫師以他對於神經學與歷史的厚實底蘊，以及對於社會人文的深入思惟，以小品文的方式，深入淺出地介紹了神經系統的重要運轉邏輯，以及相關的常見疾病。基本上，只要是對於自然與社會科學有些興趣的所有大眾，讀過此書後應該都有心領神會的笑容與收穫。

黃明燦／財團法人為恭紀念醫院神經外科主治醫師

簡潔明快的文風，縱橫古今的學養，述說內容雖是醫學人文領域，其實也是科學理性的啟蒙，適合好學深思的讀者熟讀。

黃春木／台北市建國中學歷史教師

在時間脈絡中，記述各種案例所透顯的醫學知識、制度、器物或技術，其實就是一部鮮活的歷史。汪漢澄醫師所說的故事，似乎是醫學如何看待身體、處理疾病，但實際上他傳達了人類如何成就今日醫學的精彩歷程。

目次

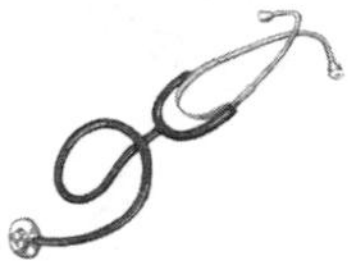

身體的故事

疾病的故事

醫學的故事

推薦序／

「寓教於樂」的知識盛宴

汪漢澄醫師是新光醫院神經科的專家，大約二年多前，我第一次在報章上看到汪醫師的文章，我才知道原來他的文筆也這麼好，並持續關注他每一篇新作發表。有時候在醫院的會議中、走道上，或是電梯裡碰到汪醫師，我會不時的跟他聊聊最近的作品，分享我的感想，後來也開始鼓勵他不要只在報上發表文章，他的文字這麼生動有趣，應該要寫一本書出版，讓更多人有機會看到。

本人身為一位醫師與醫學教育工作者，我經常注意醫學相關的學術及著作，包含各種專業或專業以外的文章。我覺得汪醫師的寫作風格獨樹一幟，非常的醒目，他的文筆亦莊亦諧，引人入勝，他挑選的主題雖與醫學相關，但寫出來的文字卻完全沒有望之儼然的距離感。不論他講述的是疾病、人體構造，或是一段醫學史，都可以看出他下了很多的考證功夫，旁徵博引，帶出了許多精確的知識。然而他流暢而平易近人的幽默筆調，卻經常讓讀者感覺自己是在看有趣的故事，不知不覺間得到了許多新知，這就是「寓教於樂」的最佳註解吧！

汪醫師的著作即便是完全沒有醫學背景的讀者來看，也都能樂在其中，但我認為這本書對醫療相關人員來說，更是別具意義。因為學醫的人固然可以從教科書或論文當中汲取到專業知識，但與這些知識相關的一些歷史典故，淵源由來，以至於軼聞趣事，並不是那麼容易見到。汪醫師書中豐富的搜羅考證，在很大程度上幫我們填補了這一段空白，熟悉醫學的讀者在讀汪醫師的這本書時，常常會有恍然大悟、原來如此的額外之樂。所以我不僅樂意將此書推薦給一般民眾，更希望醫療工作者及醫學生都能夠好好拜讀，這真是一本值得好好品嘗的著作。

侯勝茂／新光吳火獅紀念醫院院長

推薦序／

腦中的腦科先生

二〇一八年，為了籌備《聯合報》繽紛版即將推出的「這個職業有祕密」專題第一回的「醫師篇」，我請當時版上的專欄作家、知名心臟科醫師——洪惠風醫師推薦了幾位作者，因此有幸認識汪漢澄醫師。他為版上寫的第一篇文章，是〈醫療路上陪打怪〉，裡頭提到作為一名臨床醫師「除了傾盡所學治療病患外，還經常需要施展另類武藝來幫助他們打怪，以免他們在半途GG」，這裡所謂的「怪」，指的是現代醫學之外的各種偏方與迷信；這種困擾我曾看其他人寫過，但以電玩比喻卻是第一次，暗自在螢幕另一端笑了。

刊出後，漢澄醫師又賜下許多外行人如我也能讀得津津有味的醫學科普文章。印象很深刻的一篇，是〈古墓公子的大小眼〉，以神經科學背景，推測木乃伊生前罹患什麼疾病：「考古學家曾發現過這樣一幅棺蓋畫像，約莫畫於西元一九〇至二一〇年。它的筆觸細膩，色彩自然，把棺中主人翁生前的相貌，描繪得栩栩如生。更重要的是，它透露出這位公子生前一種重要的神經症狀——他的右上眼皮略微下垂，使得右眼看起來要比左眼小一些，然後，右眼的瞳孔也比左邊小；再仔細一點看的話，還會發現右眼的眼結膜偏紅，布滿血絲。這，就是神經科中赫赫有名的『霍納症候群』（Horner's syndrome）。」那天收稿的暢快，我至今清楚記得——以前讀到這種「那天……至今清楚記得」句型，我總認為過於浮誇、必為套路，但兩年多過去，那篇文章依然是我喜愛提供給其他作家參考的範本，亦時常在談話間引用，向友人賣弄一番；如此圈粉讀者的文章，在《醫療不思議》這本書裡，不受報紙版面字數的限制，變成了更為完整的〈聽木乃伊說故事〉。

數算起來，從認識到二〇二一年四月，仰賴漢澄醫師的「腦科先生說古今」專欄，我賣弄過三十九個主題，這還沒加上聚餐、出遊期間的偷師學藝；他對各方學問的探究之仔細，教人五體投地——五體投地，又一個我過去以為是誇飾的用詞，放在他身上卻如此貼切。敬佩的情感之外，當然也有點兒害怕，這害怕分三個部分，一是擔心作為他的報紙編輯，我對得起這份認真嗎？二是同為人類，我竟這般虛度光陰了？三是相較他對科學的追求，我經常耽溺於各種玄學之說，總是什麼都有點好奇、什麼都信一點。說來好笑，有陣子這位腦科先生真的就住在我的腦裡，只要我往不科學的方向去了一點點，像給人算算星盤、閒聊時冒出「叉叉叉這麼圈圈圈，一定是歪歪歪星座的」，就會浮出一個冷冷的聲音，不屑地對我說：「漢澄醫師知道妳這樣想嗎？」「要是被漢澄醫師知道的話……」（不，人家根本不在意妳怎麼想。）熟起來後的某一天，我向他坦白自己的「幻聽」，他哈哈一笑，說：「那以後再有這種情形，我浮現出來的時候，妳要記得我可不是那種會記妳過的訓導主任，而是會開心地笑，拿餅乾跟妳一起吃，聽妳分享的喔。」

天啊，居然不會被喝斥，還有餅乾可以吃？這是行醫多年累積出來的好修養嗎？或者，正如他在〈神明的兩頂冠冕〉裡受到阿波羅（Apollo）因一句玩笑話得罪愛洛斯（Eros）的啟發，深感「優秀厲害的人，偷偷的自滿就好，千萬不要取笑別人。否則，就算是那些遠遠比不上自己，又看起來很無害的小傢伙，都有可能給你來一下陰的」，暫不與我計較？

以上自然是玩笑話，老實講，他開啟我的眼界，學識談吐之外，還有為人行事。總以為透過強大自律實現自我的人，難免會用菁英眼光看待世界，可是愈認識他，愈能感受他在工作時用心，在待人時貼心。我擅自猜想，白色巨塔不但沒有封閉他，反而讓他在高處看得更多、更遠，我尤其喜歡書中不經意間透露的感悟：「醫生有時會因為自己的經驗有限，或是視野不夠寬廣，而陷入『堅持自己的唯一看法，不知道它其實是錯的』的陷阱。所以，對自己的任何病例都應保持開放的態度，廣泛的涉獵，經常的討論並請教別人，拓展我們自己對疾病『鑑別診斷』的範疇。」講的是醫療，卻同時映照出我親身相處過的、文字之外的漢澄醫師，不論是討論版面呈現、回應專欄內容，他從不端出丁點架子，不看輕我的專業與造就我之所以為我的背景。難怪無論把什麼領域的朋友介紹給他，對方是內向或外向，都能在一頓飯的時間裡，彼此變得親近。有幾位朋友甚至驚喜地告訴我，他們在返家路上回味了方才的對話，覺得這一夜收穫太豐富了。

此一魅力，當然也充分展現在書中。〈荒誕醫療史〉一篇，提到美國國父華盛頓退休後，因感冒而採取放血治療，並請來這方面的名醫班傑明．拉什（Benjamin Rush），「拉什很霸氣的，在半天裡面幫華盛頓放掉了超過三公升的血（一個人身體裡的總血量約莫是五公升），華盛頓當天就死於失血性休克。假如華盛頓有先見之明的話，他聽到拉什的治療計畫，就該從床底下抽出小時候用來砍櫻桃樹的那把板斧，『正當防衛』，把拉什當場砍了，自己應該可以更長壽一些。」短短一小段，讓我對他國醫療史多了一分認識，記住了極其有代表性的苦主，並為自己不道德的發笑懺悔。

說起來，今日醫療的每一分完善，其實都是由過去十分、百分的教訓裡習得。這是很簡單的道理，可是以前我很難產生共感，直到讀了這本《醫療不思議》，特別是〈吃樹皮的皇帝們〉一篇裡講到：「瘧疾是個古老的流行病，從史前時代開始，就在世界各地的所有不同的國家與族群間肆虐，一直到今天。中世紀的羅馬人認為，它是由沼澤中瀰漫的有毒氣體所產生的，事實上，瘧疾這個字的英文『malaria』，就是從中世紀的義大利文而來。『Mal-』是『不好』的意思，『aria』就是空氣，所以『malaria』就是『壞空氣』的意思，這跟中國古人所講的『瘴氣』是完全一樣的想法。直到十九世紀瘧原蟲被發現之前，世人對瘧疾的病因都只能猜測，對它的治療當然也只能憑經驗。」那一刻，我忍不住放下書，抬起頭，深深吸一口氣，一口「不壞的空氣」：二〇一八年夏天，我去非洲看動物大遷徙，行前必須完成的醫療準備之一，便是服用預防性抗瘧藥。那時候，我評估的是一顆藥多少錢、要吃多少天，將之視作理所當然，但對史前到十九世紀的人們，這一切並非天經地義；事實上，哪怕現代醫學揭開了它的神祕面紗，瘧疾至今依然是威脅，我所擁有的無慮，一點都不理所當然。

因為是漢澄醫師，我也忍不住對書名「醫療不思議」多一分心，去探究「不思議」三個字。網路告訴我，它源於梵語，寫作「不思議」時，多為日文用法，指的是難以想像；而漢語圈作「不可思議」，指難以表述的奧妙境界。以現代的眼光來看過去的醫療，確實是難以想像；然而，我更加是從這本書裡，得到了一個難以表述的閱讀經驗。一次次感到驚奇之外，還有一層層加深對世界與時代的同理，也想像著很多年很多年以後，下一個世紀的漢澄醫師，將怎麼看待現在的我們呢？

栗光／聯合報繽紛版主編

推薦序／生活周遭隨處可得的有趣

身為醫者，出入於期待與失望的門扉，穿梭在盡其所能和無能為力的密林，除了對於人生的終極關懷，一切似乎都那麼不確定！於是，我們如果要身居鬧市而自擁寧靜，品嘗塵囂而自固本真，對於知識源頭的深度興趣，與對於普遍認知的多層訪查，便會使一個人有了一種對於人情世故不需要再察言觀色的從容。

我的朋友，汪漢澄醫師就是這樣的一個人！在同儕之間，總是瀟灑自在，但對於許多「冷知識」卻娓娓道來如數家珍。

漢澄兄，請我幫他的著作為文寫序，這真的是我的榮幸。拜讀之餘衷心認為，這本有趣的書：《醫療不思議》，實在應該人手一冊，茶餘飯後輕輕鬆鬆地閱讀，就著午後的陽光，陪著沉夜的寧靜，便會發覺許多神經科學的知識，其實簡單易懂，我想認知的過程，本就該毫無負擔的享受。

本書分為三個部分「身體的故事」、「疾病的故事」和「醫學的故事」。都非常的有趣！而且將許多科學的知識融入字裡行間；例如：在〈科學的快樂論〉中，說明了「情緒」的生理運作基礎；「獎賞」、「懲罰」、「幸福」、「歡喜」，都必須經過大腦皮質的刺激與抑制的多重回饋機制；在〈冷火雞與蘭姆酒〉的章節中，特別從字面上的解釋與典故切入，說明科學上的「戒斷症候群」與「成癮」。令我吃驚的是，漢澄解釋這些複雜的事情，更像是在說床邊故事，通順流利，轉合之間毫不勉強。它不是科學書籍，但卻是著作者娓娓道來，將腦中的知識內化成自然語言的自然，這是最讓讀者能順利閱讀的重要元素。

令我最感興趣的是「醫學的故事」。在〈神明的兩頂冠冕〉和〈醫療蛇圖騰〉的二篇中，漢澄充分展現了他對西方神話的熟悉，信手捻來的希臘神話，恰如其份的說明許多目前醫學界使用的文詞與意象：醫療之神阿斯克勒庇俄斯（Asclepius）手上的神杖來源；荷米斯（Hermes）的雙蛇杖如何變成了醫學象徵的圖騰……等等。我用很流暢的速度讀了漢澄的著作，覺得有趣極了，許多曾經聽過的名詞都有精彩的故事，將它們活靈活現的具象化而深入記憶之中。

我衷心推薦這本書，值得每一位台灣神經科醫師細細品味。

陳柔賢／第二十二屆台灣神經學學會理事長

推薦序／

屬於醫學界，醫學生，以及所有大眾的「醫療不思議」

醫學與文化息息相關，經常反映人類生活與哲學的演進。現代醫學雖然強調實證科學，但是在醫學名詞與疾病當中，卻處處可見古老神話的軌跡與人類在實用生活中所發展出來的智慧。

汪漢澄醫師的這本《醫療不思議》即是將醫學中我們習以為常的許多名詞例如尺神經（ulcer nerve），指診（digital examination）或是蛇的圖騰等，從西洋諸神與中國歷史中找到有趣的來源典故。又如在〈美與毒〉的文章中，可見女人為求皮膚白皙而使用鉛粉導致神經麻痺的歷史故事。本書的題目相當多元，從〈身體的度量衡〉（解剖學）、

〈古人的痲醉〉（藥理學）到〈歲月中流失的自己〉（失智症），每一篇文章的標題都引人入勝，內容生動活潑，好似在觀賞一部部有趣的醫學電影。除此之外，汪醫師在文章的最後都會附上相關疾病的簡要診斷與治療，讓讀者在輕鬆的氣氛下，學習神經學的疾病。對於初入醫學領域的學生而言，真是極佳的床頭書，也是本書最大的特色。此外還要強調一點，本書除了整理這些有趣的神經醫學典故之外，作者還加上自己對於相關時事的評論，這是極具原創性的地方。例如從美醜的醫學史，不免要令人問上一句醫美是美容還是醫療？諸如此類發人省思，在哲學、藝術與醫學中交相糾葛的事情，本書中處處可見討論的痕跡。對於忙碌的臨床神經科醫師或是埋首於研究的神經科學家而言，這些也都是我們日常想參一腳，表達看法的有趣主題。

回首這二、三十年，已經很久沒有這般結合歷史典故，兼具趣味與專業的神經學普教書籍。汪醫師在台大醫院神經科擔任第一年住院醫師即是我的室友（同處一間辦公室），直到後來，兩人都走上巴金森症及動作障礙的次專科。經常有機會共事與參加會議，一起聊天。在病例與時事討論中，他都是腦筋急轉彎，飽讀中外歷史與詩詞，為艱深的專業知識，增添許多的樂趣與想法。猶如這本書的每一章節，讀來都是趣味橫生，蘊藏豐富的知識。我相信這本書絕對是帶領大眾博覽神經醫學史與相關疾病的最佳書籍。

預祝本書成功發行，榮登排行榜。

友　瑞美極力推薦

吳瑞美／台大醫學院神經學教授・台大醫院臨床神經暨行為科學主任

推薦序／

結合人文、歷史、神經科學與價值反思的不可思議

認識汪醫師（我們都稱汪哥）已經超過十幾年了，從初期剛認識時令人景仰的神經科前輩，對於神經科的疑難雜症，他總是可以有邏輯並條理分明的抽絲剝繭，對神經科困難的動作障礙疾病總是信手捻來，一一破題治療到位，是大家口中的神醫！也因此汪哥不僅擔任過神經部主任，更也擔任過台灣動作障礙學會理事長，對於科學角度剖析神經學疾病是箇中好手。過去一年多曾零星於不同的網路與報章雜誌見到汪哥開始以說故事的方式讓民眾了解一些常見的神經疾病，對於汪哥可以用生動活潑同時平易近人的口吻說出這些困難疾病文章，令人相當佩服。

《醫療不思議》是一本不可思議的好書。每個章節都先以生動有趣的歷史故事作為引子，帶出日常生活或是醫學中我們耳熟能詳卻不知典故的醫學名詞來源，並詳細介紹，以實證醫學的角度將這過去的通俗名詞或更多是古希臘人名，如何演進為目前的醫學用詞，做了精要的演繹。並也列舉與這名詞相關的神經科疾病做介紹。最有趣的是，末尾還會有作者對這歷史故事與人物的見解與反思。這功力，若不是對神經醫學疾病早已多所熟稔，並對歷史人文同時也有深入涉獵的人，是無法寫出這般篇篇精彩的文章！不僅可以讓社會大眾熟悉常見神經醫學疾病，我想對大多數的醫學生甚至是神經科醫師如我，都會從中獲益良多，並且從享受有趣的故事中，進入汪神醫的醫學世界。

在眾多介紹醫療疾病與促進健康的書籍與文章中，這本結合人文、歷史、神經科學與價值反思的書籍，跳脫傳統八股說教式的衛教文章，真是令人耳目一新，讀來心曠神怡之際，又有許多醫學新知的回甘餘韻。除了真心推薦外，也熱烈期盼作者汪哥的下一本不可思議！

林靜嫻／台大醫院神經部主治醫師暨臨床教授

推薦序／

醫學的理性與感性

收到麥田出版的書稿，有關於汪漢澄醫師即將出版的新書《醫療不思議》。猶憶編輯聯絡我時，只是隨口應允要掛名推薦，但是在瀏覽內文之後，卻讀得欲罷不能，所以主動打電話給編輯，毛遂自薦才有榮幸，能替汪醫師的新書寫推薦序——如果不介紹，實在對不起也是投身在醫療科普寫作的自己。

其實我更想說的是，若我在醫學系就讀的時候，能夠看到汪醫師的這本書，日子就不會覺得那麼苦悶與無聊，被功課壓得哀聲嘆氣。

眾所周知醫學系的課程繁雜沉重，因為它是歷來所有醫療前輩心血的結晶，大部分是在反覆的邏輯思考，與理性的驗證下，才能獲致今天的成就，而且與時俱進不斷修正。所以即便我已經是個成熟的主治醫師，但回過頭再讀今日的基礎醫學，有些都還會覺得像天書一樣。

除了這個之外，大家可能不知道醫療的知識組成裡面，有很多不為人知的一面，下面我就舉幾個例子。

目前醫學的主流以英文為主，可是由於長期受到希臘羅馬帝國的影響，因此其中的很多詞彙都是來自於拉丁文。例如腎臟的英文是 kidney，腎結石卻叫 renal stone；又，掌管心臟滋養的冠狀動脈「coronary artery」，因為它的走向在心臟的外面，看起來是替心臟表面戴上花冠——這 renal 或 coronary 都衍生自拉丁文，這種例子不勝枚舉，大家可以看汪醫師新書裡面精彩的描述。

另外或許是為了顯示醫師的文學造詣，又或是為了讓疾病的癥候及診斷被其他後世的醫師能夠輕易記住，於是不少首次發現特殊疾病的醫學前輩，會替它們在命名上，生動套用西方神話、甚至是文學作品。例如肝門脈高壓的患者常造成肚臍旁許多扭曲腫大的血管，模樣看起來十分恐怖，醫學上稱之為「美杜莎頭」（Caput Medusae），對，沒有錯，美杜莎就是神話中那個直視他，你會石化的妖怪；還有一個例子就是德國作家富凱（Friedrich de la Motte Fouqué）的小說，書中小精靈主角婀婷（Ondine），為了懲罰偷情的騎士愛人，詛咒他只能在醒著時有呼吸，在睡眠中會停止呼吸，就被醫師用「婀婷的詛咒」，拿來命名罕見的疾病「中樞換氣不足症候群」。

隨便舉幾個例子想必就激起了讀者的好奇心吧！我想強調的是汪醫師書中還有更多天馬行空，甚至不可思議的故事，透過他流暢的筆觸和生動的解說，了解到博學多聞的他，甚至配合多年臨床的經驗，文末還附上疾病的表現及如何診斷的表格，技巧的將科普著作與專業醫學結合在一起，豐富了書中的內容，實屬難能可貴，相信讀者在讀到生硬的醫學知識時，同時也喚醒了浪漫的想像，抱歉啦！不能在這裡破太多梗，留待你去書中探索。

末了我想談一下自己的感想，希望各位讀者不要以為醫師穿上白袍，就是只能當「天使」，正經八百的讓人難以親近，我和汪醫師還有其他很多過著「斜槓人生」的醫師，正試著利用文學創作結合自己的專業，讓民眾能夠了解醫學知識的正知正見，不要被門診刺耳燈號的鳴叫，以及寫滿密密麻麻副作用的藥袋而感到厭煩，尤其不希望大家對於疾病的了解，輕易被網路上泛濫的假消息誤導，一知半解而產生偏見。

醫學知識不是只有生硬的理性，更充滿了浪漫的感性，讀汪醫師的《醫療不思議》，絕對讓你有不一樣的收穫，衷心在此推薦。

蘇上豪／心臟外科醫師．金鼎獎得主

自序／一本說故事的書

人都喜歡聽故事，卻未必喜歡讀書。這很奇怪，因為所有的書都在說故事，差別只在於說的是什麼故事。這讓我想到，故事由誰來說，還有怎麼說，可能也很重要。

醫學看似一種比較嚴肅的學問，醫師的著作，要不然就是艱深的研究成果發表，要不然就是把專業寫得「老嫗能解」的醫普。這兩類著作當然都有相當的價值，但在學習以至於鑽研醫學時，我發現其實到處都是精彩的故事，等著有人來說。這些故事講給醫學的專家或學生來聽，想必別有會心，但就算是外行人聽著，應該也會覺得有益有趣。

我寫這本書，就是希望擔當這麼一個說故事人的角色。

醫學相關的故事，不外牽涉到人的身心，人的疾病，以及醫學的本身這三個面向，因此它們就構成了這本書的主題。

人文與醫學交互激盪的漫長過程中，累積了許多特別有意思的印記或標誌。古人命名醫學的事物，經常借用神話中的某一段傳說，歷史上的某一件事，或是文藝作品中的某一個角色，渾然天成，饒富趣味，散見於各種病名、症狀、徵象，或者解剖構造的語彙。它們吸收著人文與科學的雙重養分繼續生長，與時俱進，成為現代醫學甚至流行文化裡面很重要的部分，只是有時候藏得深，不容易看見。花些功夫把這些來歷挖掘出來欣賞，就會發現它們非常的有趣動人，扣人心弦。

醫療與疾病的蹤跡，並不是只出現在醫院、教科書，或醫學史。疾病來自於人，不可避免就處處呈現在人的生活風貌當中。在歷史、藝術與文學裡面，經常可以窺見它們的一鱗半爪。正史記載與考古的發現，可以披露古人的疾病與古代醫療的樣貌，固不待言，就連藝術品或文學作品，也有不輸於正史的作用。許多的繪畫、雕塑、小說、詩歌，或是劇作，曾經寫實的描繪了過去某些疾病患者的外貌特徵，或是當時的治療方式，這些古代的醫療實況，就隨著經典作品跨越了時光的洪流，為現代人帶來珍貴的資料與無比的樂趣。

我們對現代的科技與醫學習以為常，有時會誤以為它們本就如此，忘了醫學與科學一直在恆常的變化之中。人類對於人體與疾病的認識，都是由蒙昧開始，歷經啟蒙，而後終於進入理性的階段。生理、病理，甚至一些過去神祕不可解的人類特質諸如感情、衝動、智能、創意等等，都在科學的檢驗之下，一一除去了它們神祕的面紗，讓我們對自身有了更完整與正確的認識。隨意選定一種疾病或一個醫療理論，逆著時間往上追尋，就可以看清我們所認識的醫學並非天經地義，而是歷經了先人的許多誤會、迷信，甚至笑話，而後憑藉著不斷的努力探求與自我改變，才有了今天的模樣。

凡此種種，都是非常值得一說的故事。但我認為，要想成功的把它們分享給未必具有醫學背景的讀者的話，我講故事的方式一定要能夠別出心裁，並且平易近人才行。知識本身都是有趣的，人要是對某些知識感到乏味，通常都是因為只看到它平板單調的一面。若有人能為讀者展現知識的縱深，讓他們看到前因後果，歷史淵源，趣事軼聞，再添上一點幽默的洞察的話，知識就會變得立體而又迷人。

我就是抱著這樣的心態，來寫現在的這本書。書中的每一篇都是從醫學、歷史、文學或藝術作品中出現的某種疾病、症狀、原理、人物、史實、軼事出發，探索它們的上下古今，東西南北，聯結知識與趣味，不時也會加上一點小小的議論。目的不在使讀者深入的了解醫學，而在讓讀者看見醫學後面還隱藏著一個豐富而又迷人的世界。我自己寫這本書的過程非常開心，因為能把我平常特別喜歡的那些妙趣橫生，跨越人文與科學的瑰寶釐清脈絡，娓娓道出，帶給我很大的滿足感。最大的希望，當然是讀者也能透過我的文字，感染到與我同樣的滿足。

這本書的問世，歸功於許多因緣。同院的好朋友心臟科洪惠風主任是一位文筆精湛的出名作家，他的作品旁徵博引，充滿機鋒，是各大出版社與媒體爭相邀稿的對象。他知道我喜歡雜學，也覺得我寫的東西新鮮，就將我推薦給聯合報繽紛版的譚立安主編。我與立安主編愉快的合作到現在，在她的版面定期發表專欄文章，已經有三年的時間了。立安滿欣賞我寫作的調性，鼓勵我不妨另外寫一本書，大約兩年前為我引介了麥田出版社的林秀梅副總編輯。我與秀梅相談之下，感覺彼此的理念相當契合，就以出書為目標，努力寫作到了現在。本院的最高長官侯勝茂院長，經常對我說愛看我的文章，知道我在寫書之後，更時時關心寫作的進度，這讓我越來越覺得必須要卯足全力，寫出最好的作品才行。本書的精彩手繪插畫，出自我的同科晚輩宋明憲醫師，宋醫師在優秀的醫療專業之外，還擁有一手驚人的畫技，令人嘆服，他的生動插圖讓我的文字價值倍增。許多好同事、好朋友見到面的時候，都會跟我分享他們對我的文章的看法，或者希望看到我寫什麼樣的題材，與一些學問淵博、閱歷豐富的好朋友聊天時，三言兩語，往往就可以學到有趣的新知，觸發寫作的靈感，讓我獲益良多。本書之所以終能成書，大部分要感謝以上這些前輩先進與好朋友們。

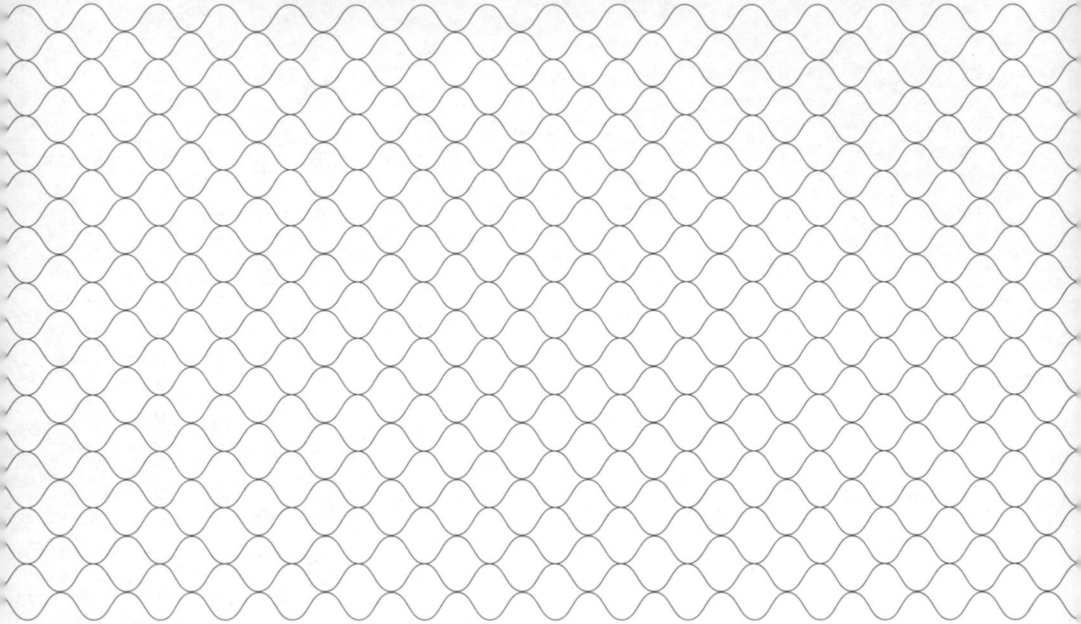

身體的故事

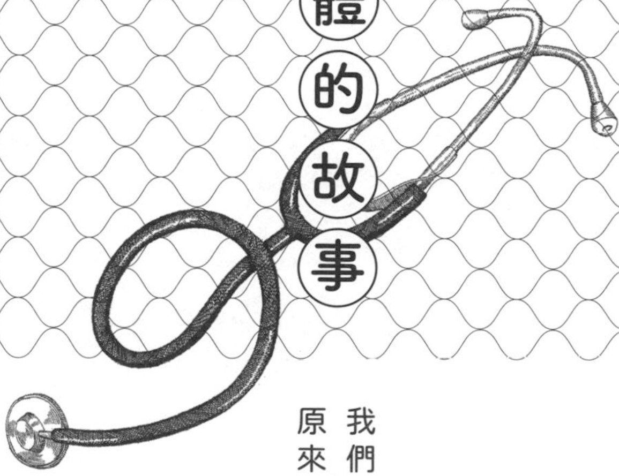

我們身體上的許多器官名稱，
原來都與傳奇典故有關。

Incredible Medicine

身體的度量衡

精確是科學的先決條件，也是複雜生活的特徵。不管是長度，體積，重量，還是時間，現代人對每一樣都要求精確，搞得自己緊緊張張。有時候不得不羨慕古人，這方面滿隨便的，什麼都大概就好，他們雖然少了點可靠，卻多了些大度雍容。

我們的前臂，也就是手肘以下，手腕以上的那段，裡面有兩根骨頭，一根叫「尺骨」（ulna），另一根叫「橈骨」（radius）。上肢的三條大神經中，靠近尺骨的那一條就被稱為「尺神經」（ulnar nerve），靠近橈骨的那一條就被稱為「橈神經」（radial nerve），而位於其中間位置的就叫做「正中神經」（median nerve）。這命名法沒什麼學問，純屬地利之便。

尺骨或尺神經的「尺」（ulna）這個字，從拉丁文而來，最早的意思就是「肘」或者「前臂」，而它同時又是測量長度的單位。也就是說，古代人真的就是用自己的前臂來當尺，來測量其他物體的長度。所以說，把它翻譯作「尺」，真是傳神極了。

我們肘彎的解剖名稱為「cubit」，那旁邊有個由骨頭與筋膜構成的狹窄通道，稱為「肘隧道」（cubital tunnel），中間通過的就是尺神經。如果這個通道太狹窄，壓迫到了尺神經，就會造成末二指麻痛，與手的小肌肉無力等症狀，稱為「肘隧道症候群」（cubital tunnel syndrome），屬於一種「尺神經麻痺」（ulnar nerve palsy）。

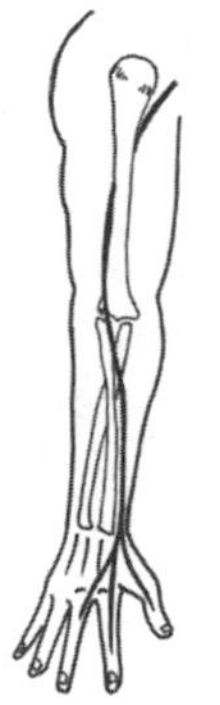

橈神經

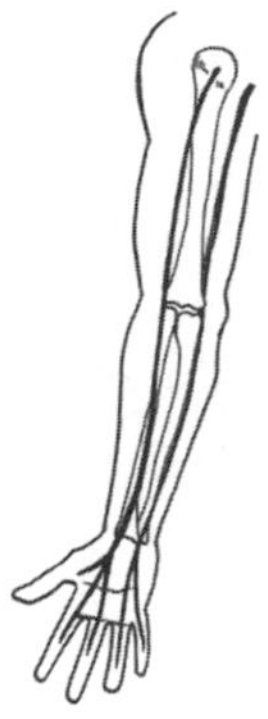

正中神經與尺神經

Cubit這個字，也同樣順理成章的變成了一個長度單位，廣泛地被古埃及人，希臘人，與羅馬人所使用。一「腕」（cubit）的長度，就是肘彎到中指尖的距離，換言之就等於一個尺骨加上一個掌（palm）的長度。順帶一提，「掌」（palm）的本身也是一個長度單位。

我們的手指頭，英文叫做finger，但比較古的說法叫「digit」，那是拉丁文。西方的解剖學與醫學字源，許多都來自於拉丁文，所以常用「digit」這個字來稱呼手指。手指當然不會被古人放過，用來當作另一個測量的單位，一根手指的寬度，就被稱為一個「指幅」（digit）。

指幅這個古老的長度單位，倒是直到現在的醫學上還經常被使用。例如在產婦的生產過程當中，醫師要經常用手去觸摸產婦的子宮頸，看它「開了幾指幅」，作為預估幾時會生的參考。為什麼要用指幅而不用公分？因為子宮頸容易摸得著而不容易看得到，所以就用觸摸的手指來計量了。婦產科之外也是一樣，醫學上任何需要勞動醫生用自己的手指頭在病人身上「探勘」的檢查，也都被稱作「指診」（digital examination）。指診看起來沒什麼學問，而且感覺起來不怎麼舒服，但在有經驗的醫師手中，其功能卻不遜於精密儀器，許多重大的直腸或攝護腺疾病，都是最先被醫師指診發現的。

「Digit」的原意是「指頭」，可是後來就衍伸出另一個意義：「數字」。連帶的，電腦技術中的「數位」也就成了「digital」。手指頭會變成數字，原因當然顯而易見，就是我們的老祖宗都是扳著自己的手指頭來數東西。東西的數目若是超過十個，十隻手指都用完了，就只好「進一位」。我們用的數字系統採用「十進位」，這是唯一的理由，別無原因。哪一天外星文明造訪地球，若是外星人長著六隻手指，一定就是使用六進位，他們要想辦法整合兩邊的計數系統，一定會覺得很麻煩。

仔細想想，古人用自己的身體來測長計數，其實很自然。在還沒有公定度量衡的時代，古人很多對於距離，長度的概念，可能都是大概大概而已，用不著太精確，身邊也不見得會有真正的尺可用。所以，當他們想要估計，或跟別人溝通某個東西的長度時，最方便的方法就是使用大家都有的身體部位。至於你身上的這部位，跟我身上的這部位是不是真的一樣長，古人沒有那麼計較。

並且，身體的部位隨身帶著，隨時可用，絕不會有想用而找不到的情形。例如說，近代的工頭要是想偷懶一天不工作，到了工地，可以推托說「我今天忘了帶我的尺」，而古代的工頭，就絕對說不出「我今天忘了帶我的尺骨」這種藉口。

除了上肢之外，下肢用起來也很方便。比方今天歐美的長度單位「英尺」，英文是「foot」，腳的英文也是foot。為什麼？就是因為包括英國在內的古代歐洲，真的就是把人的一隻腳的長度，當作一個測量單位。一尺就是一隻腳的長，把這個長度分成十二等分，每一等分的長度就是一英寸（inch）。

那麼我就想問了，亞瑟王的那隻大腳，跟中國古代女人的三寸金蓮，來來回回差了四倍，哪一個才算是正統的「foot」？甚至從foot衍伸出來的「步」（step）也成為一個長度的單位，也不問腿長腿短，走快走慢，真的是很不計較。

無獨有偶，中國古代也是用身體來量長度的。中國古代的「尺」，是男子把自己手的姆指與中指撐開，從姆指尖到中指尖的距離，一尺是十寸。如果是女子的話，因為手比較小，同樣撐開時的距離不到一尺，大約只有八寸，這個長度，命名為「咫」。

「尺」與「咫」都不是很長，所以「咫尺」就被用來代表「很短的距離」。例如「近在咫尺」，表示真的很近，而「咫尺天涯」則是「看似很近但實則距離很遠」了。所以，如果一個男生與一個女生之間「看似離得很近，但其實感覺好遙遠」的話，那就要怪他們的手不一樣大（咦）。

中國古代的尺實際的長度，在各朝各代都不一樣。根據出土的古尺長度判斷，時代越早，尺的長度就越小，時代越晚，尺的長度就越大。除了商代遠古時期的尺長，差不多符合姆指尖到中指尖的距離之外，後來的尺長都遠遠超過了這個範圍。這應該是因為時代進步，需要更精確的測量，客觀的度量衡概念產生，古人就漸漸擺脫了只用身體部位來測長度的「古風」了吧。

司馬遷的《史記・孔子世家》說，孔子身長九尺六寸，周遭的人都覺得這大個子高得古怪。九尺六寸有多高？如果依據司馬遷生活的漢朝尺度來算，一尺大約二十二公分左右，九尺六寸就超過二百一十公分了，未免太離譜。但西周一尺只有二十公分不到，如果說在孔子生活的時代，魯國遵奉周制，那麼九尺六寸差不多一百九十二公分，這高度在當時的中國人當中，確實是個不尋常的高個子，但還不到怪物的程度，這樣比較合理。

《三國志・諸葛亮傳》記載，諸葛亮「身高八尺，猶如松柏」。諸葛亮生活的三國時代，一尺約二十四公分左右，這麼算起來，諸葛亮的身高與當年的孔子相同，也是一百九十二公分的大個子。說他「猶如松柏」，實至名歸。比諸葛亮晚一點的「竹林七賢」之一的嵇康，是個有名的大帥哥。《世說新語》記載：「嵇康身長七尺八寸，風姿特秀，……山濤曰：『嵇叔夜之為人也，岩岩若孤松之獨立，其醉也，傀俄若玉山之將崩』。」嵇康的時代與諸葛亮相近，用的尺度應該差不多，七尺八寸算起來約莫一百八十八公分，確實是名不虛傳的又高又帥。看起來，在三國時代想要被別人用松樹來比擬，身高逼近一百九十是基本款。

古話有云：「大丈夫昂藏七尺之軀」，七尺有多高？如果照諸葛亮的三國標準來算，七尺才不過一百六十八公分，普普通通，「昂藏」不起來。這麼說來，「昂藏七尺」這個說法的發生，應該遠遠晚於三國時代了吧。

尺神經麻痺小檔案

除了文中提到的「肘隧道症候群」之外，尺神經更容易受到壓迫的地方在肘部後方，因為尺神經的那段夾在皮與骨之間，沒有什麼保護，並且肘部是經常需要彎曲的部位，更增加了神經損傷的機會。像是姿勢不當，經常托腮，肘部靠在桌面或椅子的扶把上，身體趴在桌上用肘支撐，平躺睡覺時肘部靠在硬床板上等等，都可能造成。另外，曾有過肘關節脫臼或骨折的病史，或是糖尿病的病人，也比較容易得到這毛病。

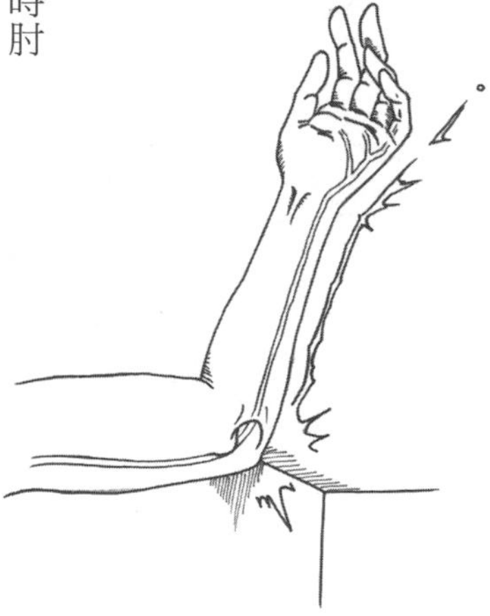

尺神經麻痺的症狀，包括小指與無名指靠小指的那一半、以及手掌內側的麻木，燒灼感，或感覺變遲鈍等現象。另外，部分手掌的肌肉會變得無力，甚至萎縮。

診斷方面，主要是靠醫師詳細的病史詢問，以及神經理學檢查，通常會再加上神經傳導及肌電圖檢查，以確立診斷。

治療方面，找到致病的原因，加以矯正，避免尺神經進一步的壓迫，當然是最好的預防與治療。例如糾正自己的不良姿勢，避免手肘直接壓到硬物等等。

手麻的症狀若太困擾時，可使用口服藥物或局部注射等方法來減輕。在某些上述內科療法均無法有效改善的嚴重病例，可以考慮用外科手術來局部解除壓迫。

人的上肢有三條主要神經，除了尺神經之外，另外兩條是橈神經（radial nerve）與正中神經（median nerve）。橈神經與正中神經由於地理位置的關係，也跟尺神經一樣，容易在某些位置受到傷害，它們的診斷與治療原則，也類似於尺神經麻痺。

永遠的編織女

古人在給人體的部位命名時，想必傷過不少腦筋。那些比較大的器官與構造，通常本來就有名字，例如說心啊，肝啊，肺啊那些，倒是還好，比較小的或是比較隱密些的部位就不一樣了。古人在初初開始解剖人體，揭開人體構造的奧祕時，看到一些以前沒人見過，也不知道該叫什麼名字的東西時，他們要怎麼做呢？

比方說，古代的醫師或解剖學家打開了人的膝蓋，發現在膝蓋裡面有兩片軟骨組織，擔負著承載重量衝擊的緩衝護墊任務。驚歎於造物之奇之餘，他們總要想個名字來稱呼它。左看看右看看，這兩片軟骨的形狀彎彎，越看越像新月的樣子，那何不就叫它

「meniscus」好了？Meniscus就是古希臘文的「新月」的意思。從此，這兩片軟骨就成了「新月軟骨」（meniscus），英文寫作「semilunar cartilage」。就像這樣，把大家都清楚的東西的名字，套在形狀相似的人體構造上，一講出來大家都能心領神會，這是很常見的解剖命名方法，例子不勝枚舉。

我們的大腦非常的重要，卻像嫩豆腐一樣的柔軟，所以它被好幾層衣服包裹，最外面還罩上盔甲，以資保護。最外層的盔甲，就是我們堅硬厚實的顱骨，裡面的幾層衣服稱為腦膜，一共有三件：最外面的外套比較硬，叫做「硬腦膜」（dura mater），最裡面緊貼著大腦表面的內衣，是薄薄的一層「軟腦膜」（pia mater），至於介乎硬腦膜與軟腦膜之間的那一件厚毛衣，則叫做「蜘蛛網膜」（arachnoid membrane）。

蜘蛛網膜是一層鬆鬆的構造，由於這層膜當中有著密集的纖維，長得很像蜘蛛網，所以就被稱為蜘蛛網膜。在這層膜的下方，大腦表面之上，密布著大大小小的腦血管，這邊的血管若是因為破裂而出血，就會造成讓神經內外科醫師都聞之色變的重症：「蜘蛛網膜下腔出血」（subarachnoid hemorrhage）。

蜘蛛網膜因為長得像蜘蛛網而得名，那麼其中的「arachnoid」這個字，是打哪兒來的呢？它來自於另一個字「Arachne」（阿拉克妮），Arachne這個字是個人名，根源於一段古希臘的神話故事。

故事中的阿拉克妮（Arachne）是一位鄉村女孩，心靈手巧，擁有一手編織的絕活。她所織出來的布匹，品質精良不去說它，重點是她還有辦法別出心裁，在原本樸實平淡的布匹之上，織出美麗生動，栩栩如生的圖畫故事，躍然布上，好像能動起來一樣。她的織工遠近馳名，大家都公認她是編織界的「高手高手高高手」，沒人能贏得過她。

阿拉克妮的編織技術打遍天下無敵手，日子久了，她的心態由自滿而自豪，由自豪就漸漸起了驕慢之心。有一天她吹起牛來，說：「我看啊，我的這一手編織活兒，連那些女神也比不上吧！」這話

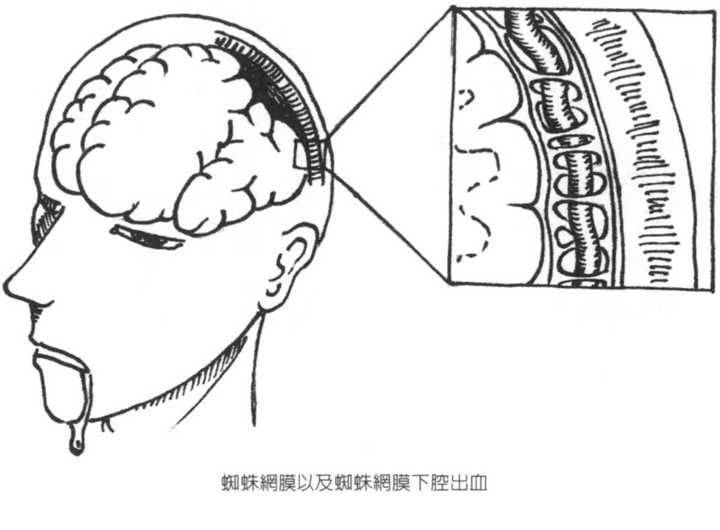

蜘蛛網膜以及蜘蛛網膜下腔出血

旁人聽了倒沒意見，但是很不巧，真的傳到了一位女神的耳中，這位女神就是雅典娜（Athena）。

雅典娜是全才式的女神菁英，她智慧過人，所以是智慧女神，武功卓絕，所以又是戰爭女神，另外她的藝術修為特高，所以還兼差做藝術女神，編織功夫當然不用說也超厲害。雅典娜輾轉聽見了阿拉克妮的那句話，覺得非常的不順耳。她想，任憑妳阿拉克妮的手藝有多行，妳畢竟是一介凡人，跟我們神祇的本領不是一個次元的，尤其是我，妳再怎麼樣也不可能贏得過我吧？於是雅典娜就決定下凡來，跟阿拉克妮較量一下，壓壓這個凡人的氣焰。

雅典娜施展神通，變身成為一位凡人婦女，前去阿拉克妮的村莊，對她提出織布ＰＫ大賽的挑戰。阿拉克妮是常勝軍，自信滿滿，當然沒把這位來路不明的姊姊放在眼裡，二話不說，從容應戰。織布機跟線材鋪排開來，比賽開始，這一神一人，就在眾鄉民的圍觀鼓譟之下，卯足了勁各顯本領。

這邊的挑戰者雅典娜，手藝巧奪天工，她不慌不忙，在布上織了奧林匹亞眾神下凡遊玩，為人間帶來風調雨順，一片和樂融融的景象，歌頌神祇們施予人類的恩澤，畫面美不勝收，幾可亂真。那邊的衛冕者阿拉克妮也用了同一個主題，只不過她的理解視角與雅典娜略有不同，她在布上織了好幾位男神在人間尋花問柳，調戲凡女的煽情畫面，情節生動，纖毫畢現。比賽結束，鄉民評審一致認為，阿拉克妮的作品略勝一籌。雅典娜自己仔細看看阿拉克妮的作品，再看看自己的作品，也不得不承認，自己的編織雖然出類拔萃，但阿拉克妮的編織還是勝過自己，不得不叫她第一名。

然而，一樁歸一樁，雅典娜雖然承認自己略遜一籌，對阿拉克妮的織布技藝與藝術造詣甘拜下風，但是看著阿拉克妮所編織的「政治不正確」的內容，卻是越看越怒。區區一個凡人，居然敢用起諷刺的手法，揭偉大

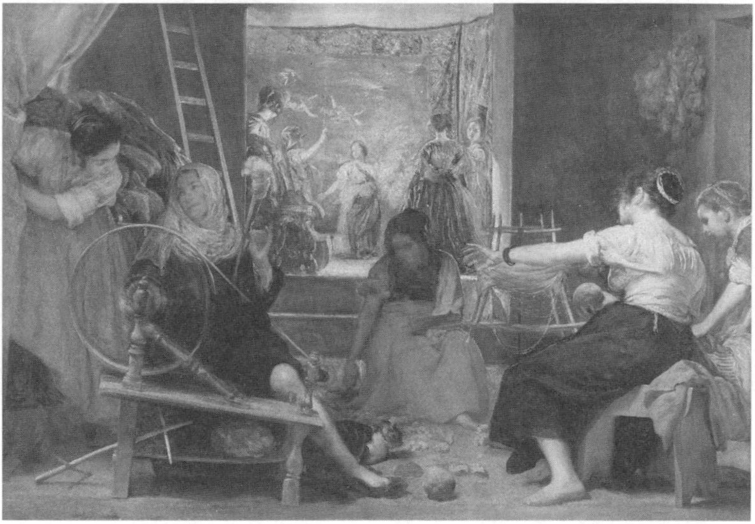

阿拉克妮與雅典娜的編織比賽

神祇們的瘡疤，真正的大不敬。是可忍孰不可忍，當即雷電交加，狂風大起，雅典娜現出光芒四射的女神原形，大聲喝斥阿拉克妮對眾神的褻瀆。

阿拉克妮區區一個鄉村弱女子，忽見女神在前現身大罵，驚懼交加，羞愧難當，不知如何是好，就在一棵樹上自縊而死。雅典娜看了餘怒未消，覺得這事還不算完，阿拉克妮一死不足以謝罪，就以神通將她復活，並把她變形為蜘蛛，讓她生生世世永遠的編織結網，反省自己的罪過，直到

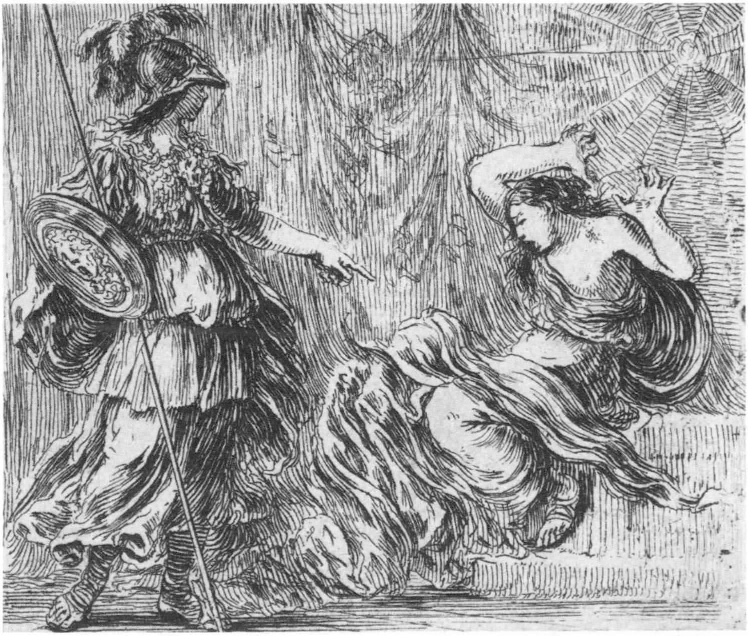

雅典娜懲罰阿拉克妮

今天。

自此，「arachne」（阿拉克妮）這個字，就成為希臘文的「蜘蛛」或「蜘蛛網」，「arachnoid」就是「蜘蛛網樣的」，而「蜘蛛網膜」自然就成了「arachnoid membrane」了。

回來說說這件事的是非。從表面看來，神是尊貴的，人是卑下的，阿拉克妮驕傲自大，甚至膽敢侮辱神明，那是咎由自取，雅典娜基於義憤，給了阿拉克妮應有的懲罰。但是我們仔細想想，這裡面是有毛病的。

首先，阿拉克妮贏了比賽，這證明「人能勝天」，人類雖然弱小，卻仍可以有一兩件雕蟲小技勝過神明。既然如此，難道就只因為人比神弱小，他就連為此自豪甚至驕傲的資格都沒有嗎？其次，阿拉克妮編織出來的那些畫面，固然展現了奧林匹亞眾神較不體面的一面，但是她並沒有虛構捏造，而只是如實的鋪畫出祂們的真正行跡而已。那麼，一個弱小的人類，只因為誠實的藝術表現，就必須受到神明這麼重的懲罰嗎？再者，如果雅典娜是這次比賽的贏家，她在歡天喜地，志得意滿之餘，還會對輸家阿拉克妮這麼殘酷嗎？有沒有可能只是因為她輸給了凡人，自覺恥辱，心理沒辦法平衡，所以才惱羞成怒，下手太重了呢？

雅典娜在希臘眾神當中，形象算是特別的正派，幾近完美，但上面的這故事總讓人覺得扣了她的分。這件事告訴我們，神祇的正直，也許只是相對而不是絕對的。又或許，在絕對傾斜的權力之下，所謂公正的對待，公平的比賽，終究只能是幻覺而已。

蜘蛛網膜下腔出血（subarachnoid hemorrhage）小檔案

蜘蛛網膜下腔出血，僅佔出血性腦中風的少數，但由於它的嚴重性以及急迫性，使得它特別受到醫師的關注。在嚴重性方面，它的致死率是所有腦中風最高的，在急迫性方面，蜘蛛網膜下腔出血通常沒有什麼預警，來勢洶洶，幾乎談不上預防。

蜘蛛網膜下腔出血最主要的病因，是動脈瘤（aneurysm）的破裂，其他比較少的病因尚包括動靜脈畸形（arteriovenous malformation），頭部外傷，動脈炎（arteritis），動脈剝離（arterial dissection），凝血功能異常等等。

蜘蛛網膜下腔出血發生時，最常見的症狀是突然發生的劇烈頭痛，而且這頭痛的程度，通常會被患者描述為「這一輩子沒有這麼痛過」。除了頭痛之外，還可能出現意識喪失，噁心嘔吐，頸部僵硬等症狀。蜘蛛網膜下腔出血是神經科與神經外科急症中的急症，就算馬上送醫，仍然會有相當比例的患者在送到醫院前就喪失了生命，這跟它的出血量多少有關。

對蜘蛛網膜下腔出血病人的治療，最重要是防範它再發。通常都需要把病人放在加護病房，密切監控他的生命徵象、意識、神經學症狀，控制他的血壓，並且找到出血的原因加以根除。若是找到動脈瘤，要盡早依其個別的位置，大小等特徵，採行血管內栓塞術或是外科手術挾除，以期消除以後再出血的可能。

大英雄小罩門

人生而不完美，因此喜歡想像完美是什麼樣子。在古往今來的故事與傳說當中，總是會有那麼一兩位不論是在外貌、智力、道德，以及勇武方面都遠遠超越一般人的主人翁，因為聽故事的人喜歡聽這個。但真正的完美，其實會帶來乏味，完美的主人翁身上，是沒有精彩的故事可說的。所以任何傳說故事中的主人翁，固然超群絕倫，逼近完美，卻一定都帶著一點小缺點或弱點。故事最精彩的轉折，最引人發笑或催人熱淚的情節，往往就起因於那一個小缺點或弱點。

人的小腿後下方，有一條連接小腿肌肉與後腳跟的肌腱，稱作「阿奇里斯肌腱」

（Achilles tendon），是人體肌腱中非常強壯並且最粗的一條，負有支撐體重以及行動走路的重任。它的原本名字叫做「跟肌腱」（calcaneal tendon），但是以這個外號「阿奇里斯肌腱」更廣為人知。神經科醫師常常拿著一把反應槌去敲這條肌腱，來誘發腳部下踏的反射動作，就稱為「阿奇里斯反射」（Achilles reflex）。

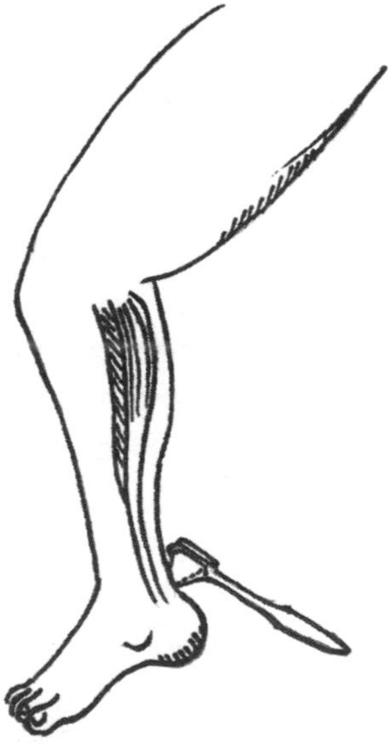

阿奇里斯肌腱與阿奇里斯反射

後腳跟肌腱的命名，來自希臘神話中的一位大英雄阿奇里斯（Achilles）。他的武功高強，攻無不克，厲害的程度，大概就相當於《天龍八部》中的喬峰，或是《笑傲江湖》中的任我行。在好萊塢的票房大片《特洛伊》（*Troy*）中，帥哥明星布萊德·彼特（Bradley Pitt）演的就是他。

阿奇里斯之所以這麼厲害，跟他的出身有關。他不是一般凡人，而是女水神泰緹絲（Thetis）與凡人國王匹流士（Peleus）結合所生的孩子。所謂「門不當戶不對」，照理說，女神是不應該下嫁給凡人的，尤其泰緹絲美貌誘人，是不少男神追逐的對象，她隨便挑一個嫁的話，都會是一樁不錯的神界婚姻。

那麼，泰緹絲是怎麼會下嫁給人間凡夫的呢？這就要怪一個預言。希臘神話中的預言，是一種可怕的東西，因為必然應驗，比物理定律還要準。預言的內容是：「泰緹絲生的孩子，會比他的父親偉大得多。」這預言觸動了包括宙斯在內所有男神的一條敏感神經。宙斯跟他的弟妹友伴們，所謂的奧林匹亞神（The Olympians），當初就是靠發動叛變，才推翻了自己的父親跟叔伯們泰坦神（The Titans），而得到天上天下的。因此，他們對「自己的後代比自己優秀」這件事，相當的忌諱，完全沒有「雛鳳清於老鳳

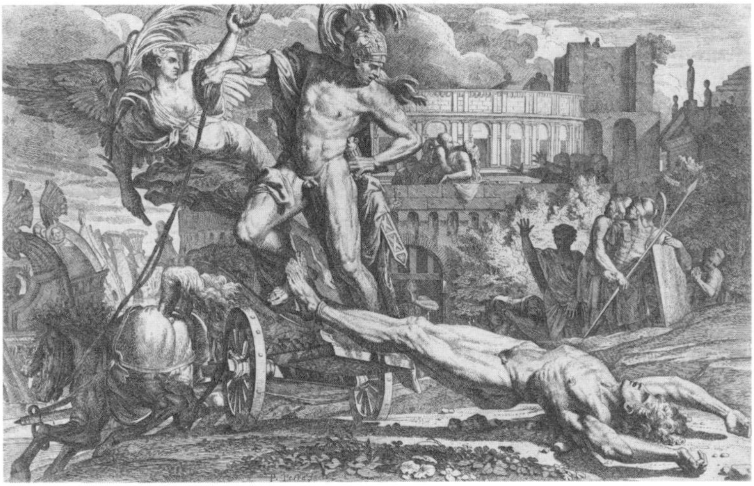

戰無不勝的阿奇里斯

聲」的欣喜，反而是一心忌憚，就是怕歷史重演，自己被取而代之的意思。

因此，宙斯就召集了眾男神們密室協商，最後想出一條妙計。希臘神界的規矩是這樣：血統決定一切。男神與女神結合，生下的孩子自然就成為神界公民，天生就有神的身分證，具有神通，不需要申請入籍。但神若是跟凡人結合，生下孩子的話，這孩子最多只算個混血半神，怎麼也入不了神籍。宙斯他們所想到的妙計就是，不讓任何一位男神有機會娶泰緹絲。最保險莫過於逼她嫁給一個凡人，那麼日後生出來的孩子，就算比他的凡人父親偉大得多，也不過是另一個偉大的凡人，威脅不到神界的。男神們大計已定，笑呵呵的散會，可沒有問過泰緹絲本人的意見。

就這樣，泰緹絲的婚姻被眾神強力主導，硬是把她跟匹流士送作堆，讓她嫁給了她看不起的凡人，泰緹絲心中的怨懟可想而知。跟匹流士生了孩子之後，泰緹絲更是越來越不甘心。如前述，他們所生出來的孩子，都只是混血半神。也許會擁有一些超凡的能力，但還是會受傷，會死，比起真神差了一大截。就像當今許多因為自己的人生有憾，就硬要把自己的孩子逼成天才兒童的父母一樣，虎媽泰緹絲就此開始了她無休無止的「造神運動」。

想要將天生是半神的孩子變身成全神，唯一可行的方法，是趁這孩子還是嬰兒之時，就將他浸泡在冥河（Styx）的水中，若是僥倖沒死，孩子就可以脫胎換骨，成為長生不老兼刀槍不入的金剛不壞之身。泰緹絲就這樣把她生的頭幾胎嬰兒處理了，結果每一個都受不了冥河之水的威力，全部夭折，直到她生出了阿奇里斯。

小阿奇里斯寶寶天生就力大無比，皮粗肉厚，非凡子也。泰緹絲握著他的一隻腳踝（沒人知道是左腳還是右腳），把他整個倒栽蔥的浸入冥河之中，小阿奇里斯果然命硬，這樣折騰不僅沒死，還順利的變成了銅皮鐵骨。從此不論上哪兒幹架打仗，不只戰無不勝，根本沒人能傷他一根汗毛。媽媽泰緹絲志得意滿之餘，做夢也沒有想到，因為她當時用手抓著小阿奇里斯的腳踝，所以被她的手蓋住的腳後跟肌腱的那一小塊，沒有浸到冥河之水，阿奇里斯的身

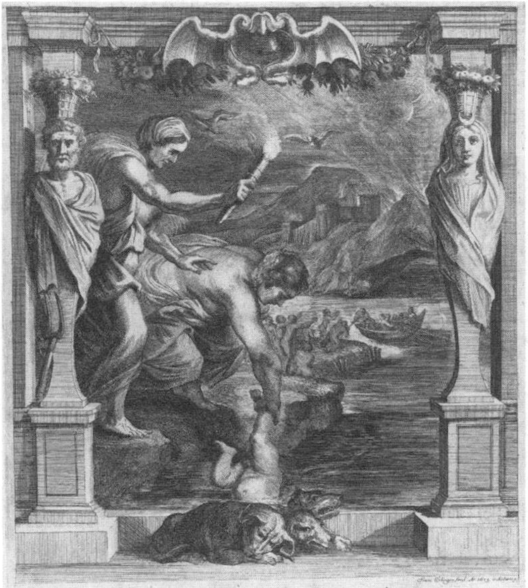

阿奇里斯寶寶浸入冥河

上，從此就留下了這一小塊弱點罩門。

阿奇里斯長大之後，成為希臘盟邦的名將（像他這等異稟，想不成為名將恐怕也辦不到吧？），特洛伊戰爭爆發之後，他就隨著希臘聯軍遠征特洛伊去也。說到特洛伊戰爭，禍首是特洛伊的王子派瑞斯（Paris），此人風流倜儻，但顯然不是位好賓客。他到斯巴達國王墨涅拉俄斯（Menelaus）的家中作客，卻趁著墨涅拉俄斯不在家，把他的妻子，希臘最美的女人海倫（Helen）勾引拐帶，逃回了特洛伊。墨涅拉俄斯氣瘋了，就號召了許多希臘城邦組成聯軍，遠征特洛伊來討公道。

希臘神話中描繪的特洛伊戰爭，本質相當的有趣。這場戰爭雖然是由人類在打，卻是典型的「代理人戰爭」。一開始就操縱著派瑞斯，引發這場戰爭，並且持續操弄著戰爭走向的，其實是希臘眾神們。祂們分成兩

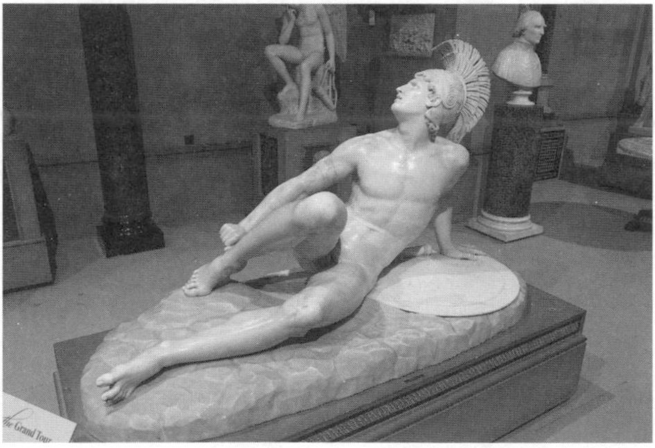

阿奇里斯被箭射入腳後跟

派，一派支持希臘盟邦，另一派支持特洛伊。有點像球賽或拳擊賽的幕後大老闆那樣，眾神們用盡各種正當或不正當的手段，來確保自己押注的隊伍的勝利。

回來說希臘聯軍的主將阿奇里斯。我們不難想像，像阿奇里斯這樣得天獨厚，刀槍不入的戰士，只要是一出馬，必然是勢如破竹，殺人如草芥。所謂「樹大招風」，阿奇里斯的勇猛無敵，引起了「特洛伊隊」神祇們的擔心。有一天，在攻城之際，支持特洛伊的太陽神阿波羅（Apollo），就引導武功不怎麼樣的特洛伊王子派瑞斯，射出了一支飛箭，直直地插入阿奇里斯全身的唯一弱點，跟肌腱之中。於是巨星殞落，一代半神英豪，就這樣命喪於豎子之手。

這個非常出名的神話故事，有趣兼且十分的有啟發性，所以歷來不斷的被人們所稱引，它在西方文化中留下的遺產不少：

在英文中，「阿奇里斯的後跟」（Achilles heel），就是指「強大之中的唯一弱點」的意思。解剖學中的「跟肌腱」，被稱作了「阿奇里斯肌腱」，而神經學中的「跟肌腱反射」，就被稱作了「阿奇里斯反射」。

肌腱反射（tendon reflexes）小檔案

神經科醫師，經常拿著根小槌子，在病人身上敲來敲去。非神經科的醫師，有時也會假裝敲那麼一兩下。他們到底在敲些什麼呢？是在敲人身上幾個關鍵位置的肌腱，來引發一種叫做「肌腱反射」的反應。敲到了，就會讓這個肌肉收縮一下，引起局部肢體的跳動。這說來簡單，但其實有一點技巧，不是誰敲都敲得出來的，必須要跟神經科醫師學點訣竅才行。

除了本篇文中所提到的「阿奇里斯肌腱反射」之外，醫師常常會敲的肌腱反射，在下肢還有「膝蓋肌腱反射」（patellar reflex），在上肢則有「二頭肌肌腱反射」（biceps reflex），「三頭

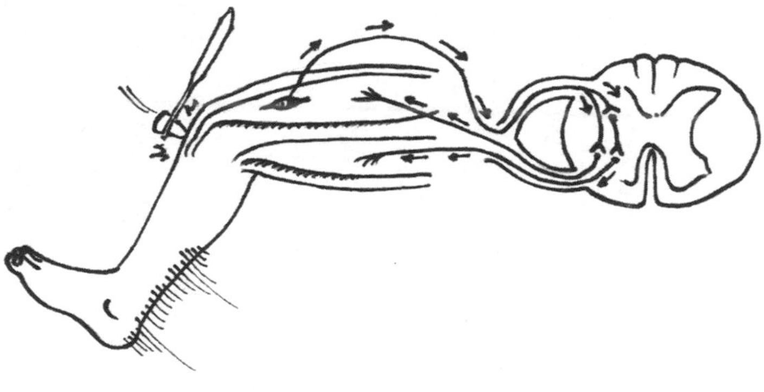

膝蓋肌腱反射的脊髓反射弧

肌肌腱反射」（triceps reflex），「肱橈肌肌腱反射」（brachioradialis reflex）等等。

肌腱反射的原理，是利用人體的「脊髓反射弧」（spinal reflex arc）（如右圖），當某條肌腱受到瞬間的拉扯之時，這個訊號會經由感覺神經送入當節脊髓之中，再接著觸發相對應的掌管同一條肌肉的運動神經元，發出訊號讓這條肌肉收縮。所以，敲擊某條肌腱，會引起這條肌肉跳一下，這就叫做肌腱反射。

檢查肌腱反射有什麼作用呢？主要是為了神經病變位置的定位。如果這個脊髓反射弧中，有任何部位有了損傷，例如周邊神經的傷害，或運動神經元的病變，這一處的肌腱反射，就會減弱或敲不出來。反之，如果是在比這一節脊髓反射弧位置更高的中樞神經系統有病變的話，由於從上面下達脊髓反射弧的抑制訊號被阻斷，這一處的肌腱反射就反而會變強，跳得特別厲害。所以，藉著敲擊多處的肌腱反射，考察其個別的反應強弱，神經科醫師對於判斷神經系統病變的確切位置，就會更加的精確。

美與毒

「美」到底是什麼？人的長相美醜，有一定的標準嗎？如果向任何一位明理的人提出這個問題，所得到的答案應該都是：「長相美醜沒有一定的標準啊，見仁見智，各有所好嘛！」這個答案看起來言之成理，但是如果我們拿出一張上面有兩位長相懸殊的人的合照給人看，請他挑出照片中比較好看的那位，那麼，任何人的選擇卻又幾乎都是一樣的。這又怎麼解釋呢？可見，大多人心目中長相美醜的那把尺，其實是差不多的，只是沒辦法用語言來解釋清楚而已。

長得好看並不只是悅目而已，根據研究，外型好看的人，比較會受到別人的善待，在職場、情場上也比較有利。因此很自然的，人如果有辦法改變自己的外貌，而受到更多人歡迎的話，大多數人都會這麼做的吧？這就是為什麼近年來，所謂的「醫學美容」大行其道，有許多的演藝人員，公眾人物，以至於庶民百姓，不分男女，也許為了維持職業生命，也許為了尋求自信，也許為了保持愛情，不斷地想方設法在自己的臉上、身上做文章，造成了市場的蓬勃發展。剛好，傳統的醫療環境，各大科別，也正受到不少環境衝擊，因此，就有許多的醫療科醫師，轉而投入醫學美容的市場，前仆後繼，方興未艾。

有不少醫療界的同仁，對於有那麼多醫師接受了多年的醫學教育，甚且嚴格的專科訓練之後，居然不從事熱血救人的偉大功業，反而去幫人家整理門面賺錢，感覺不太對勁，所以對於從事醫美的醫師，有時會投以不以為然的眼光，甚且把醫美盛行這個現象，當成是所謂「醫療崩壞」的一環。其實，我覺得沒那麼嚴重。醫療的範圍本來就很廣，而且隨著科技發達，管得還越來越寬。「醫美」算不算是正經的醫學，或專業醫師應不應該去跟美容師搶工作，算是一個見仁見智的哲學問題。要正確的回答這個問題，基本上就是要看，我們把不把「醜」定義成一種「病」。

不管人們在哲學上認為，美容是不是醫學該管的問題，現代醫學的發達，已經使得人類在改變自己外貌的技術上，達到前所未有的高度。當然，有許多問題，也隨之產生。任何醫學技術，都有它可能的副作用，以及不可預期的變數，醫學美容當然也不例外。在新聞媒體上，經常可以看到醫美客戶與醫美醫師兩造間的爭端，以至於訴訟。這些新聞如果有附照片的話，通常具有相當的娛樂性，因為大家可以在自己心裡做法官，裁判一下，到底醫師是不是真的把客戶從貂蟬變成了東施，罪大惡極？還是客戶原本就是豬頭，就算被卡車撞了也不可能更糟？事實上，想要提升自己的美貌度，在任何一個時代，都有它一定的代價。從很久以前開始，化妝與美容，就造成過不少醫學上的問題。

人類把自己變美的技術，起源甚早。考古學上可以稽考的美容技術，上溯至遠古埃及。古埃及人，不論男女都化妝，唇膏跟眼影是屬於必備，後者通常是綠色的，塗在上下眼皮。眉毛跟睫毛膏相當常見，是黑色的。有些女性，會把乳房塗上藍色顏料，乳頭點上金漆。這些顏料當中，通常都含有具毒性的礦物成分。

從古希臘一直到羅馬帝國的女士們，會把含鉛的白粉，抹在臉部以及體表，造成白皙的感覺，另外也經常使用藍色的顏料，來描畫自己頭臉上的靜脈，讓它們顯得更清楚。就算在那麼古早的時代，各種化妝美容的用具以及化合物，已經相當的豐富而多樣化，它們所製造出來的效果，即使用今天的眼光來看，也顯得十分的時髦。

鉛粉的主要成分，是一種鹽基性碳酸鉛，因為顏色非常的白，並且附著力強，抹在皮膚不易脫落，所以自古就是美容聖品。這類的產品，並不只有古希臘羅馬的愛美女子在使用。中國古代有個成語：「洗淨鉛華」，意思是說將臉上的脂粉全部洗掉，比喻人由絢爛而歸於平淡，這「鉛華」就是化妝用的鉛粉。可見古人的愛白審美觀與用品取向，在東西方是有志一同的。

用鉛粉來美白的習慣，甚至不限於女性。中國東漢末年，魏晉之初的貴族帥哥何晏，以容貌絕美，好打扮的男神形象著稱於當世。《世說新語》記載，因為何晏的皮膚實在太白皙，讓皇帝懷疑他其實是偷抹了白粉的關

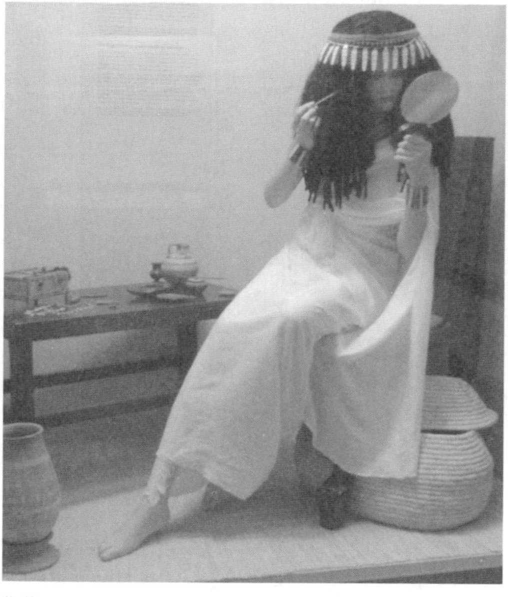

化妝中的古埃及女士

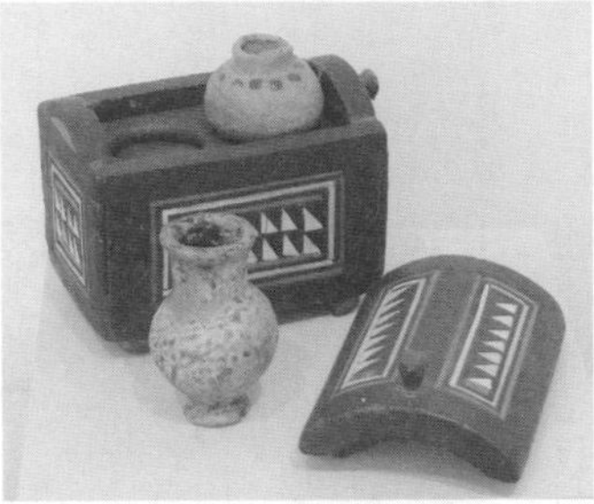

古埃及的化妝品套組

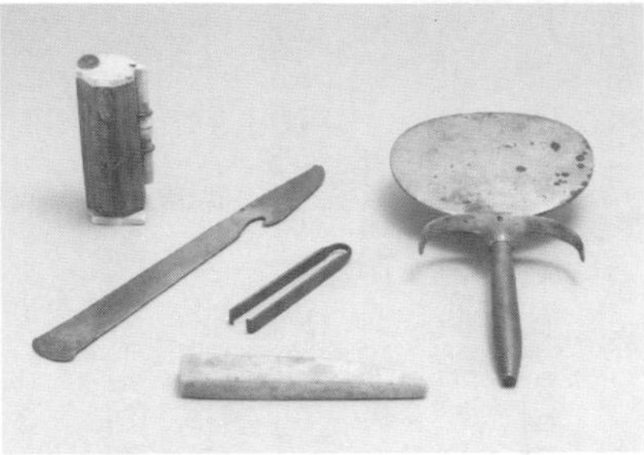

古埃及的化妝工具

係，所以就在炎炎夏日，故意請他吃熱湯麵，想看看他出了汗沖掉白粉的樣子。沒想到，大汗一出，用毛巾一抹，何晏的臉反而越發的白皙，真是經得起考驗。

在西方利用抹粉來讓自己變白的手法，盛行不衰，一直到中世紀的歐洲都很常見。中世紀的許多女士們，甚至會故意的定期放血，造成貧血，來讓自己顯得更蒼白一些。到了十七世紀，標準的臉妝，是以白粉為底，棕色的胭脂，加上紅色的口紅。十八到十九世紀間，女士們對於「白」的追求，進入了新境界。這裡面有個很有趣的心理因素：在當時的社會，大家普遍的認為，凡是「淑女」，是不應該從事勞力的工作的，因此也不該有機會曬到太陽。因此，蒼白到近乎透明，才是淑女的表徵。

有些歷史學家認為，當時由於肺結核太過於盛行，因此肺結核所導致的蒼白皮膚，嫣紅雙頰，以及晶亮眼睛，反而成為一種美的流行。有些激進派的愛美女士，甚至會服用少量的砷化合物（砒霜），引起中毒，來造成類似的病態美效果。

十九世紀的英國，在維多利亞女王（Queen Victoria，1819-1901）執政之後，美容風氣稍被遏止。因為維多利亞女王公然宣布，女性過度的化妝，是一種「不規矩」的表現，尤其胭紅跟口紅，更是過分的放蕩。至於女王本人的聖容長得如何？據說很不怎麼樣，從零分到十分的美貌指標尺上，大約居於二、三分之間，而且顯然從不化妝。

所以，在維多利亞在位的那段期間，英國的仕女們，不得不將化妝術轉入地下，偷著擦少量的化妝品，或者改用其他的撇步。當時的美眉們，有時會採用一種變通的辦法，她們在走進一間房間見人之前，會先猛咬自己的嘴唇，再用力捏自己的雙頰，讓它們充血，來製造紅潤的效果。

上述這些塗塗抹抹的美容聖品，大多以礦物為基底，含有大

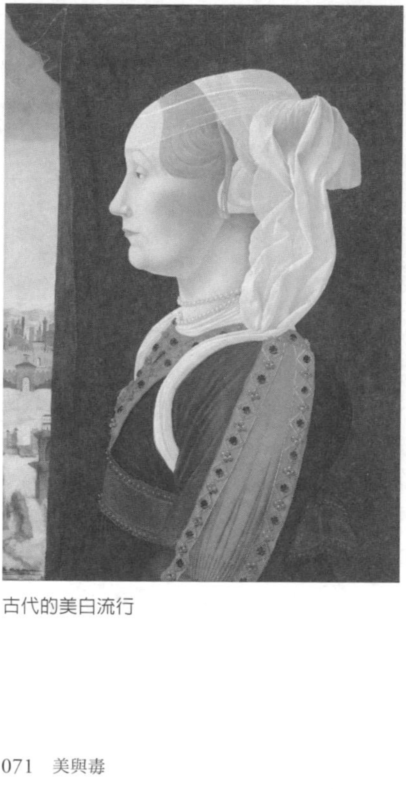

古代的美白流行

量的毒性成分，如鉛、汞、錳、銅、砷、硫等等。可想而知，長期使用之後，必然會導致中毒。只是在文藝復興之前，歐洲並沒有像樣的醫學觀念，因此也鮮少有關於美容導致中毒的文字記錄。到了十八世紀，現代醫學開始萌芽，化妝美容則方興未艾，這些因化妝品造成中毒甚至死亡的病例，就漸漸的被注意到了。

一八六九年，美國醫學會（The American Medical Association）發表一篇論文：〈使用名為「青春之花」化妝品導致的三個鉛中毒麻痺病例報告〉。病人的症狀，包括倦怠、消瘦、噁心、頭痛、肌肉萎縮、麻痺等等，這些是典型的鉛中毒合併周邊神經病變的表現。這並不是單一的事件，由於使用形形色色的美容用品，所導致的疾病以及死亡的報告，不斷的出現，然而對化妝品成分的監控管制，要到那之後的許多年，才成為事

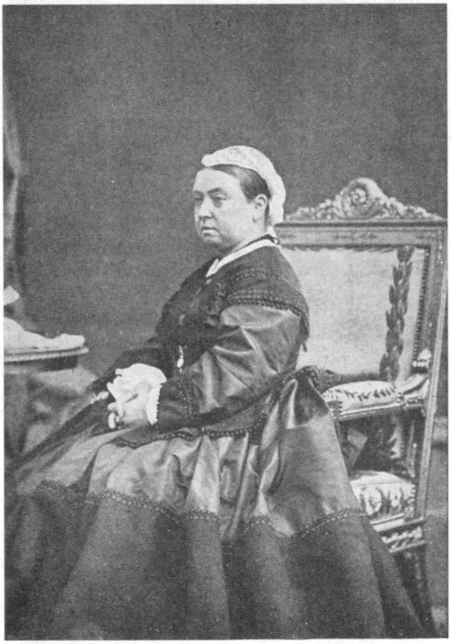
維多利亞女王

實。甚至到了現在，化妝品中的有毒成分，也並未完全的絕跡。

人的愛美沒有止境，光是擁有一張白皙俊俏的面孔，很多人還是不能滿足。漂亮的臉孔，若是沒能搭配一對動人的大眼睛，豈非美中不足？尤其是女性，擁有超大的瞳孔，一向被認為具有魅惑誘人的效果。日本漫畫中的漂亮女生，確實都有著大到離譜的瞳孔，而且現代女性爭相配戴有色的隱形鏡片，可為明證。古代的女性沒有隱形鏡片可用，若想要變成大眼珠女，這工藝就不像在臉上塗脂抹粉那麼簡單。

有一種植物叫做顛茄（Atropa belladonna），它是茄科草本植物，全株有毒，包括葉以及果實。主要的有毒成分包括阿托平（atropine），東莨菪鹼（scopolamine），以及莨菪鹼（hyoscyamine）。這些成分的藥理作用，是抑制神經系統的乙醯膽鹼（acetylcholine），對人體的毒性甚大。史上有過不少人因誤食顛茄的果實而死，並且從很古代開始，它就有被用來做成毒藥害人的紀錄。

未達致死劑量的顛茄，會讓人體產生諸如瞳孔放大、視力模糊、心跳過速、頭痛、潮紅、口乾、排尿困難、口齒不清、走路不穩、意識混亂、幻覺等等「抗乙醯膽鹼」（anti-cholinergic）的症狀。Belladonna這樣的劇毒，也被愛美人士看上了，加以利用。由於它會造成瞳孔放大，所以在文藝復興時期的歐洲，就流行用belladonna來製造眼藥

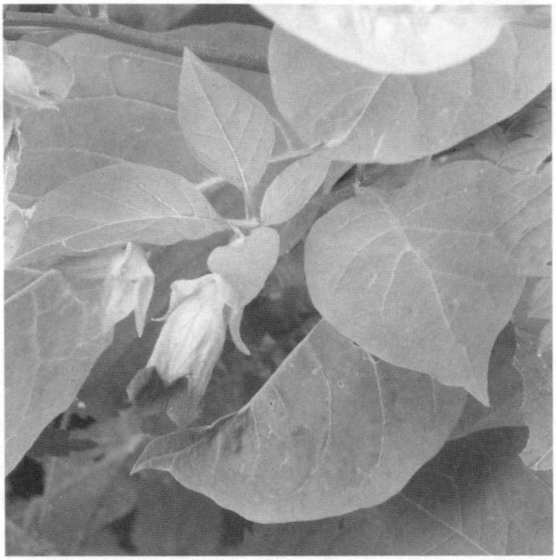

顛茄

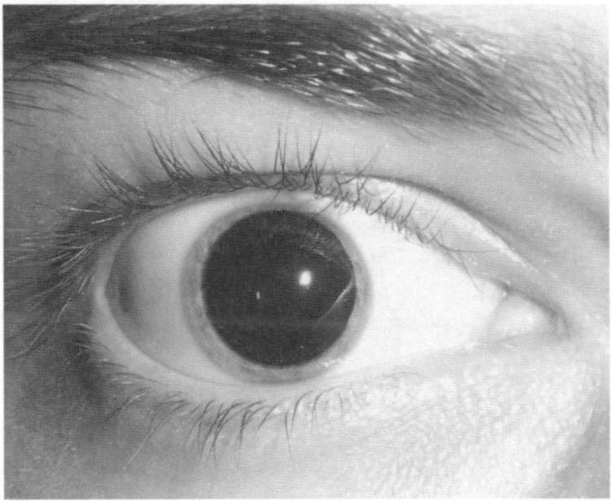

放大的瞳孔

水，供當時的美女以及非美女們使用，點在自己的眼睛，自力救濟製造大眼珠效果。當時因為頻繁使用這種眼藥水而中毒的女性案例，也屢見不鮮。事實上，「belladonna」這個植物的命名，就是由於這種怪異的使用方法而來。「Belladonna」是由兩個義大利文字「bella」與「donna」組合而成，「bella」是「美麗」，而「donna」是「女人」，「bella donna」的意思，就是「美眉」或「俏妞」。因此，我們大可把顛茄稱為「美女的毒藥」或者「毒美人」。

歷史事實證明，人類的想像力與創造力沒有極限，尤其是在為了增進自己的美貌，或是想像中的美貌時，更是將它們發揮得淋漓盡致。在古代，還沒有真正的醫學之前，人們就已經為了改變自己的膚色，增添面貌的色彩，在體表塗抹各種有毒物質，而製造了不少醫學問題。近代醫學啟蒙之後，人們更開始懂得利用種種藥物，毒物的生理作用，出奇制勝，增加自己變美以及中毒的機會。到了現代，隨著醫學技術的成熟普遍，我們終於擁有工具，可以更為徹底的改變我們的外貌，醫學美容也就應運而生。然而，有一件事不會改變，就是不管在哪個時代，想要得到美，都是要付出代價的。

神經系統鉛中毒小檔案

鉛在我們的環境中相當常見，人體有可能經由空氣、水、土壤、食物，以及用具等等多種途徑吸收到鉛。某些職業，例如鉛蓄電池業、銲接業、鑄鉛業，油漆、陶瓷、汽油業等從業人員，比一般人更有可能吸收到鉛。如果人體吸收到的鉛過多，就會對諸如心臟、骨骼、腸道、腎臟、生殖系統，以及神經系統等許多部位造成毒害。鉛中毒的身體症狀，包括噁心、胃口差、腹痛、便祕、腹瀉、貧血、腎

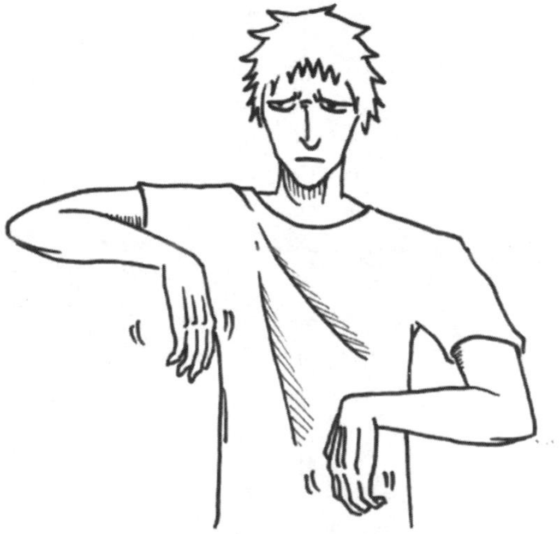

神經系統鉛中毒引起的垂腕

衰竭等等。

就神經系統而言，鉛的毒性，可以同時傷害到中樞神經，與周邊神經系統：

鉛對中樞神經的毒性，會造成所謂的鉛腦症。症狀包括頭痛、倦怠、嗜睡、失眠、焦躁不安、顫抖、記憶力減退、智能障礙、學習力差、步態不穩、行為怪異、意識混亂，嚴重時可以造成癲癇、昏迷，甚至死亡。還在發育中的腦組織，特別容易受到鉛的傷害，因此小孩子的腦部，對鉛中毒特別敏感，極易造成嚴重且不可逆的傷害。

鉛對周邊神經的毒性，可以同時傷害到神經元本體、軸突，以及髓鞘。一般來說，它對運動神經的影響，大過對感覺神經的影響。鉛中毒周邊神經病變，在成人比較常見，症狀包括伸側肌肉無力、垂腕、垂踝等等。

科學的快樂論

「你快樂嗎？」如果你回答這個問題之前需要先想一想，那你多半不是很快樂。當然，這樣說可能過於武斷，也許你只是在想：「咦，到底什麼是快樂呢？」因為以前從來沒想過。你沒有想過這個問題的原因，跟大多數人一樣：對感性與情緒的主題，只習慣去感覺，而不習慣去思考。

古代希臘人不一樣，他們愛思考，愛想大道理，而且什麼都想，所以有名的哲學家特別多。他們的學派以及學說流傳下來，構成今天西方文明的一大部分。在希臘的哲學流派當中，有某一些比較特別，它們不強調傳統的倫理道德與善惡，而認為只有「快樂」才是人的至高之善。換句話說，追求愉悅，遠離痛苦，才是人之為人最重要的任務。此種主張泛稱為「享樂主義」（hedonism），持著這種主張的人就叫做「享樂主義者」（hedonist），例如昔蘭尼學派（The Cyrenaics），就是其中具有代表性的一支。

中國古代的主要哲學中，罕有主張享樂主義的派別，但是在中國文化的長遠歷史當中，時不時的可以瞥見享樂主義的影子。早在漢代的古詩十九首，就有這樣的感慨：「生年不滿百，常懷千歲憂。晝短苦夜長，何不秉燭遊。為樂當及時，何能待來茲。」「人生天地間，忽如遠行客。斗酒相娛樂，聊厚不為薄。驅車策駑馬，遊戲宛與洛。」唐代的大詩人李白說：「浮生若夢，為歡幾何？古人秉燭夜遊，良有以也。」杜甫說：「細推物理須行樂，何用浮名絆此身？」跟西方希臘先賢不一樣的是，這裡面並沒有去細究快樂的善惡問題，而純是出於人生短促，為歡有限的一種感慨。

希臘哲學中的「hedonism」與「hedonist」這兩個字的來源，是希臘文中的「愉悅、快樂」。希臘的大哲學家亞里士多德（Aristotle，西元前384-322）也用這個字來解釋「快樂」到底是什麼。他認為，快樂有兩種：第一種是「hedonia」，可以勉強翻譯作「快感」，而第二種是「eudaimonia」，可以勉強翻譯作「幸福」。

Hedonia（快感）的產生，總是跟感官刺激引起的感覺有關。佛經中說的「眼，耳，鼻，舌，身」所感受到的「色，聲，香，味，觸」是也。當我們的感官感受到好的刺激，而遠離不好的刺激時，就引起我們的 hedonia（快感）。累，餓了一整天之後，舒服的坐下，享用一頓牛排紅酒外加巧克力蛋糕，就屬於此類。這些小小的快樂片段其實很重要，吉光片羽，卻能支持我們在整體來說痛苦居多的人生中繼續的過下去，不瘋狂也不自殺，所謂的「小確幸」，就是指的這些。

由「hedonia」這個字衍生出來一個病症的名稱，叫做「anhedonia」。在希臘文中，字首「an-」通常表示「沒有，不是」的否定意思，例如說，「an-」加上「haima」（希臘文的血）就是「anaimia」，演變成為後來英文中的「anemia」（貧血）。同樣的，「an-」加上了「hedonia」（快感），成為「anhedonia」，就是「失樂症」或是「快感缺乏症」了。

「失樂症」（anhedonia）跟我們平常所說的「不快樂」或「缺乏快樂」，是不一樣的。一般人之所以會不快樂或缺乏快樂，通常跟客觀環境比較有關。人的周遭若本來就缺乏能引起快樂的人、事、物的話，自然殊少樂趣，但那個人自身依舊擁有感受快樂的能力，只要給他適當的刺激，快樂還是會發生。然而失樂症的病人，則是自身對快樂的「接收」壞掉了，任何會引起其他人快樂的刺激，他都沒有辦法感受到，所以不論處在什麼樣的環境之中，都不會感到快樂。失樂症較常發生在憂鬱症、思覺失調症，以及藥癮的患者身上。得到失樂症的病人，因為生無可戀，所以自殺率會偏高。

人是怎麼得到失樂症的？失樂症並不僅止出現在像憂鬱症與思覺失調症這些所謂的「精神」疾病患者的身上，另外有許多的腦部疾病，例如阿茲海默症、巴金森病，以及頭部外傷的患者，也有很高的比例會出現失樂症。有越來越多的科學證據顯示，失樂症並不是一個「心理」的問題，而是特定的腦結構生理的障礙。

快樂，跟其他許多人類的「心靈」議題一樣，曾經是個純哲學的問題，現在是一個半科學、半哲學的問題，而將來有一天，極可能會成為一個純科學的問題。因為從現代科學的角度來看，所謂的「快樂」，不外是特定的腦部活動罷了。

感官刺激讓我們感受到的快樂（hedonia），是一個由「喜歡」，「想要」，與「學習」這三項腦活動構築的完整三部曲。例如吃到一塊巧克力，大腦的第一個活動是喜歡（天啊！這個好好吃！），隨之而來的第二個活動是想要（一個怎麼夠？我還要更多！），接下來的第三個活動就是學習（我要怎麼做才能得到更多的巧克力呢？）。這個大腦的三部曲活動，目前可以用科學方法來探知測量，發現在人類與其他的哺乳類動物之間出奇的相似。

在被感官激發出「喜歡」的感受時，大腦裡面有一個「熱點」的神經細胞就會活躍起來，這個熱點的位置，在大腦深處的基底核的腹側蒼白球（ventral pallidum）以及其相關連結，這在人類或老鼠等哺乳動物都是一樣的。區域很小，但非常的關鍵，如果這個熱點的細胞被破壞了的話，這個實驗動物或是這個人，就會失去對感官刺激欣喜的反應，而造成失樂症。

除了腹側蒼白球及其相關連結之外，激發快樂感受的另一個「熱點」在前方的大腦皮質，包括前額葉皮質（prefrontal cortex）與眶額皮質（orbitofrontal cortex）。這些地方掌管著學習以及其他高等的智能，這是我們在直覺的感受到快樂後，後續對這個快樂的「玩味」，也許包括學習、計畫、抽象的思索，甚至能自己強化對這種快樂的感受能力。

基本上，引起我們愉悅的感官刺激，被我們的大腦視為一種「獎賞」，而相反的，引起我們不快的感官刺激，則被我們的大腦視為一種「懲罰」。大腦依據這獎賞或懲罰的程度，決定追尋或逃離它們所需要付出的努力（動機）。失樂症的原因，極可能就是大腦這個「賞罰—動機系統」中的神經徑路功能亂了套的關係，大腦不把獎賞看成是獎賞，所以它就激不起任何追尋的動機。而在賞罰—動機系統光譜的相反一端的病症，則以「成癮」作為代表。成癮就是把某種感官刺激的獎賞性大幅放大，卻把它帶來的懲罰視而不見，所以會反覆的追尋那個刺激，不計後果，樂此不疲。

既然現在的腦科學已經大概知道快樂的腦熱點在何處，而大家又都明白，現實生活中的快樂得來不易，那麼，有沒有可能像科幻電影的情節，我們每個人都在自己腦中的「快樂熱點」裝個電極，隨時可以按個開關刺激，引發頻繁而且保證發生的快樂，而不用繞那麼大的圈子，在自己的生活環境中尋找零零星星卻又不確定能發生的快樂？

科學家真的做了這樣的研究。在實驗動物的腦中特定位置裝上電極，只要按下外面的開關，就會刺激牠的獎賞中樞。結果動物會一直去按那個

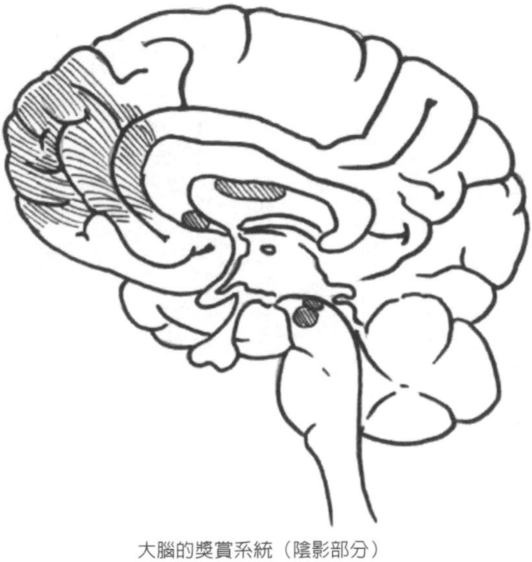

大腦的獎賞系統（陰影部分）

開關，樂此不疲，連飯都不吃了，一直按到自己虛脫為止。科學家不能拿人類來做這樣的實驗，但是在少數因為其他疾病而裝置了深部腦內電極的患者，某些特定位置電極的刺激，確實可以引起他們心情的立即改變。可惜的是，不論是在動物或是人的腦內，刺激「熱點」所引起的反應，跟真正的快樂有點不同，比較不像「喜歡」，而比較像「想要」。換言之，它可以引起「欲」的增加，卻未必造成「樂」的增加。

回到亞里士多德的「eudaimonia」（幸福）來看看。什麼是eudaimonia（幸福）？跟短暫的、感官相關的hedonia大不相同，eudaimonia是一個人經過長時間累積下來的滿足感與自我評價。比方說，自己有沒有好好發揮過自己的才智與潛能？有沒有做到了自己想要做的事？有沒有成為一個自己想要成為的那種人？人到最後會覺得自己這個人很棒，人生美滿而沒有遺憾，就屬於eudaimonia的完成。

適度的感官之樂，固然也有助於人的幸福感產生，但是幸福感的腦內機制，卻與感官之樂截然不同，它牽涉到更多高等智能的參與，也需要更長時間的累積。一個人吃一頓美食，可以得到一次立即的hedonia（快感），吃許多頓美食，可以得到許多次的hedonia，再加上一個肚皮上的游泳圈。但若是一個人把對美食的喜愛，進階成美食的研究與廚藝的鑽研，不斷的試驗改進，終能完美的呈現出自己想要的味道，並且與他人分享，每次想到自己的這個成就，就感到無比的滿足，那麼，他所得到的，就是eudaimonia（幸福）了。

現代的腦科學，離完全破解快樂的奧祕還早著，但已經讓我們多了解了不少。印證一下古人的智慧：《金剛經》說：「不應住色生心，不應住聲、香、味、觸、法生心，應無所住而生其心。」老子說：「五色令人目盲，五音令人耳聾，五味令人口爽，馳騁畋獵令人心發狂，難得之貨令人行妨。」人的快樂，固然有很大一部分必須由感官的刺激而來，然而過多的感官之樂，似乎反而是古人戒慎恐懼的對象。尤其若沒能理解到「欲」與「樂」是有所區別的，那麼一味的追求樂，反而未必會得到樂。

快樂，對一些人來說似乎很輕易，但對另一些人來說卻是遙不可及。任何人都盼望自己快樂，但實際上多半人感覺苦多樂少，也不知道怎樣才能得到快樂。從腦科學的角度來看，人能得到多少的快樂，除了腦先天的個別差異，以及外來疾病的影響之外，一個人自身的思考方式，可能也有決定性的影響。我們若是能及早認識欲與樂的區別，設定好投入動機與獲得獎賞間的比例，適當分配快感與幸福的比重，那麼，為自己求得人生最大程度的快樂，似乎也不是那麼難的事。

胖與癮

肥胖的人越來越多，這已經是世界性的現象。在已開發的國家中，人民普遍的超重，體脂肪比例過高。「胖子國」美國就不用提了，就連在台灣，男性的肥胖比例已經超過百分之五十，女性則逼近百分之四十。這就造成了非常多肥胖相關的健康問題，以及國家額外的醫療負擔。不管是為了健康還是美觀，防止過胖以及減肥，似乎已經漸漸成為現代人的一大要務。各種減肥的偏方、撇步、「課程」，像雨後春筍一樣的迅速興旺，成為一大商機。

那麼問題來了：肥胖的人，當初為什麼要把自己吃得那麼胖呢？還有，既然都已經嫌自己胖了，為什麼不能靠自己的意志減下來就好呢？

天主教的戒律中，有所謂的「七大罪」（seven deadly sins），其中的一個大罪就是「暴食」（gluttony），也就是對食物沉迷、貪得無厭的意思。其實不僅針對食物，暴食也涵蓋對任何物欲的過度沉迷、不可自拔的行為。可想而知，天主教在描繪暴食這個大罪時，一定都用個大胖子當模特兒。在他們的宗教觀念中，人會吃太多都是自己的錯，意志不堅之故，吃得越多，罪過就越大。妙的是，在天主教會的歷史當中，暴食的胖教

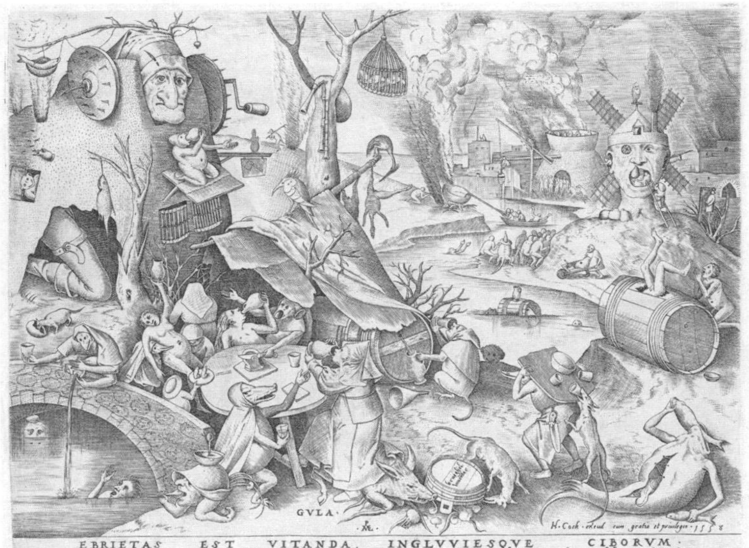
GVLA·
EBRIETAS EST VITANDA, INGLVVIESQVE CIBORVM·
Schout dronkenschap / en gulsichlijck eten Want ouerdaet doet godt en hem seluen vergheten.

七大罪中的暴食之罪

士還真不少，會不會他們每吃一頓，都可以自己向自己懺悔一次，所以不用怕暴食罪的累積？

那麼，暴食與肥胖，到底像不像天主教所說的那樣，肇因於個人的貪欲與意志不堅，錯都要算在當事人自己的頭上呢？這個用道德或哲學的角度來爭論，均屬無益，吃的欲望與胖的現象都是人的生理，凡屬人的生理，只有科學能告訴我們答案。

我以前常開玩笑說，體重控制與減肥根本就不是醫學問題，而是數學問題。你吃下去的熱量超過你消耗的熱量，你就變胖，你吃下去的熱量少於你消耗的熱量，你就變瘦。所以，只要是會算算術的人，都沒有理由會過胖。開玩笑歸開玩笑，但其實肥胖是大學問，牽涉到極新穎的腦科學，路上走著的每一個胖子，腦子裡面都進行著厲害的生理變化。

前面說過，肥胖人口的比例是逐年增加的。為什麼？難道說，近代人要比古代人更貪吃嗎？並非如此。

第一個原因，隨著科學的進步，食物越來越容易獲得，也越來越便宜。換句話說，古代食物普遍不夠，除了少數王公大臣與教士，想吃就吃，所以有資格變胖之外，一般人就算再貪吃也沒有東西吃，只好乖乖的瘦。這個原因很簡單，大家一聽就明白，但是第二個原因一般人比較不知道，就是食物的「質」的變化。

從上個世紀的後半到現在，我們所吃的食物，在本質上與更早以前的食物有很大的不同。食物中所含的糖分與脂肪比例，遠遠的高於以往。例如含糖飲料、糖果、蛋糕、餅乾這些所謂的「高熱量而低營養」的食物，在一般人食物當中所佔的比例越來越高。這些食物與大自然產生的「天然食物」不同，我們可以把它們稱作「設計食物」。

科學家在老鼠的身上，做了許多食物的實驗。老鼠的食量很大，幾乎不停的在吃，科學家模仿人類的「設計食物」，替老鼠設計了一種高糖含量、高脂肪含量的實驗食物，跟牠們平常吃的飼料（天然食物）不同。實驗的內容是這樣的：他們給這些小老鼠的主要食物還是「天然食物」，但間歇性的，每天有幾個小時餵給他們高糖高脂肪的「設計食物」。連續幾個禮拜之後，老鼠發生一種奇妙的變化：牠們對「設計食物」產生出類似藥物上癮的臨床表現，包括渴求、暴食、戒斷症狀，以及情緒過嗨等等。

老鼠與人類的腦中，都有一個所謂的「獎賞迴路」，學名叫「中腦皮質多巴胺神經徑路」（mesocortical dopamine system），它從腦幹的腹側被蓋區（ventral tegmental area）出發，行經基底核的伏隔核（nucleus accumbens），而到達大腦皮質。它的功能簡單來說，就是讓生物體在嚐到「甜頭」（比方說美食、性、賭博贏錢等等）時產生

「爽」的感覺。它本來是生物在演化上為了生存與趨利，所產生的不可或缺的機制。與這個獎賞迴路相抗衡的，有另外一個「懲罰迴路」，它的功用則是避害。它會在某些外界的刺激或自己的行為導致對自己有害的後果時，壓低獎賞迴路的「爽感」，提升這個生物體的警覺，減少牠對於上述刺激或行為的渴望。

在所有動物（包括人類）的整個演化過程中，這個「獎賞迴路」與「懲罰迴路」的協作，可以說是完美無間。它們成功的讓我們尋求利益，遠離禍害，使得物種得以長治久安，綿延不絕。然而不要忘記，演化所遵循的是大自然，我們的「獎賞迴路」針對的是「自然」的甜頭（好的刺激或行為），我們的「懲罰迴路」針對的也是「自然」的禍患（壞的刺激或行為）。那麼，如果有某種刺激的性質或強度，遠遠超出了自然的範圍的話，我們的腦會發生什麼事呢？

最明顯的例子就是違禁藥品，又稱毒品。比方說古柯鹼（cocaine）與海洛因（heroine），都是人類用化學技術提煉純化出來的物質，過去的人類在演化過程當中，並沒有機會從大自然接觸到它們。換句話說，我們大腦的「獎賞迴路」與「懲罰迴路」並不認識它們，當然更談不上應付它們。

人腦在初接觸到毒品時，它們所帶來的爽感強度，就遠遠超過我們的大腦所能應付的範圍。反覆接觸之後，它們就會進一步的修改，扭曲我們原本的那兩個天然迴路，大大提高「獎賞迴路」對這些物質的渴望，同時大大壓低「懲罰迴路」對其後果的警覺。如果暴露毒品的時間夠長，次數夠多的話，這個人就會渴求越來越多的毒品，卻對它帶來的任何負面影響視而不見。這種腦變化，就叫做「上癮」。正常人之所以很難理解，癮君子為什麼會對那種鬼東西渴望到那種程度，殺人搶劫坐牢都在所不惜，其實就是因為他們的大腦已經產生質變，與我們不同的緣故。

在上述的老鼠實驗當中，科學家發現，老鼠們被反覆餵食高糖高脂肪的「設計食物」後，對這些食物產生上癮的現象，而牠們腦部的變化，與對毒品上癮時的腦部變化幾乎一模一樣。換句話說，科學家可以藉著餵食糖與脂肪含量比天然食物高得多的設計食物，在老鼠腦中製造出「食物癮」。

那麼，人又是如何呢？

人的大腦獎賞迴路，先天就會被糖與脂肪觸發。這個很容易理解，因為糖與脂肪代表著能量，人體需要能量，也需要儲存能量，所以糖與脂肪的攝取是對生存有利的。人類的老祖宗得到能量不容易，大自然中的糖與脂肪在古代並非垂手可得，甚至可以說相當的稀罕，所以人類的大腦就演化出熱愛糖與脂肪的獎賞迴路，古人才會一逮到機會就吃甜的跟油的，把能量存起來以備不時之需。

在自然環境中演化出來的大腦，早就習慣了應付大自然的食物。大自然的食物中沒有那麼高含量的糖與脂肪，所以在自然環境中的人類，就算遇見了很大量的食物，也不會有獎賞迴路扭曲的上癮現象。然而，自從工業革命，科技發達以後，糖以及脂肪的獲取變得非常容易，並且成本低廉，人們發明了許多不是用以「生存」，而是用以「取悅自己」的食物。在自然環境中，並沒有哪一種食物是同時富含大量糖與大量脂肪的，可是在人造食物當中，這種例子卻是俯拾皆是，比方說：糕餅。

像糕餅這種同時富含糖分與脂肪的食物，自然界並不存在，我們的腦子天生就不知如何應付。就好像未經

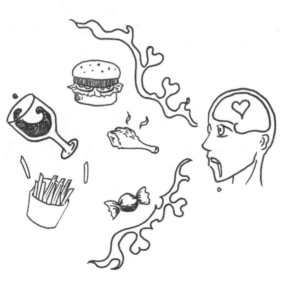

食物癮

人事的無知少年，乍遇身經百戰的美豔妖姬，瞬間就天雷勾動地火，愛得死去活來，愛得不顧一切。反覆嘗試之後，更會沉溺而不可自拔，只有吃到了它才能得到滿足，對任何其他天然食物反倒都覺得淡而無味。近年來的科學研究顯示，人類對這些設計食物上癮的大腦變化，跟前述實驗中的老鼠是一樣的。

高糖與高脂肪的食物會讓人上癮，對食品工業來說，沒有比這更好的消息了。舉個例子：「飲料」。就生存的角度來說，飲料是完全多餘的。人需要補充水分，但有什麼理由，我們要在我們的飲水之中，加入大量的糖分呢？這裡面的玄機就在於，飲料工業只要在水當中加入足夠的糖分，就能讓人上癮。對飲料上癮的人，無法再接受淡而無味的飲水，所以就會不斷的用離譜的高價，去購買原本很便宜的飲水。糕餅類或其他的「垃圾食品」也是一樣，這些產品的共同特徵，就是高糖或高脂肪，最好是兩者兼具。它們的外型與口味，可能形形色色各不相同，但全都是誘使消費者反覆吃下過多的糖分與脂肪，然後對之上癮罷了。說得極端一些，這類食品業與消費者之間的關係，更像是毒販與癮君子之間的關係。

這並不是單一事件。人類的飲食習慣，正在消費者不知不覺當中，起著翻天覆地的變化。大量製造的高糖高脂肪（加上化學香料以及防腐劑），但是低營養的設計食物，正在利用它們的成癮性，逐漸的取代熱量適中，高營養的天然食物，成為我們飲食的主流。從中得到好處的，是食品工業的製造者以及經營者（他們自己的主食反倒是高品質的天然食品），而付出代價的，當然就是觸目可見、滿街的「人類胖老鼠」。

回到前面那個天主教的「七大罪」議題：「暴食」真的都是胖子自己的錯嗎？從科學的角度來看，未必。在古代只有天然食物，一個人吃得太多，也許可以歸咎於他自己。但在今天，飲食是龐大的商機，一個人從孩童時代開始，就不斷的被暴露到充斥成癮性設計食物的環境當中，很難自免於大腦迴路被修改，成為另一個一輩子的「食物癮君子」。要想在根本上防治過度肥胖的時代問題，需要的恐怕是全人類的集體智慧。

科學的愛情觀

大家都說「談情說愛」，證明對愛情這東西，喜歡談談說說的人太多了，而且個個琅琅上口。人們說愛情浪漫甜蜜，說它偉大可貴，說它不可或缺，可是，真正知道愛情是什麼，了解愛的本質的人，恐怕寥寥無幾。而且，信不信由你，一直到幾百年之前為止，愛情這東西，還幾乎不存在於這個世界上。

東西方的上古時期，都曾經有過男女感情表現自然奔放的時代，但隨著社會制度的發展，很快就消聲匿跡。古代的男女之間，除了基於社會與宗族需求的「正當」匹配之外，並沒有任何被認可的的關係。男女私情，只能散見於詩詞、戲曲、小說傳奇之中，而不可見於經傳，人們私下讚歎欽羨者有之，公然歌頌宣揚者絕少。一直到幾百年前為止，在古人的生活中，我們現代人認識的那種獨立於社會責任之外，自由奔放，熾烈的愛情幾乎不存在，就算瞥見一鱗半爪，也大都閃閃躲躲，承受著異樣的眼光。

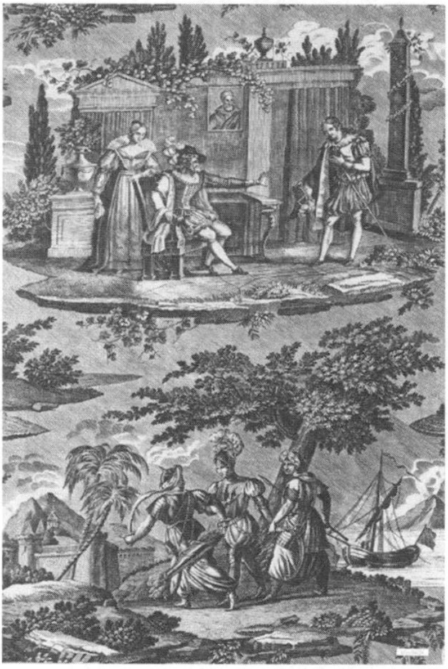

中世紀羅曼史傳說一景

浪漫的愛情的觀念，是在中世紀之時，由歐洲的吟遊詩人以及傳奇小說作者，無中生有發明出來的產物。當時歐洲所使用的流行語言，是由羅馬人（Roman）所使用的拉丁文衍生出來的義大利文、西班牙文，葡萄牙文等等，通稱為「羅曼斯語」（Romance language）。而當時當地流行的用這些語言寫作的傳奇故事，內容不脫騎士冒險，英雄美人的範疇，就被稱為「羅曼史」（Romance）。

羅曼史這個詞，包括它所衍生出來的「羅曼蒂克」（romantic），當初主要是在描述一些傳奇的、怪誕的、英勇的、空想的英雄事蹟。然而這些羅曼史故事流傳開來時，最吸睛的反而是其中英雄與美人的愛情故事。我們今天之所以把男女間的情愛描述為「羅曼蒂克」或是「浪漫」就是根植於此。隨著這些故事所散播開來的羅曼蒂克與浪漫的思想，就是所謂的「浪漫主義」了。

浪漫主義的基本精神是反對僵化的教條，而注重個人的情感與想像的。熱情與變化，就成了浪漫主義在文藝、美術、音樂各方面表現的重要風格。浪漫主義被作家與遊唱者推廣盛行之後，歐洲的人們才開始知道，男女之間，並不是只能有宗教上的神聖結合，或政治經濟上的權宜送作堆這兩種關係，而是可以遵從自己的心與感情，追尋自己所愛，這就叫做愛情。

隨著歐洲文化的昌盛擴張，愛情的觀念蔓延到世界的每個角落。所以，現代式的愛情不但是近代的產物，而且還是西方的產物。西方歌頌的愛情形態，通常是非常熾烈，不計生死的。音樂之神奧菲斯（Orpheus）進入冥府，向冥王黑帝斯（Hades）討回亡妻尤莉蒂絲（Eurydice），歐洲最偉大的詩人但丁（Dante），為見心上人貝緹麗彩（Beatrice）深入地獄。他們都是為了浪漫的愛情，而不惜冒著靈魂灰飛煙滅、永不超生的風險。

聞道有先後，相對於西方愛情傳奇當中的那種奮不顧身，熱情無悔，東方人的表達就要節制得多，說不定會讓人誤會，我們對愛情的投入不如西方人那麼的勇敢。郭大誠的〈墓仔埔也敢去〉歌詞中說：「狂戀的人有勇氣，不驚一切啱，無論三更也半暝，墓仔埔也敢去。」墓仔埔就是墳地，英文叫做graveyard。老外要是看到這歌詞，一定很納悶：「這graveyard有什麼不敢去的呢？怕死人出來跟你搶愛人嗎？」

我們大多數人，在主觀上都曾體驗過愛情的感覺。省思一下自己的這個感覺，印證那些被歌頌的愛情故事情節，再觀察一下周遭熱戀男女的行為模式，我們不

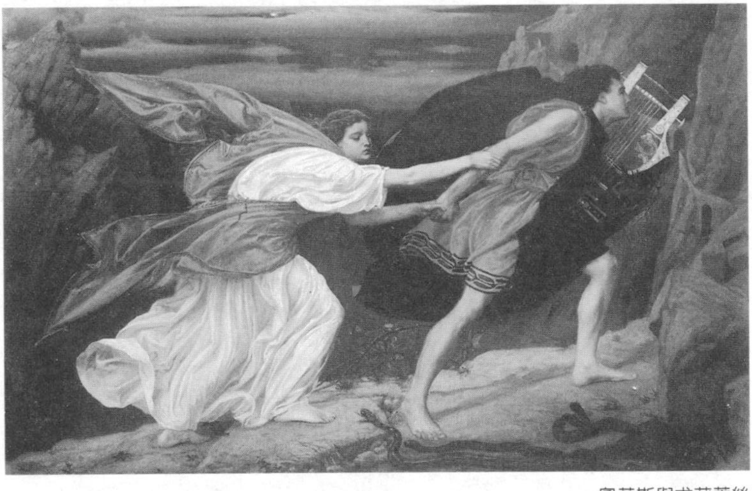

奧菲斯與尤莉蒂絲

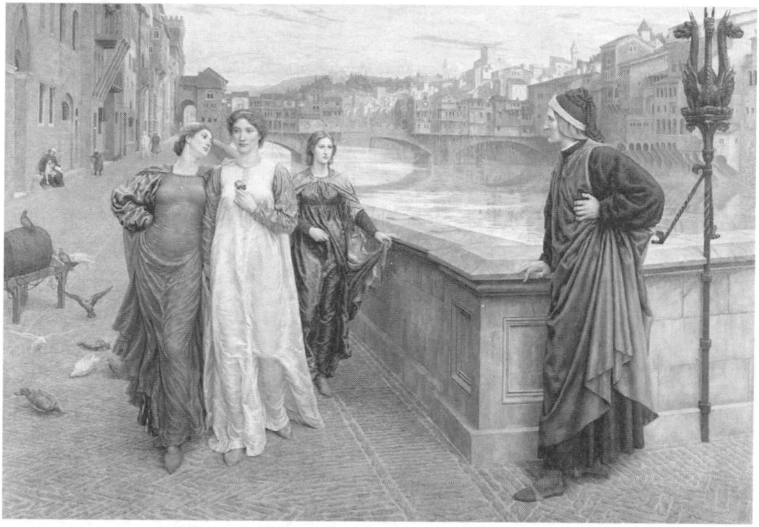

但丁與貝緹麗彩

得不承認，愛是一種暫時性的精神混亂。在熱戀期間，我們會失去理智，做出一些神智健全時不可能做出的傻事。有人說得很精闢：「愛情是社會唯一容許的一種瘋狂。」

經驗過愛的人很多，懂得愛的人比較少，而真正觸及愛的本質的人，則如鳳毛麟角。愛情這種瘋狂，在過去是只有文學家、劇作家、藝術家、音樂家等等「文化人」才會去探討的主題，其根據不外乎主觀的想像，個別的經驗，以及文勝於質的感性。一直到近年，才終於有科學家，尤其是神經科學家們開始染指研究愛情這個領域，並且一出手就成果斐然。

在欣賞神經科學家對愛情的研究成果之前，我們必須先認識一下，神經科學家是怎麼樣的一個族群。基本上，神經科學家認為，像精神、心理、個性、意志、感情這些看似形而上的心智活動，其實不外是人類的大腦在長遠的演化過程中，為適應生存與繁衍的需要，而發展出來的特定電生理活動，以及神經傳導模式而已，愛情當然也不例外。我們富有創造力與幻想的大腦，固然擅長於為所謂的愛情加枝添葉，賦予浪漫的色彩，然而要真正了解任何心智活動的本質，還是只能靠科學。

雖然愛情跟性的存在，都是為了後代的繁衍，基因的傳遞，但兩者之間卻有本質上的不同。性是短暫的，達到交配目的後，雙方即各奔東西，而後只要有機會，就尋求新的交配對象。在自然界中，絕大多數的動物是採取這樣的繁衍方式，叫做「多配偶」（polygamy）。而愛情，則是對交配的對象具有專一性，並且產生長久的親密關係，這叫做「單配偶」（monogamy），單配偶在自然界就比較少見，在哺乳類中大約只佔百分之三到五。人類在天性上是多配偶的，但是會因應自己所處社會的制度與容忍度，像變色龍一樣，因時因地制宜，而表現出單配偶，多配偶，或單配偶但會轉換配偶的多種不同行為。

性是生物的本能，共通於人類與所有動物，這一點比較沒有爭議。但如果要證明愛情也是一種生物本能，而並非神聖的人類所獨具，就必須先證明在動物的配偶之間，也有愛情的存在才行。神經科學家最喜歡找來研究的愛情模型，是橙腹田鼠（prairie voles）。

橙腹田鼠這種動物很特別，牠們是單配偶，並且從一而終。配偶在一起時，會經常互相依偎，互相清理皮毛，分擔養育後代以及巢穴清潔的工作，並且大部分時候彼此非常的親密。換言之，比起絕大多數的人類配偶要來得更恩愛。

科學家發現，橙腹田鼠的愛情，跟牠們腦部的兩種激素有關：一種是催產素（oxytocin），另一種是升壓素（vasopressin），前者在雌鼠比較重要，而後者在雄鼠比較重要。雌雄鼠之間的親密動作，會引發牠們腦內這兩種激素的上升，上升的催產素或升壓素，會作用在腦內多處的接受體，包括所謂的多巴胺獎賞系統（dopamine reward system）。這個多巴胺獎賞系統的活化，會讓動物感覺愉悅，因而想一直反覆的做同一件事，來繼續強化這個愉悅的感覺。基本上，這跟「上癮」的腦部生理機轉完全相同。

人類的愛情腦生理，跟橙腹田鼠幾乎一模一樣。當我們擁抱，愛撫自己所愛的人時，腦內的催產素就會上升，讓我們產生欣快、舒服的感受。事實上，人類腦內的催產素與升壓素，不僅僅負責掌管情侶之愛，也負責友愛與母愛。同樣的，這些激素的上升，會刺激我們腦內的多巴胺獎賞系統，讓愛成為一種非常值得的體驗，讓人對愛無怨無悔，有人說「對愛上癮」，其實，「愛」就是一種「癮」。

愛情是一種腦生理的變化，並且隨著生理的變化，愛情也會進入不同的階段。在心理學的層面，科學家也建立起了人類在愛情的三階段的典型行為模式，分別與其腦內的神經生理變化息息相關。

第一期：愛上（falling in love）。

在這一期中，兩人熱情點燃，親密度快速上升。腦內腎上腺皮質素（cortisol）升高，血清素（serotonin）則被壓低，負責高等智能的大腦前額葉活性也被暫時抑制。與此相對應的行為模式，就是處在這一時期的戀人，會產生類似強迫症的執著行為，比較有勇氣，並且暫時喪失判斷力，沒辦法針對對方實際的外貌或個性，做出客觀理智的觀察分析。

第二期：熱愛（passionate love）。

在這一期中，兩人的感覺轉為比較安全、鎮靜，以及平衡。熱情依然持續，但親密感與承諾感上升，此一時期可以持續數年。在本期當中，腦內腎上腺皮質素與血清素的值回到正常，而前述的催產素、升壓素，以及多巴胺則活躍起來，作為長期穩定配對的基礎。

第三期：友伴愛（companionate love）。

隨著年頭過去，熱情會慢慢減退，而親密感與承諾感則持續上升。本期的愛，是一種「暖愛」，比較接近親密的友誼，而很少身體的吸引力或性慾的成分。本期當中，腦內主要作用的激素，仍然是催產素與升壓素。

腦科學研究儀器與方法的日新月異，讓愛情的本質日益清晰。近年來，神經科學家們利用功能性磁振造影檢查（functional magnetic resonance imaging），發現戀愛中人腦內的獎賞、動機、情感調節，以及社交認知迴路的功能性連結，明顯的高出於單身者之上，而一旦失戀，這功能性連結就會降低，失戀越久，就降低越多。換句話說，愛情是一種可偵測的腦部變化，一個人有沒有愛，口說無憑，掃描就知道。

由於神經科學家的種種奇想，以及不斷的努力，我們對於愛情，已經有了比前人深得多的認識。愛情，是基於生物體繁衍的需求，經過許多年代，所演化出來的精巧的腦生理機制無疑，這讓我們對於感情的本質有了客觀的認識。然而，了解這些原理，對於掙扎在情海的個別戀人們來說，有什麼樣的幫助呢？

既然我們已經知道，愛情在不同的時期，感情的本質會逐漸的變化，並且是受到腦迴路程式的控制，無人能自免於外。

那麼，對於已經身陷或是打算投入愛情市場的人來說，心理學家史騰堡（Robert Sternberg）的「愛情三角理論」（triangular theory of love），它歸納出什麼樣的愛情模式讓人感到滿足，可長可久，而什麼樣的愛情模式讓人感到空虛，無法持續，就相當的值得參考。

在這個理論當中，愛情的構成要件有三個角，分別為：熱情（passion），親密（intimacy），以及承諾（commitment）。三者俱全的奇葩，稱為完美之愛（consummate love）。

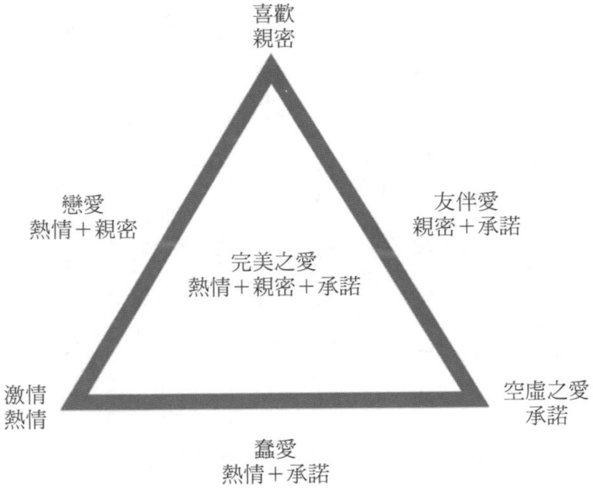

史騰堡的愛情三角理論

若是缺其一而存其二，愛情的品質當然略差，分別來說：如果是有熱情＋親密（而缺少承諾），這就是「戀愛」（romantic love）；如果是有親密＋承諾（而缺少熱情），這稱為「友伴愛」（companionate love）；如果是有熱情＋承諾（而缺少親密），這稱作「蠢愛」（fatuous love），例如基於一時激情而完全沒有感情基礎的閃婚，即屬此類。

若是缺其二而僅存其一，則已經不能真正稱為愛情：如果只有熱情，而沒有親密與承諾，這就是暫時的「激情」（infatuation）；如果只有親密，而沒有熱情與承諾，這只能稱作「喜歡」（liking），比較接近於一般友誼；而如果只剩下承諾，卻已經沒有熱情與親密，這就陷入了「空虛之愛」（empty love），許多早就想要分開卻鼓不起勇氣分開的長期配偶或情侶，就屬於這一類。

一般人可能沒有想過，任何操作起來具有難度或潛在危險的物品，都會附上「使用說明書」，為何唯獨愛情這件既困難又危險的玩意兒，卻從來都沒人給過你說明書？所有的愛情新手，都是在遮遮掩掩跌跌撞撞中，孤獨的匍匐前進。運氣好些的，還能從明智的長輩或同儕那裡口耳相傳，得到一點有用的二手經驗，運氣差點的，則有很大的機會犯下所有可能犯下的錯誤，最後得到自己不想得到的，或失去自己不該失去的。

人們還不習慣用理性與科學來分析感性的事，但事實上我們所認為的「感性」，也皆有其脈絡清晰的神經生理基礎。若真正想要了解任何感性的真相，解決任何感性的問題，也只能運用理性與科學，並無他途。神經科學的介入，無疑為那份懸缺已久的「愛情說明書」開啟了精彩的第一章。

巫醫的魔菇

在上古時期，不論中外，「巫」與「醫」通常不是兩種職業，而是同一個人。這個人在部落當中的地位滿高，主要的任務是占卜吉凶，祈福禳災，溝通幽冥，次要的任務則是幫人治病。這很容易理解，因為在沒有科學的時代，人所能了解的自然現象太少，更別提掌握與控制了。我們可以想像，在一個古人的眼中，周遭大部分的自然現象都是神祕與不可解，自身對之無能為力的。而所有的這些神祕不可解，自身又對之無能為力的事物，每一樣都能影響到自己的禍福生死，那麼他們的心中，會有多麼的恐懼？疾病，當然就是這些恐怖的事物當中最為切身的一種。「巫」能夠為疾病提出解釋，也能提供解決的方法，當然也就成了「醫」。這些解決的方法，有些是儀式，例如香煙繚繞、畫符念咒、舞蹈祈禱，有些則是從自然界採來的藥物。

在農耕還沒有出現之前，從大自然中收集植物，是遠古時代人類的日常。他們收集到的包括果子、根莖、種子等等，最主要當然是作為食物之用。但是如上面所說，巫醫必然也會去尋找一些性質特殊的植物，試圖用它們來解決人體的病症與不適。那麼，他們又沒有質譜儀，是要如何去知道某種新遇到的植物性質很特別，可以引起人體的某些反應呢？這恐怕就要以身犯險，自己嘗試一下了。這樣的壯舉口耳相傳，在上古的中國就流傳為「神農嘗百草」的傳說。細想起來，這些親身驗證陌生植物功用的上古醫者勇氣十足，十分的偉大，敢率先把荒郊野外那些奇形怪狀，不知道是什麼的種種奇花異卉塞到口中，咀嚼吞下，當中可能有不少位也曾為此送了性命。

在一九九一年，奧地利與義大利邊境附近的阿爾卑斯山脈冰河，有人意外發現一具因冰封而保存完好的天然木乃伊，是歐洲最古老並且狀況最完好的人類木乃伊，因而轟動一時。他經過冰封，所以是以原貌呈現，不像埃及的那些木乃伊，在製作時都已經被整得面目全非。科學家後來對他的研究，得到了許多了解上古先民的寶貴資料。他被取了個名字，叫做「冰人奧茲」（Iceman Ötzi）。經考證，奧茲生活在公元前三三〇〇年，五千多歲了。在奧茲攜帶的袋子中，就裝有一些隨身的植物，包括一些菇。奧茲隨身帶著這些菇幹什麼？分析這些菇的種類，發現它們具有某種程度的殺菌與止血功能，因此極可能是作為藥品。不過還有一種可能，就是奧茲帶著它們，是為了用來與神靈溝通。

考古與歷史的研究，不僅發現先民中的「巫」與「醫」經常是一體兩面，他們用來治病的藥品，有時候也跟舉行超自然儀式（例如降神）時所需用到的植物相同，菇類就是常見的例子。可食用的菇類，自然會成為先民的餐點，有劇毒的菇類能置人於死，當然也會被聰明地避開。然而介於其間的一些特別奇妙的菇類，人食用之後會產生某些非常異樣的感受，例如快感以及幻覺，就會被拿來作為治療或儀式之用。

比方有一種菇，名叫「毒蠅傘」（Amanita muscaria），從很早期的歷史就可以處處看到它的蹤跡。吃了毒蠅傘之後，裡面的成分毒蕈鹼（muscarine）會引起人「靈魂出竅」的超凡體驗，服用了毒蠅傘的人，會感覺到自己脫離了肉身，與天地宇宙合而為一，與神明祖靈溝通無礙。這種形態的幻覺，用在宗教儀式中再適當也不過。所以早在四千多年前的中亞地區，毒蠅傘就已經是許多宗教儀式的必備品，而古印度宗教經典「梨俱吠陀」（Rigveda）中的聖酒「蘇摩酒」（Soma），也被一些學者認為含有這類

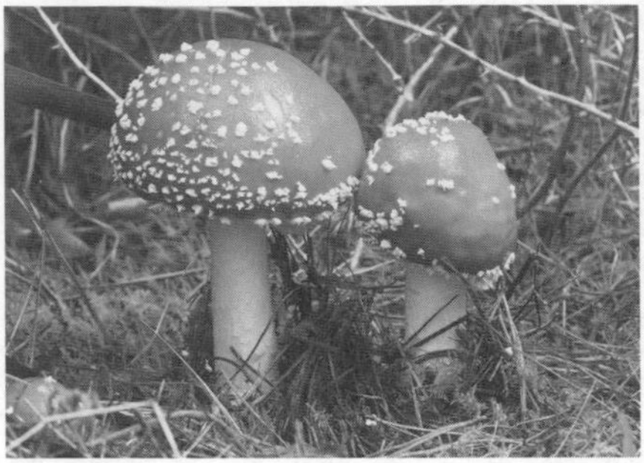
毒蠅傘

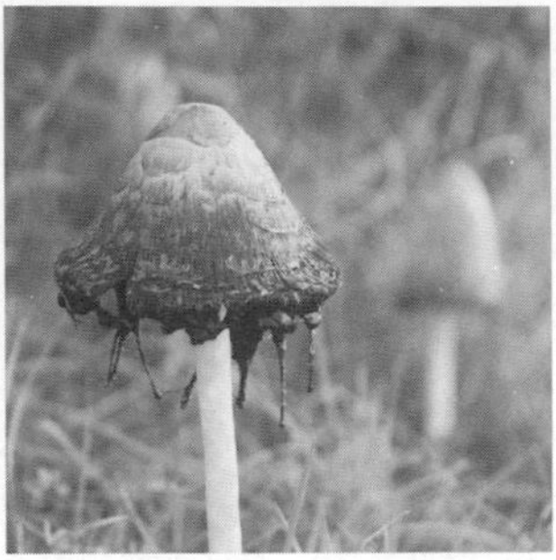
賽洛西賓蕈

毒蕈的成分。

因為含有獨特成分而能夠製造幻覺的菇類，遠遠不止毒蠅傘一種。比方一種名為「賽洛西賓蕈」（psilocybin mushroom）的品種，又稱裸蓋菇，因為其成分賽洛西賓（psilocybin）的傑出致幻藥理作用，而得到了「迷幻蘑菇」或「魔菇」的外號。賽洛西賓蕈在人類史上的使用經驗，可能更早於毒蠅傘。考古學家發現，早在一萬年前的中石器時代（mesolithic age）的石洞壁畫上，就記錄了可能是薩滿教（shamanism）信徒使用迷幻蘑菇的場景。

所謂的「薩滿教」，並不是一個狹義的教派，而是一種在人類社會當中流傳既久且廣的信仰系統，分布於北亞、中亞、西藏、北歐，和北美洲。比方滿族人的祖先女真人，就是以薩滿信仰為主，所以我們在清朝宮廷劇當中，有時會看到皇帝家族、王公大臣等等，在舉行宗教儀式或需要占卜決疑時，會請來薩滿（shaman）主持，正是為此。薩滿信仰流傳到世界的不同區域，儀式型態與外表裝束當然因地制宜，各有不同，但其核心精神一致。薩滿掌握著神祕的知識，有能力進入一種「人神」的狀態，正因為他們能夠暫時脫離肉體，旅行到「靈」的世界，與其中的超自然boss們溝通商量，討價還價，所以才有著預言與治療的能力。可想而知，要獲得這樣的精神體驗，少不了需要迷幻魔菇的幫助。除了薩滿教之外，美洲的原住民，以及其他一些地區文化當中的部落信仰，也都有使用迷幻蘑菇之類的真菌進行宗教或醫療儀式的紀錄。

類似薩滿這種超凡入聖的精神體驗，在心理學上稱為「神祕體驗」或「超凡體驗」（mystical experience）。所謂的神祕體驗，在人類的所有宗教信仰與巫覡系統中普遍的存在，無一例外。因為一旦缺少了神祕體驗，就沒了「超自然」的成分，而一旦少了超自然這個要件，宗教與巫覡就不成

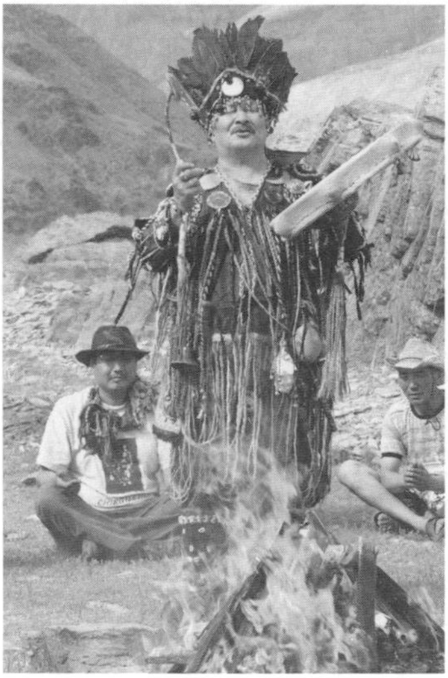

薩滿儀式

其為宗教與巫覡了。神祕體驗在不同的教或巫系統當中，依其文化背景各有不同，但其共同的核心要件，都是「脫離自身的小我，與一種更偉大的整體合而為一」的感受。其他的次要條件包括：

（1）神聖感：所遇見的是一種神聖而遠高於一切的存在。
（2）意義感：所見到的具有深刻的意義，宣示出一種高於日常現實的真理。
（3）深刻的情感：喜悅，狂喜，感恩，溫柔，愛，和平，鎮靜，敬畏……等等。
（4）不可言說感：這個經驗很難用言語來描述。
（5）矛盾感：一旦企圖要解釋這個體驗，就會說出看似自相矛盾的言語。
（6）超越時空感：在這個經驗中，日常的時間與空間概念失去了意義。

這種獨特而深刻的神祕體驗，一般人連想像都很有困難，所以若是真的有機會親身體驗的話，這個人是否就會開始用一種全新的眼光來看待世界與自己，覺得宇宙並不像眼見的那麼簡單，而自己也有著某種超凡的特質，與獨特的使命呢？

但是事實上，超凡的神祕體驗並非薩滿或其他宗派巫醫的專利，因為只要有迷幻魔菇類型的致幻物質幫助，人人都有機會得到。科學家與醫界在一九五〇到一九七〇年代之間，開始積極的研究致幻物質。一來是為了從幻覺來進一步了解精神疾病的原理，二來是著眼於它們潛在的疾病治療功能。

哈佛醫學院的精神科醫師沃爾特・諾曼・潘克（Walter Norman Pahnke，1931-1971）於一九六二年做了一個非常出名的「聖週五實驗」（Good Friday experiment），來確認賽洛西賓是否能引發一般人的神祕體驗。為了增強實驗效果，他選的受試者是一些神學院的學生，選的地點是一座教堂，而選的時間是具有濃厚宗教意味的「聖週五」，這叫做天時地利人和。他給予十位實驗組的學生三十毫克的賽洛西賓，給予對照組的學生安慰劑，結果接受了賽洛西賓的學生當中，絕大多數都產生了濃厚的神祕體驗，而接受了安慰劑的學生當中，則沒有任何一位發生。

潘克的實驗結果，可以說非常的驚人而具有啟發性，因為他證明了「天啟」這種神祕體驗的發生，並不需要有老天的介入，用藥就可以辦到。

不過當然，潘克的實驗有它的缺點，就是對人員、地點與時間的選擇「太」天時地利人和了一點。神聖的日子，神聖的地點，在在都有可能對神學院的學生這個特定族群造成心理的暗示作用，因而造成實驗結果的偏差。因此，在事隔多年之後，約翰霍普金斯醫學院（Johns Hopkins University School of Medicine）的精神藥理學家羅蘭．瑞德蒙．葛瑞芬斯（Roland Redmond Griffiths，1946 -）於二〇〇六年再度用實驗來求證。他找的是三十六位一般背景的受試者，嚴格控制雙盲條件，並且使用比較新的標準化問卷來進行。結果跟潘克的實驗一樣，接受了三十毫克的賽洛西賓的受試者，絕大多數都產生了非常明顯的神祕體驗，而接受了安慰劑的對照組就極少產生。

潘克與葛瑞芬斯的實驗結果，除了證明某些「自然」的物質，可以讓人產生「超自然」的體驗之外，還有一點很值得注意，就是那些被賽洛西賓引發了神祕體驗的受試者，此後對自身與環境的態度也產生了明顯的改變。他們的「正能量」變得比較多，對事情的情緒反應變得比以前正向，變得比較愉快，社交上也變得更為正面積極。並且這種效果不是持續一天兩天而已，美國的心理學家瑞克．杜卜林（Rick Doblin，1953-）做了一個很有意思的研究，他在轟動的潘克的「聖週五實驗」結束了二十五年之後，把當初參加了「聖週五實驗」的那二十位受試者學生找出來訪談，他一共找到了十六位。結果發現，那些曾在實驗中被引發出神祕體驗的學生受試者們，即使在長達二十五年之後，對實驗當天的體驗依然印象深刻，記憶猶新，並且那些體驗對他們的人生態度所產生的正面影響，多年之後也都還持續存在著，並沒有消失。

賽洛西賓蕈的故事告訴我們什麼?告訴我們想要得到所謂的「神諭」或所謂的「開悟」,並不需要長期的修煉或是虔誠的信仰,而只需要我們腦中的神經傳導物質發生一點小小的變化。賽洛西賓的化學結構與大腦中的血清素相當類似,所以會強力的對血清素接受體(serotonin receptor)作用,而血清素是我們腦中很重要的一種神經傳導物質,與多種腦功能(包括我們的情感)有很大的關係。足夠的賽洛西賓,就可以讓我們的大腦變了個樣子,產生包括種種幻覺以及情感變化的神祕體驗。

除了賽洛西賓蕈跟毒蠅傘這些天然植物,對人腦具有獨特的致幻作用之外,世上也陸續出現一些人工合成的致幻物質,例如三〇年代被意外製造出來的麥角酸二乙醯胺(lysergic acid diethylamide,LSD)就是其中顯眼的例子。它們的存在對人類的影響,恰恰可以用「兩面刃」這個詞彙來形容。

對一般人而言,致幻物質在大腦中所製造出來的幻覺、歡愉感、「開悟」、靈感等等,顯然是不小的誘惑,不經管制的使用所帶來的種種成癮、濫用、健康危害,以及毒品猖獗的問題,是這把兩面刃中傷人的那一面。而在科學家以及醫學家的手中,它們卻帶來另外一面的影響。比方說,有不少精神科以及神經科的醫師,會自己擔任「現代神農氏」的角色,去嘗試這些物質,產生幻覺,藉以更深切的體會他們的病患的症狀。再者，這類物質既然對人腦生理有著那麼強烈的刺激，顯然就有潛力可以成為精神與神經領域的治療藥物。比方前面提到的美國心理學家瑞克・杜卜林就已經成立了一個機構，專門研究開發這些物質的治療角色。不過最重要的還不只這些，藉著研究致幻物質改變神經傳導功能所導致的複雜心智與行為變化，它們還有可能成為解碼我們大腦奧祕的一把鑰匙。

看起來，曾經在原始部落一身二職，後來因正統醫學出現而分道揚鑣的「巫」與「醫」，經由奇妙的致幻蘑菇作為橋樑，又漸漸地走到了一起。古代「巫」的工具，成了現代「醫」的利器。差別在於，古代的「巫」與現代的「巫」，是基於無知與迷信，把化學物質造成的人腦變化，賦予神祕與超自然的色彩，加深人們的蒙昧；而今日的「醫」，則是藉著理性與科學，經由研究致幻物質的作用原理，更深一層的了解腦的奧祕，進而造福人類。

冷火雞與蘭姆酒

這個標題，看起來有點像一頓廉價晚餐的菜單，其實不是的。

所謂的「冷火雞」，是英文的「cold turkey」，它是個副詞，用的時候前面通常加個「go」字，意思是「馬上戒掉一種已經上癮的物質」。例如：「He went cold turkey on his smoking habit.」，就是他戒菸說停就馬上停，一點緩衝期都沒有的意思。像這樣馬上戒掉一種已經成癮的物質，會造成身體很不舒服的反應（稱為戒斷症狀），所以「冷火雞」式的戒癮，通常很不愉快，在某些極端情況下，甚至可能帶來性命之憂。

冷火雞的典故眾說紛紜，其中有一個說法，是它出自英國十九世紀的一篇趣味諷刺小說。主人翁是個有錢人，到表妹家渡聖誕假期，滿以為會受到熱情的接待，沒想到表妹給他吃的第一餐就是冷火雞肉。他有點不高興，但很有風度的忍了下來，沒想到從此開始的每一餐，給他吃的都是冷火雞，直到假期結束。他怒不可遏，回到倫敦之後，馬上叫來律師修改遺囑，把他原先慷慨遺贈給表妹的財產一筆勾消。這個故事流傳開來，人們就把這位先生把給表妹的甜頭「馬上取消」的報復行為，稱作了「冷火雞待遇」（the cold turkey treatment）。

人在停止使用某種物質時會產生戒斷症狀，那是因為對那個物質已經上癮了。而物質成癮這件事，在人類的歷史上由來已久。

古代人在廣泛的採摘與食用各種植物的過程當中，必然會遇見許多特殊的植物物種，其中含有的一些化學物質進入了大腦後，會讓使用者產生奇特的感受，其中很醒目的一個例子就是鴉片（opium）。西元前兩千多年的蘇美人（Sumerians）就已經在種植罌粟並提煉鴉片，他們把罌粟稱作「快樂植物」，顯見他們對鴉片所帶來的欣快感心領神會。人類最早的醫書之一，西元前一五〇〇年古埃及的埃伯斯氏古醫籍（Ebers papyrus），也記載了罌粟的藥用方法。西元前九世紀，荷馬（Homer）的《奧迪賽》（*Odyssey*）中記載過一種藥水：「摻在酒中，讓希臘的戰士們喝下，麻痺了一切的疼痛與憤怒，遺忘了所有的悲傷。」其成分據信也是鴉片。

鴉片除了具有止痛與助眠的醫療作用之外，也會為使用者製造出超乎尋常的精神愉悅，反覆的使用之後，就會產生成癮與依賴性。像鴉片這類適量使用時利多於弊，成癮後弊多於利的物質，陪伴了人類很長的歲月，直到今天。撇開鴉片這個比較極端的例子，另外有三種原本作為藥用的植物衍生物質，也有著悠長的使用歷史，由於其溫和的藥性以及怡人的口味，它們的娛樂用途漸漸超過了原本的醫療用途，搖身一變成為常人使用的「日用品」，它們就是酒精、菸草，以及咖啡。而其「日用品」的地位，常會讓人忽略掉它們也都是可能帶來危害的成癮物質。

人們嘗過了這些物質帶來的甜頭之後，就開始希冀它們能更快與更強的作用，更有效的刺激自己，於是就創造出更新穎的使用方法。比方說酒精，傳統天然釀造的酒類像啤酒與葡萄酒，酒精成分最多只能到達百分之十幾，人喝慣了以後會覺得太平淡，於是發明了蒸餾烈酒，大大提高了酒中的酒精含量，能夠更快速的達到酒醉的目的。另外像鴉片，在人們把它純化為嗎啡（morphine），後來又成功的合成海洛因（heroine），並且能夠用靜脈注射之後，其強度與作用速度都較原先倍數的成長。

隨著這些物質日益普遍，刺激強度日益增加，人們反覆的使用之後，對它們會越來越渴望，使用量也會越來越大，一旦停止使用，就會產生種種不適，這就稱為「成癮」。打從遠古以來，物質成癮所引起的濫用，所造成個體行為的改變，以及所導致的社會困擾，在中西各種文化以及宗教當中，都被認定是一種不妥當、必須避免並矯治的現象。在古代，物質成癮與濫用大多被視為一種道德缺陷，是由於個人的意志不堅而引起的。但現代的腦科學已經對成癮的本質有相當的了解，知道那是因為長期接觸這些物質之後，我們的腦生理已經產生了本質上的變化。而一旦把這些成癮物質忽然停掉，不啻是立即掀起一陣「腦內風暴」，人體是受不了的。「冷火雞」所造成的不適與危險，就是這麼來的。

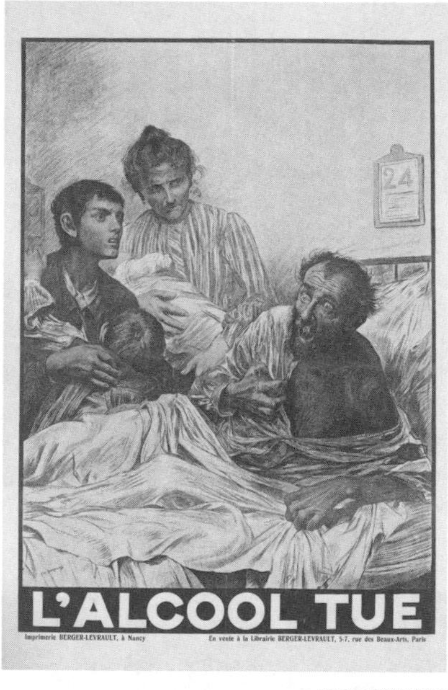

酒精戒斷症狀

拿酒癮來說，已經成癮的酒鬼忽然滴酒不沾，冷火雞式的戒酒，可以發生非常嚴重以至於致命的戒斷症狀。有人可能會覺得奇怪，酒鬼既然已經嗜酒如命了，怎麼可能會自己痛改前非，來個「冷火雞」呢？在我們的臨床經驗中，它確實是自發性的少，而意外的多。有時候是因為當事人已經囊空如洗，好幾天喝不起一滴酒而引起的，還有一種情況，當事人因為別的疾病住院檢查或手術，需要空腹不進食，所以才停了幾天酒，結果就在病房中發生嚴重的酒精戒斷症狀，其發作情形之激烈，可以把沒見過這種事的醫師嚇一大跳。

酒精戒斷症狀多采多姿，每一樣都很嚇人。其中之一，叫做「蘭姆酒癲癇」（rum fit）：過去沒有癲癇病史的酒鬼，停酒一兩天之後，忽然兩眼上吊，全身抽搐，昏迷不醒。「Fit」這個字就是「發作」的意思，所以一次癲癇發作我們稱為一個fit，酒精戒斷引起的癲癇叫「酒癲癇」很合理，但為什麼它非要叫「蘭姆酒癲癇」，而不叫「威士忌癲癇」，「白蘭地癲癇」，甚至「波爾多紅酒癲癇」呢？要明白這個，我們必須先說說另外一件東西：「糖」。

現代人可能很難想像，耶穌降生後的一千年內，歐洲人從來都沒有嚐過糖的甜蜜滋味。糖是十一世紀才從中東傳入西方世界的，而此後的數百年間，糖就成為歐洲的貴重珍稀物品。一般庶民的廚房裡跟餐桌上，絕對看不到糖的蹤影，只有王室貴族以及高級神職人員，才有吃糖的特權，並且吃糖還是炫耀財富的一種方式。那是因為歐洲本土是沒有生產糖的，必須由外國輾轉高價進口的緣故。順帶一提，近年的腦科學發現，糖本身也是一種成癮物質，不過那是另一個故事了。

十五世紀末，哥倫布發現了新大陸，隨後在加勒比海地區的群島試著種植甘蔗，結果甘蔗長得又多又好。此後，歐洲各國就紛紛在當地搶奪各個群島的管轄權，在上面開發甘蔗園，建造糖廠，提煉出貴重的糖運回本國，大發其財。到後來因為糖這個產品實在太搶手，生意太熱門的緣故，以至於遠赴加勒比海的白人種植工與製糖工遠遠的不敷使用，讓英法各國把腦筋動到了非洲，在那兒擄掠了大批的非洲黑人，用船運到加勒比海群島的甘蔗園與糖廠做苦工。所以，歷史上黑奴制度的興起，與黑人兄弟吃的苦，都跟白人大哥愛吃的甜脫不了關係。

當時因為糖的貿易量驚人，從歐洲本土到加勒比海群島間的海運船隻非常多，上面滿載著財產貨品。這使得一種新興的職業應運而生，就是海盜。掛著骷髏旗的海盜船潛伏在各個隱密的港灣，遇到有貨船經過而沒有軍艦護航時，就會蜂擁而上，殺人越貨，發生過許多可歌可泣（？）的傳奇故事。熱映了五集的好萊塢電影系列《加勒比海盜—神鬼奇航》（*Pirates of the Caribbean*），故事背景的取材就在於此。當地既有海盜出沒，各國海軍自然也就不得不常常在那一帶巡梭。

把甘蔗榨出來的甘蔗汁煮沸濃縮，析出商人所要的主產品糖結晶之後，剩下來的副產物是一種黑溜溜的濃稠液體，稱為「糖蜜」（molasses）。當地的糖廠，發現糖蜜這個副產物還可以廢物利用，拿來釀酒，釀出來的酒就是「蘭姆酒」。蘭姆酒不是高級貨，價格便宜，卻因此在當時有了它獨特的時代意義。

蘭姆酒的物未必美，但價必定廉，很快就成為庶民大眾謀得一醉的最愛。尤其因為產地的地緣關係，它成為海員們（不管是貨船船員、海盜，還是海軍）的常備飲品，後來居然還成了船隻出海的必需品。原因是這樣的：在大航海時代，船隻常常一出海就是好幾個月不見地面，船員所有的食物與飲用水，都要儲存在船上。當時並無滅菌或密封的技術，桶裝的飲水放久之後容易變質生菌，喝了會生病。所以航海者想出

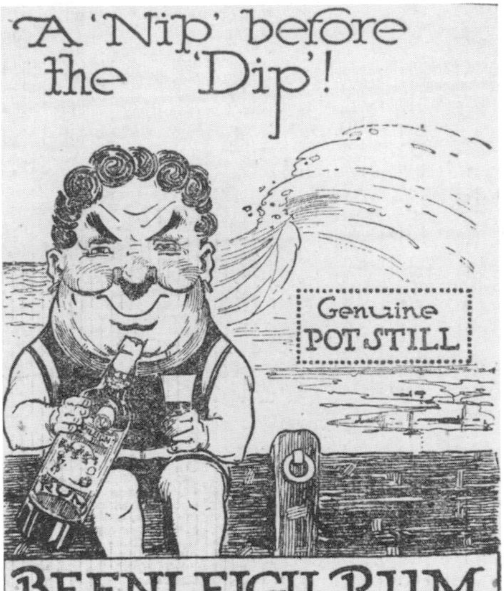

海員最愛的庶民風格蘭姆酒

一個妙招，在飲水裡面摻進一些蘭姆酒，酒精殺菌，可以讓飲水保質更長的時間，所以當時的海員在船上所喝的水，其實裡面都有蘭姆酒。之後更進一步改良，把這個蘭姆酒跟飲水的混合物，再加進些檸檬汁，稱為「grog」，作為船員的日常飲品，也解決了他們容易得到壞血病（scurvy，亦即維生素C缺乏）的問題。英國海軍甚至有蘭姆酒的配額制度，軍方會配給每位船員每天一定量的蘭姆酒，這個制度一直到一九七〇年才被廢除。

我們不難想像，不管是海盜還是海軍，像那樣常態性的喝酒，再加上不定時的豪飲，其中必然會產生不少慢性酒癮的患者。而當他們長期在海上航行，或是在岸上口袋裡沒錢時，總會有個蘭姆酒喝光、青黃不接的時候，到時出現癲癇這個戒斷症狀，也就不足為奇了。也許因為當時的人們雖然不知道原因，但觀察到這種發作總是出現在長期喝蘭姆酒的人身上，所以才會把它稱作了「蘭姆酒癲癇」（rum fit）吧。蘭姆酒癲癇一詞的起源雖不見於正史記載，但我推測多半就是這麼回事。

酒精戒斷症候群（alcohol withdrawal syndrome）小檔案

戒除酒癮當然是好事，但對於酒癮比較根深柢固的患者來說，戒酒最好在專業人員的指導之下進行，成功率較高，也可以免於因忽然停掉喝酒而引發危險的酒精戒斷症狀。酒精戒斷症候群通常在停止喝酒後數個小時就開始發生，於一天到三天達到頂峰，而後開始進步，一週左右恢復。其症狀涵蓋的範圍很廣，有比較輕微的，也有嚴重到可能有生命危險的。

比較輕微的症狀表現：

典型包括頭痛，焦慮激動，睡不著，噁心嘔吐，流汗，心跳加快，顫抖，輕微發燒等等。

比較嚴重的症狀表現：

幻覺：患者看到不存在的東西，像是蛇啦、昆蟲啦，滿地爬來爬去；聽到不存在的聲音，像是有人在耳邊跟他講話，或者覺得有人在碰觸自己的身體。

癲癇發作：就是所謂的「蘭姆酒癲癇」（rum fit），通常的表現是伴隨意識喪失的全身性抽搐。

震顫性譫妄（delirium tremens）：酒精戒斷症候群當中最嚴重的一種，通常是肇因於酒精戒斷症候群的早期沒有及時介入治療的後果。病人整個的意識混亂，分不清人時地物，全身顫抖，大量飆汗，有視聽幻覺，自律神經功能紊亂，造成血壓、心跳不穩。放著不管的話，可能導致死亡或永久性的腦損傷。

聽木乃伊說故事

每一個病人，都有他的故事。甚至每一個病人，本身就是一個故事。臨床醫學的教科書上說：「要聽病人說的話，因為他會告訴你診斷。」這倒不是說病人自己會跟醫生說：「我大概得了什麼什麼病吧？」這個反而不準。而是說醫生要會問重點，還要耐心聽病人講他的病史與症狀，並且懂得從其中提取出重要而有用的資訊，這樣子就能有事半功倍的效果。

比方說，如果有一位病人走路越來越不穩，東倒西歪，老是摔跤，醫生光是知道這個，要想的可能診斷太多，要做的檢查也做不完。但如果醫生問出，這病人祖先三代都有類似的症狀的話，那麼八九不離十，他罹患的就是「遺傳性小腦退化症」，然而如果問出來的是這病人酗酒多年的話，他得的大概就是「酒精性小腦病變」了。

醫生不單單要知道怎麼問，怎麼聽病人「說出來的故事」，還要懂得看出病人「沒有說出來的故事」。有些有經驗的醫師，不需要病人開口，光是觀察病人從診間門口進來，走到椅子坐下的過程，大概就心裡有數，這病人得的是哪方面的疾病。小說中的大偵探福爾摩斯，他的神技之一，就是看到一個陌生人幾秒鐘，就能推理出這人做什麼職業，去過什麼地方，甚至那天吃過什麼東西，道理也是一樣。

就像這樣，每一位病人都是帶著故事，來到醫生的前面。醫師診斷的正確與否，往往取決於這些故事的內容夠不夠完整，夠不夠精確。只不過有些故事的情節，病人自己說得出，而有些故事的情節，需要靠醫師縝密的觀察力與邏輯思考來推論。醫師診斷病人的疾病，就跟偵探推理案情的真相一樣，都是從看似雜亂無章的線索當中，抽絲剝繭，找出背後真正的故事。

上面說的，都是活生生的病人。那麼，已經死亡了的人呢？他們身體的故事，是否就從此湮滅於世，再也不為人所知呢？倒也未必。有兩種特別的醫生，專長就是在人死之後，才發掘出他的故事。一種是刑事案件中的法醫，另一種則是臨床醫學中的病理科醫生。他們的「患者」，都已經不能說話了，然而他們的故事卻可以由這些醫師來代為整理，並且完整的說出。

醫界流行一個笑話：「內科醫生什麼都懂，什麼都不做。外科醫生什麼都做，什麼都不懂。精神科醫生什麼都不懂，什麼都不做。病理科醫生什麼都懂，什麼都做，但總是太遲。」其中的病理科醫生之所以什麼都懂，什麼都做，是因為他們負責病患死亡後的解剖，來找出真正的病因與死因，宣布最終的答案。所以，在病人生前為他診斷過的其他臨床科醫師說法，都僅供參考，只有病理科醫生的診斷，才是最後的「黃金標準」（gold standard）。而他們之所以總是太遲，則是因為那位病患已然死亡，再正確的診斷也幫不了他。

從不能說話的屍體身上發掘故事，已經夠酷的了，但還有更酷的，就是在已經死去幾百年，甚至幾千年的古人的屍體身上發掘故事。已經死去幾百年，幾千年的古人，哪兒來的屍體？有的，那就是木乃伊。

科學家會想在在死去幾千年的木乃伊身上，尋找疾病與死因，並非是因為吃飽了沒事找事幹，而是因為人類的歷史發展，與人的健康和疾病狀況有著密不可分的關係。知道遠古人物在生時的健康資訊，對了解當時人的生活方式，社會細節，甚至歷史為何在某個時刻產生某種轉折，具有非常重要的意義。這些資訊，固然可以從古文獻與古文物的斷簡殘編中，窺見一鱗半爪，卻不如「當事人」自己用身體說出來的故事來得直接。

替幾千年前的古人下診斷，並不是件容易的事。線索可以來自兩方面：第一是根據木乃伊的外型，包括同時出土的當事人生前的畫像或雕像，以現代的醫學知識來做推測。第二則是要勞動這位木乃伊躺上檢查檯，推進掃描儀，甚至貢獻一點檢體，實際體驗一下現代醫學的神奇。

比方說考古學家曾發現過古埃及的一幅棺蓋畫像，約莫畫於西元一九〇－一二〇年。它把棺中主人翁生前的相貌，描繪得栩栩如生。仔細看看，他的右上眼皮略微下垂，使得右眼看起來要比左眼小一些，然後，右眼的瞳孔也要比左邊小，再仔細一點看的話，還可以見到右眼的眼結膜偏紅，布滿血絲。這，就是神經科中赫赫有名的「霍納症候群」（Horner's syndrome）。

「霍納症候群」，是一種因為交感神經的病變所導致的有趣症狀組合，在一八六九年首度被瑞士的眼科醫師霍納（Johann Friedrich Horner，1831-1886）報告，因而得名。由於交感神經系統負責眼皮上揚，瞳孔放大，皮膚排汗，以及血管收縮等等功能，它的病變自然就會導致相反的結果。所以典型霍納症候群的臨床表現，就包括單側的上眼皮下垂，瞳孔縮小，排汗減少，以及眼結膜充血。

交感神經系統所經過的徑路相當的長而複雜，所以有許多不同位置的病灶，都可以造成「霍納症候群」。例如腦幹中風的病例，就時不時的可以見到霍納症候群的表現。另外，像是「胸腔入口腫瘤」（Pancoast tumor），因為其病變的特殊位置，容易造成對交感神經的壓迫，也經常以霍納症候群為典型表現之一。

那麼，這位兩千年前的無名古墓主人，到底是怎麼死的呢？這位無名公子，在生前顯然有著霍納症候群。那麼，會不會就是造成霍納症候群的那個疾病，導致了他的死亡呢？我們若是大膽的猜測，這位棺中主人的死因跟造成他的霍納症候群的疾病相關，例如說他得了胸腔入口處的腫瘤、感染等等重病，在當時完全沒有辦法診斷治療，因而英年早逝，是完全說得通的。

再來舉個顯赫得多的例子，赫赫有名的圖坦卡門（Tutankhamun）法老。他九歲時即位，在位九年後死亡，總共只活到十九歲。他的完整陵墓，包括他的木

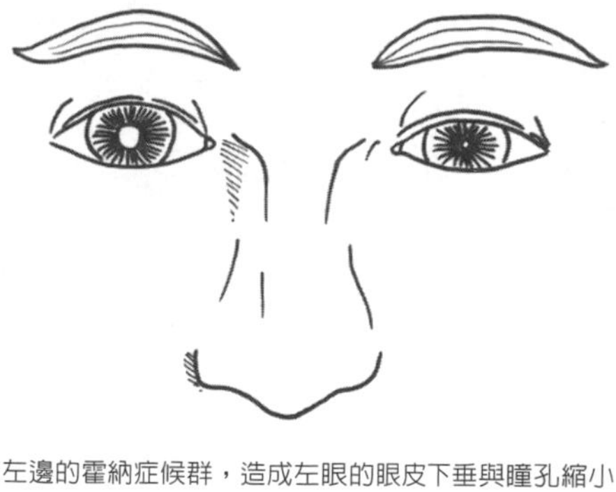

左邊的霍納症候群，造成左眼的眼皮下垂與瞳孔縮小

乃伊，其他許多具同為皇室成員的木乃伊，大批的財寶，以及許多無價的古物，在一九二二年被發掘出來。由於這位法老死得太早，讓好多考古學家、史學家，以及科學家們對他的死因產生莫大的興趣，只是歷年來大家對於他死因的推測，一直都眾說紛紜，莫衷一是。

若是採信圖坦卡門在生時留下的畫像以及雕像的話，圖坦卡門的長相未免有點奇怪：他的頭型太長，臉部跟身體的特徵很像女性，並且有著「男子女乳化」的胸部，也就是說，他雖是男人，胸部卻有像女人一樣隆起的乳房。更值得注意的是，圖坦卡門的前任法老，他的父親阿肯那頓（Akhenaten）的畫像以及雕像，也有著一模一樣的特徵。根據這些線索，過去有不少考古學家與醫學界人士懷疑，這個皇室家族有著某種因為近親通婚導致的遺傳性基因缺陷，造成外型與內分泌的異常，以及後來的死亡。

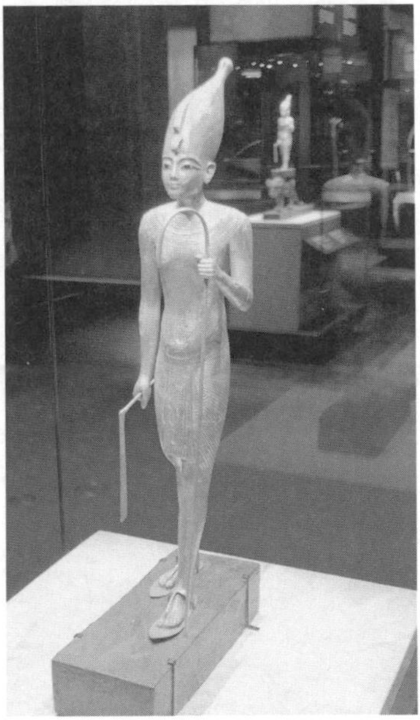

圖坦卡門雕像

像這類單憑古人的外型，配合上現代醫學的知識，做出的種種疾病臆測，其實非常的有趣，因為它十分刺激我們的專業想像，並且可以各說各話，說出來都有一定的道理，通常也沒辦法確切判定它是對還是錯。然而，隨著醫療儀器以及檢測技術的持續進步，這情況開始有了改變。電腦斷層掃描儀以及DNA檢查技術出現，並且被運用在考古領域之後，古埃及的法老、貴族們，像是圖坦卡門，終於有機會更準確的把他們生前的故事娓娓道來。

專家們對圖坦卡門與他爹阿肯那頓，以及其他許多同親族的皇室木乃伊做了兩件事：一是把整個木乃伊從頭頂到腳底用電腦斷層儀掃描，細細的觀察裡面的構造，二是抽取骨頭中的組織，做DNA的檢查分析。這些新的檢查，導致幾個重要的發現。

首先，用電腦斷層掃描測量圖坦卡門與阿肯那頓頭顱骨的形狀尺寸之後，發現他們的頭顱長度並不像畫像與雕像上那樣長得離譜，其實還有點過短的傾向。骨盆也沒有偏女性骨盆的形狀特徵，圖坦卡門還有著駝背與脊柱側彎。這樣看來，當時畫像與雕像上呈現的圖坦卡門與他父親的外貌，並不準確。那也許只是當時藝術家的一種象徵手法，或是具有宗教意涵的表現吧。

除此之外，圖坦卡門陛下的右腿膝蓋骨有複雜性骨折，他的左腿有先天性的扭曲，左腳骨還有「無菌性骨壞死」的現象。這些缺陷，應該會讓他在世時經常左腳疼痛，走起來一拐一拐，導致他把身體的重量大多放在右腳上，所以也造成他的右腳變成扁平足。很妙的是，當初發掘出圖坦卡門陵墓的考古人員，確曾在他的墓中發現數量甚多的使用過的拐杖，並且在一些圖坦卡門的畫像中，許多照理應該站著的場合裡，圖坦卡門卻都是坐著，證明這位小法老生前確實是跛腳的。

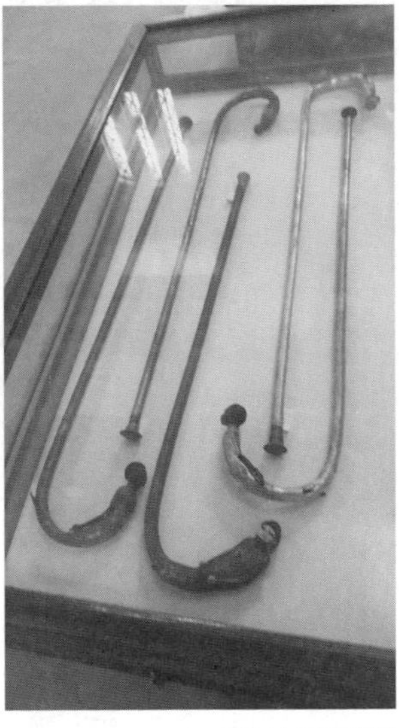
圖坦卡門的拐杖

ＤＮＡ的分析，首先確認了這一大群皇家成員之間的親族關係，畫出了五代的族譜。用ＤＮＡ做遺傳疾病的搜尋後，並沒有找到之前常被人懷疑的一些家族性的遺傳疾病，反倒是在圖坦卡門以及其他好幾位皇室成員的身上，證據確鑿的驗到了「惡性瘧原蟲」（Plasmodium falciparum）的ＤＮＡ。換句話說，圖坦卡門陛下罹患了瘧疾，並且，瘧疾極有可能就是這位身體孱弱，因腿部病痛而不良於行的青年法老的最終死因。

憑藉著古老的屍體保存技術，幾千年前的古人像是坐著時光機一樣，以木乃伊的形態來到了現代。他們的嘴巴雖然靜靜的不說話，他們的身體卻乘載了滿滿的故事。一日千里的現代醫學科技，將會讓我們越來越清晰的聽懂他們的故事。

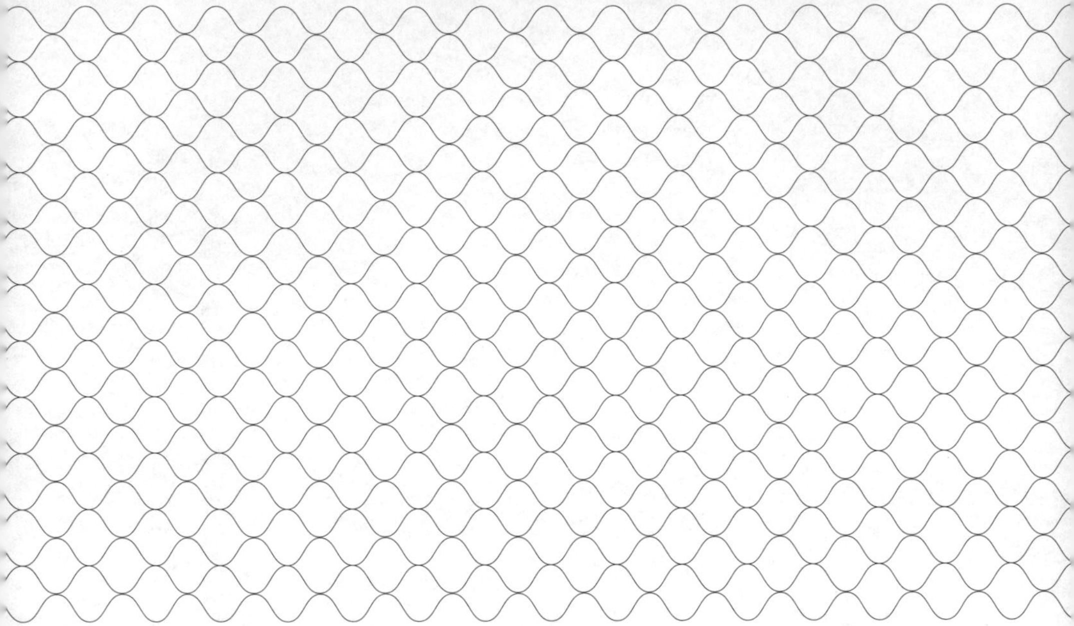

疾病的故事

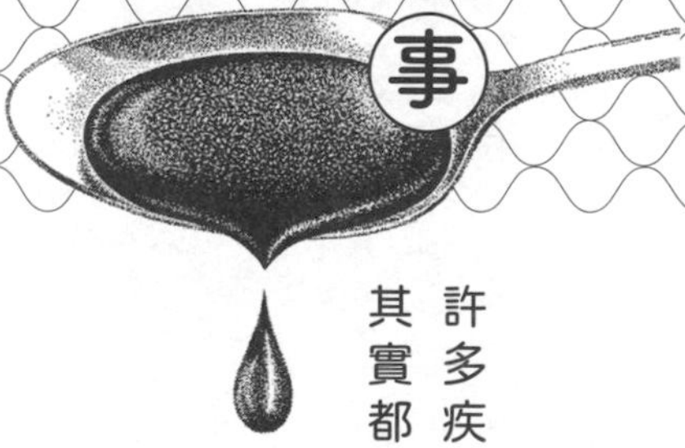

許多疾病的命名，其實都有歷史源頭可探尋。

Incredible Medicine

美杜莎的頭

臨床醫師在診斷病人時，最重要的兩件事是「症狀」（symptom）以及「病徵」（sign）。症狀指的是病人告訴我們的身體不適，而病徵則是醫生檢查病人的身體時所見到的異常。比方說，病人說他走路會喘，這「會喘」是他自己感受到的，所以屬於症狀。醫生聽了病人的主訴之後，用聽診器去聽病人的呼吸，結果聽到喘鳴聲（wheezing），這「喘鳴聲」是檢查見到的，所以就屬於病徵。

「美杜莎頭」（caput medusae），是內科醫學中非常出名的一個病徵，它代表著病人因肝硬化所引起的肝門脈高壓（portal hypertension）。美杜莎頭是美杜莎的頭，而美

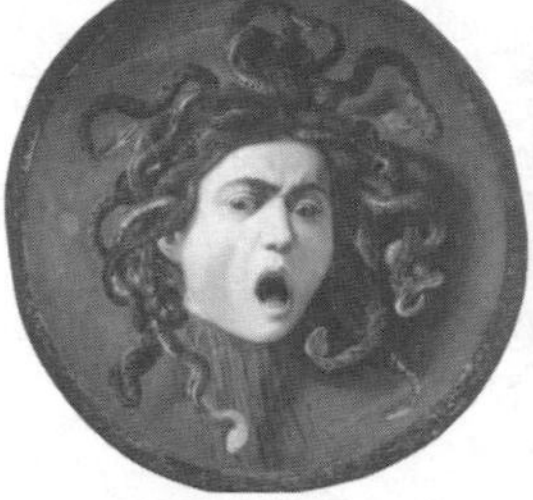
卡拉瓦喬的美杜莎

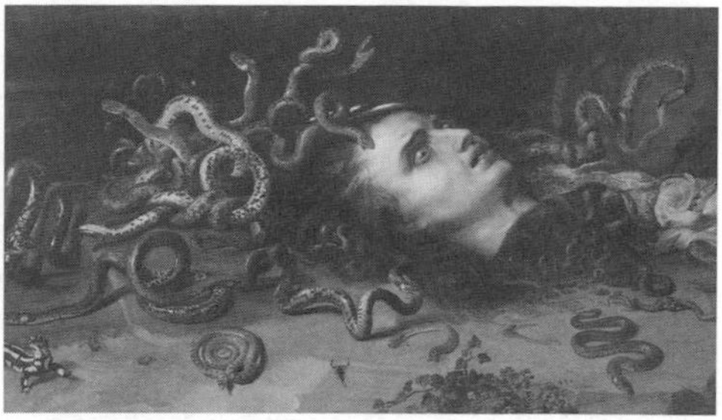
魯本斯的美杜莎

杜莎（Medusae）則是一個女妖。她在希臘神話中出現時的形象，是一個容貌醜陋，滿頭長著活蛇的怪物，一個人人畏懼的角色。美杜莎的傳說，大多出現在一位大英雄帕修斯（Perseus）的傳奇之中。

美杜莎的可怕之處，在於她頭上長滿著活蛇而不是頭髮，凡是正面看到她的人，都會變成石頭。美杜莎的恐怖長相，一向是藝術家喜愛的題材。例如卡拉瓦喬（Caravaggio，1571-1610）以及魯本斯（Peter Paul Rubens，1577-1640），都曾以這顆頭為題材，留下不朽的畫作。美杜莎的這顆群蛇亂舞的頭顱，就被稱為caput medusae，「caput」就是拉丁文的「頭」的意思。

美杜莎的頭，之所以最終會跟她的身體分開，是拜大英雄帕修斯之賜。說到帕修斯，此人英雄氣概，智勇雙全，卻並非好事嗜殺之人。要是照他自己的意思，他是寧願每天過著平靜日子，而不會想要去招惹什麼美杜莎的。

帕修斯之所以淌了這趟渾水，完全是出於無奈，這跟他自己可憐的身世有關。

帕修斯出身貴胄，是希臘城邦阿爾戈斯（Argos）的王孫，他的外祖父阿克里修斯（Acrisius）是國王，母親達娜（Danae）則是公主。照理說，帕修斯應該是含著金湯匙出生，一輩子養尊處優才對，只可惜他從還沒有出生之前，就已經被嫌棄了。其中原因，牽涉到一個神，跟一個神棍。

這神棍是阿爾戈斯的預言家，他有一天不知哪根筋不對，對國王阿克里修斯預言，說國王將來會被自己的外孫殺死，此時他的女兒達娜都還沒出嫁呢。國王愛惜老命，深信不疑，就下令築了

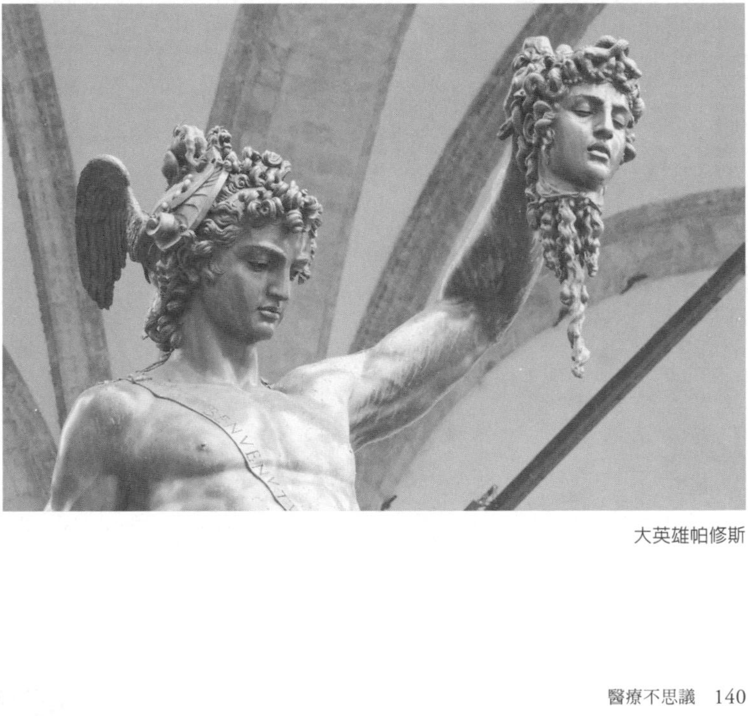

大英雄帕修斯

一個高塔，把達娜公主關在其中，嚴加看管，不讓任何男人接近。他的如意算盤是，只要自己的女兒一輩子都不被男人碰到，哪兒生得出外孫？

正所謂人算不如天算，這高塔防堵了所有的世間男人，卻防不了一個色鬼男神，這男神就是眾神之王宙斯（Zeus）。宙斯一向花名遠播，只要碰到稍有姿色的女性，不論是神還是凡人，都會想要跟她深度交往一下。這種行徑風格，跟西遊記裡的豬八戒差不多，差別在於宙斯沒有大師兄孫悟空的棒喝，所以常常會得逞。

宙斯垂涎達娜的美色已久，雖然她被高塔深鎖，這厚厚的塔牆，卻擋不住宙斯的神通與激情。他把自己化作一陣黃金雨，從天而降，覆蓋到了達娜的身上。這一段情節可以參考兩幅名畫：一幅是提香（Titian，1490-1576）所畫的《達娜承受黃金雨》（*Danaë and the Shower of Gold*），現藏於西班牙馬德里的普拉多美術館。另一幅是色情

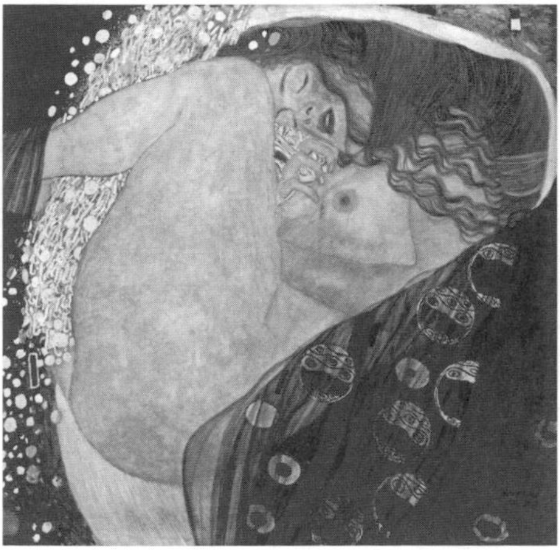

克林姆的《達娜》

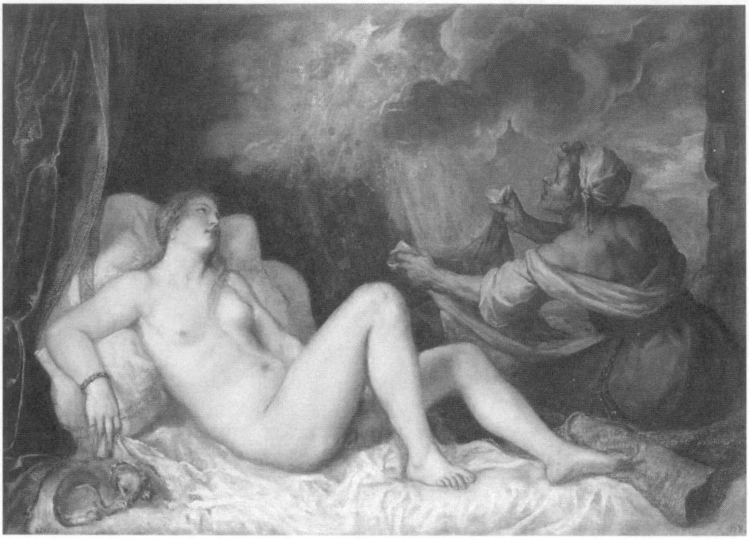

提香的《黃金雨》

畫大師克林姆（Gustav Klimt，1862-1918）所畫的《達娜》（*Danae*），現藏於奧地利維也納的Würthle美術館。

達娜在被宙斯「臨幸」之後就懷孕了，而後生下了帕修斯。可想而知，阿克里修斯這位不情願的國王外公，每天都在想著自己將來要死在這個剛出世的小外孫手上，心裡是多麼的不爽。但是他明白神怒難犯，也不敢殺了這對母子。於是，狠心的外公就將他們裝入一個大木箱，送入海中，任他們自生自滅。

這對母子命不該絕，漂流到一個叫做塞瑞佛斯（Serifos）的島國，被好心的漁夫迪克提斯（Dictys）所救。迪克提斯的哥哥坡裡戴克提斯（Polydectes），正好是這島上的國王，就收留了這對母子，小帕修斯也就在這個島上慢慢地長大。

國王坡裡戴克提斯，不像他的弟弟那麼好心，他肯收留達娜母子，主要是因為垂涎達娜的美色，別有居心。但達娜一心只想好好帶大這個兒子，對國王的種種引誘無動於衷。隨著時間過去，小帕修斯慢慢的成長為一個聰明敏捷、勇武過人的青年。坡裡戴克提斯經常派遣他去做些困難的工作，他也無不順利的完成。

坡裡戴克提斯感覺這樣不妙，若是放任帕修斯這麼成長下去，從中做梗，我豈不是越來越沒機會佔有他母親？於是，國王心生毒計，交給帕修斯一件最艱鉅的任務，命令他除去任何人都聞之喪膽的怪物美杜莎。國王說來輕鬆，帕修斯卻不是傻瓜，心知肚明國王這是借刀殺人，想除掉自己。但是人在屋簷

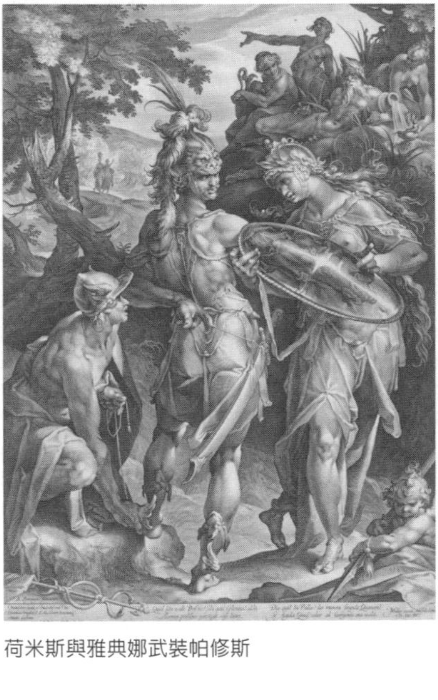

荷米斯與雅典娜武裝帕修斯

下，又無法拒絕，只好憂心忡忡的揮淚拜別母親，揹著破舊的劍戟盾牌，踏上征途。

我們在這裡就不得不承認，血統跟家世，確實對一個人的未來很重要。帕修斯身為宙斯的神子，雖然沒有寫在戶口上，眾神對他怎可能置之不理？因此，帕修斯一路上諸神護佑，逢兇化吉。不但順利找到了美杜莎的所在，還得到了荷米斯（Hermes）的飛鞋，雅典娜（Athena）的盾牌，以及宙斯的寶劍，這三件降妖除魔不可或缺的法寶。

帕修斯穿上飛鞋，很快到達了美杜莎藏匿的洞穴，用雪亮的盾牌當作反射鏡，看著美杜莎的倒影而不必直視她，因此不會變成石頭，然後寶劍一揮，就割下了美杜莎的頭。帕修斯將這顆群蛇亂舞的頭顱裝進袋子，踏上回程。途中經過一個叫伊提尤匹亞（Aethiopia）的國家，還順道殺了一隻大海怪，解救了正要被獻祭給海怪的美麗公主安卓美達（Andromeda），並且娶她為妻。

短時間之內立業又成家的大英雄帕修斯，帶著新婚妻子回到塞瑞佛斯找媽媽，沒想到到家之後，發現母親不見蹤影。探聽才知，原來自他離家之後，國王坡裡戴克提斯不斷的找機會要侵犯達娜，並且越來越變本加厲，母親達娜只好跑到深山躲藏起來。帕修斯盛怒之下，隻身闖入宮廷問罪，被國王派重兵團團圍住。帕修斯不慌不忙，從袋中取出美杜莎的頭，四下展示一番，把國王、滿朝文武，以及護衛兵士都變成了石頭，而後

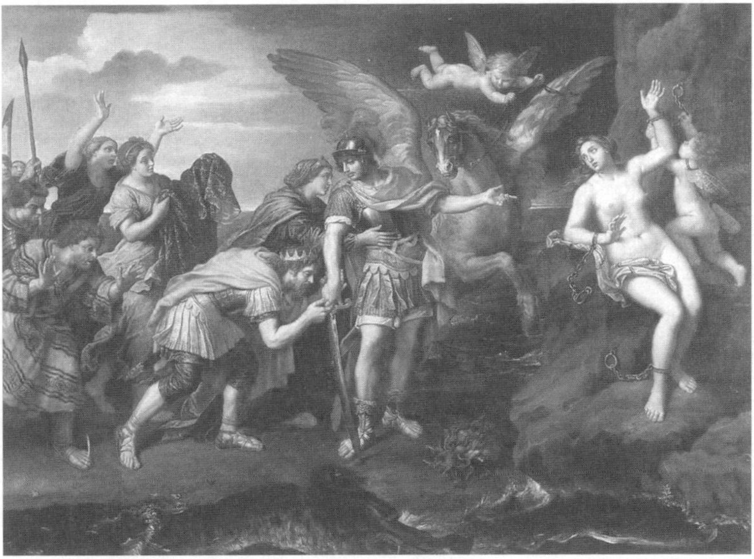

帕修斯拯救安卓美達

飄然而去，攜著母親妻子，踏上歸鄉旅途。

這顯然證明美杜莎的頭威力無窮，就算砍下來以後，都還能把看到的人變成石頭。我們今天如果到歐洲去旅遊，在許多古城門上，都可以見到美杜莎的頭像，這是這個緣故。古歐洲人把美杜莎這顆恐怖的頭裝飾在大門口，一以驅敵，二以避邪，跟中國人放個門神差不多的意思。

還記得帕修斯的那位怕死又無情的外公阿克里修斯國王嗎？他後來怎麼樣了？

帕修斯帶著母親妻子，志得意

滿，衣錦還鄉。可是在即將踏上故鄉土地阿爾戈斯之時，他忽然想到，媽媽告訴過他，他母子之所以流亡在外多年，是因為有預言說，他將會殺死自己的外公。帕修斯此時的想法做法，印證了所謂英雄的本質，不在於勇武功業，而在於仁義心胸。他在國門長嘆一聲，說道：「罷了！外公雖對我母子不仁，我豈能對外公不義？我帕修斯今日能瞻仰故國，於願已足，此後終身不入國門，永不見到外公，預言自然不會成真，他老人家即可安享天年。」而後轉身離去，舉家定居到另外一個國家拉里薩（Larissa）。

帕修斯全家在拉里薩和樂融融，過著平靜的生活。有一天，當地舉辦大規模的運動會。古希臘人酷愛運動，重視身體形象，奧林匹克運動會，就是他們的遺澤。那場運動會，辦得熱熱鬧鬧，帕修斯也去觀賞。看著看著，大英雄有點技癢起來，就在眾人歡呼簇擁之下，也下場參加表演賽。

他拿起鐵餅，奮力一擲，這鐵餅雖重，在帕修斯的神力之下，就像斷線風箏一般，高高的飛越整個田徑場，落到了觀眾席，並且不偏不倚的，砸到了一位老先生的頭上，老先生哼也來不及哼一聲，就當場斃命。慌亂之中，有人認出這位老先生，正是阿爾戈斯國的國王，帕修斯的外公阿克里修斯，國王那天剛巧放自己的假，微服出訪，來到拉里薩觀賞他喜愛的運動會。

帕修斯的傳說，由一個看似荒誕不經的預言而啟始，多年以後，由這個預言的終究應驗而告終，完成一種詩意而恐怖的圓滿。所謂「逃得了一時，逃不了一世」，古希臘人的生命觀，看起來是相當宿命的。

回來講美杜莎的頭。美杜莎已死，但是她那顆特別的頭顱，卻一直沒有被人忘卻。美杜莎的這顆帶血的、布滿了大小不斷蠕動的蛇的恐怖之頭，不斷的出現在各種藝術作品之上，因而給予近代的醫學家相當的啟發，把肝門脈高壓導致腹壁靜脈側支分流所引發的皮下靜脈怒張紆曲，很傳神的命名為「美杜莎頭」。

肝門脈高壓（portal hypertension）與美杜莎頭（caput medusae）小檔案

肝門脈高壓，是肝硬化的合併症之一。在台灣，肝硬化以由B型及C型肝炎所導致佔絕大多數，然而因為酒精過量所引起的肝硬化，也有慢慢增加的趨勢。肝門脈（肝門靜脈）由腸系膜上靜脈和脾靜脈匯合而成，它將來自胃腸道、脾臟和胰臟的血液引流入肝臟。當肝硬化的影響範圍，阻擋到肝門靜脈的血液流入肝臟時，當然就會引起肝門脈中的壓力升高，這就稱為肝門脈高壓。

肝門脈高壓所導致的後果，其中很重要的一個，就是門體側支循環。意思是說奔流的血液總是要找個出路，原來應該灌流入肝的血液，因為受到阻擋，只好找到其他一些平常少用的小路，繞道而行，這就是側支循環。其中最重要的側支循環，發生在遠端食道和胃底，

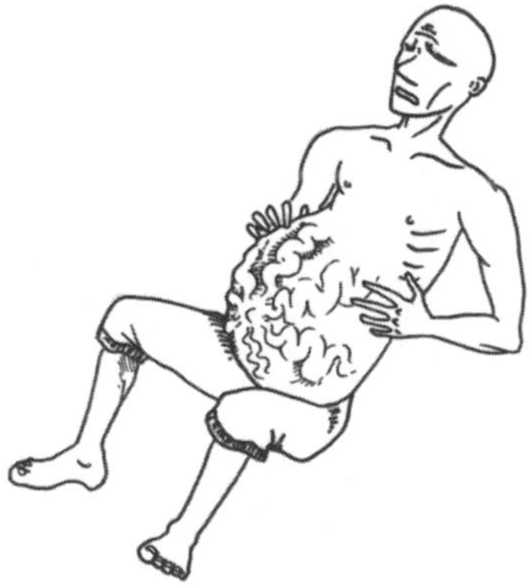

肝硬化導致的美杜莎頭與腹水腫脹病徵

造成粘膜下的靜脈突起怒張。這些靜脈若是因鼓脹過甚而破裂，就可導致突發性胃腸道出血，嚴重時可以危及生命。另外一個重要的側支循環，則是腹壁側支，可以看到肚臍四周許多散射扭曲的靜脈，因為看起來很類似一大群蛇的聚集，因此得到了美杜莎頭的外號。

除了以上所說的側支循環之外，肝門脈高壓可能導致的其他併發症，還包括脾臟腫大合併脾功能亢進、腹水、原發性腹膜炎、肝性腦病變，以及低血蛋白症等等。

醫學裡的大小愛神

有一類「疾病」很特別，屬於人類所獨有，稱為「性慾減退」，以及「性功能障礙」。人類是奇怪的生物，在為了生存搏鬥打拚的時候，健壯得很，可是一旦生活無虞，吃飽喝足之後，就開始發現自己的身體有這樣那樣的問題，甚至自己還給自己發明一些疾病。「性慾減退」以及「性功能障礙」就屬於此類。

其實說白了，除了少數因為身體疾病而造成的性功能異常以外，性方面的「疾病」或是「障礙」，大多只來自於兩種原因：

（1）年紀到了，大自然不需要你再這麼頻繁的交配。

（2）對固定的性對象，早就喪失興趣了。

可是人們偏不這麼想，硬要把它當成一種不該發生的「疾病」。既屬疾病，自然就該有治療。所以用來治療「性慾減退」這種「疾病」的藥物或食物就應運而生，統稱作「催情劑」或「春藥」（aphrodisiac）。這些東西熱門得很，古今中外，林林總總，可以寫成一部百科全書。

催情劑中，有些含有天然或合成的賀爾蒙，因此真的可以在生理上提高性慾，但絕大多數，都是心理的作用，所謂的「安慰劑效果」（placebo effect）。舉個例來說，「犀角」在一些東南亞國家被當作壯陽藥，其實就只因為它的外型又硬又挺，為此有許多犀牛遭了殃，真是很冤枉。犀牛要是會說人話，可能就會對人大叫：「長得又硬又挺就能壯陽？你××的怎麼不去啃椅子腿去？」

春藥的英文，是「aphrodisiac」。Aphrodisiac這個字的來源，是一位希臘女神，名叫阿芙蘿黛蒂（Aphrodite）。你要是對阿芙蘿黛蒂這個名字不熟的話，講她的另一個名字維納斯（Venus），一定就會恍然大悟。阿芙蘿黛蒂是希臘名，維納斯則是被羅馬人改過的羅馬名。希臘神祇被改了羅馬名後，有些本名還會被人記著，有些就只能以新名行世。例如說眾神之王宙斯（Zeus）被改成了朱比特（Jupiter），戰神阿瑞斯（Ares）被改成了瑪爾斯（Mars），海神波塞冬（Poseidon）則被改成了奈波通（Neptune)等等。在現代，維納斯的知名度，就比阿芙蘿黛蒂要來得高些。

在所有的希臘神祇當中，阿芙蘿黛蒂應該是被中文世界誤會的最深的一位。主要是因為，我們把她翻譯成了「愛神」。「愛」這個字，在我們的語言中，是很精神層面的東西。但在原本的希臘文化當中，阿芙蘿黛蒂的個性作風，跟我們現在所說的「愛」大相徑庭，其實是很肉慾的。

性愛雖然是天性，不學而能，但有趣的是，人類對於性愛的態度，卻會隨著個別的時代背景，宗教氛圍，跟政治風向，而有著極大的差異。例如中世紀的歐洲，是基督教文化大一統的環境。由於基督教對肉體欲望的態度，是壓抑而不以為然的，因此人們在處理性的主題時，大多是欲語還羞，虛偽而表裡不一。相對於此，古希臘人在面對男女情欲的課題時，態度遠比基督教興起後的西方人要健康自然得多。所以在希臘神話之中，肉慾與情色占著非常重要的角色，甚至單為肉慾而創造了阿芙蘿黛蒂這位女主神，是很自然的一件事。

愛神阿芙蘿黛蒂在希臘的眾神之中，是非常資深的一位，在所有崇奉她的部族或國家中，她都是掌管著感情、欲望、繁殖，與豐饒。一言以蔽之，她在人間的主要業務，

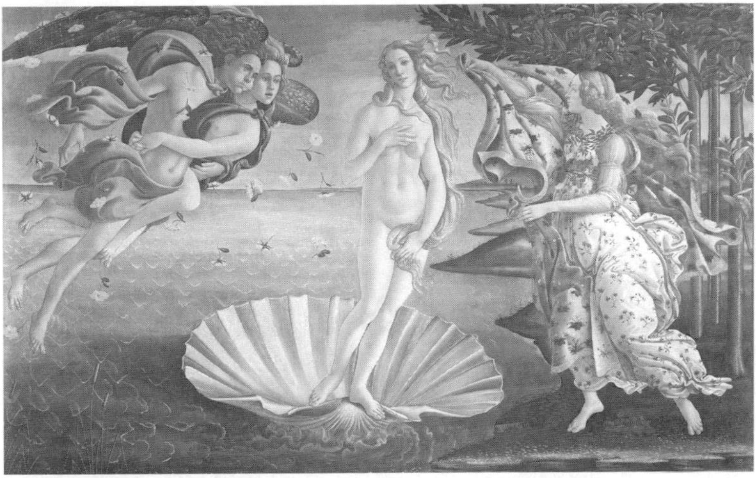

波提切利《維納斯的誕生》

就是「生之欲」。

阿芙蘿黛蒂的出現充滿了傳奇色彩，據說她是在天地尚且渾沌，眾神數目還很稀疏之時，從海中的泡沫中誕生出來的。義大利文藝復興早期的大畫家波提切利（Sandro Botticelli，1445-1510）的名畫《維納斯的誕生》（*The Birth of Venus*），展現出她在初生之時，充滿著羞澀內斂，迷人而又清純的氣息。她的美渾然天成，舉世無雙，即使是她的那座已經缺了雙臂的雕像，也穩居羅浮宮的性感女神榜首。

阿芙蘿黛蒂既是主管生之慾的女神，那麼在她無垠的生命當中，自然是韻事不斷。細數她的風流對象，比較出名的，在神界有阿瑞斯，波塞冬，荷米斯（Hermes），戴奧尼索斯（Dionysus），在凡界的有阿多尼斯（Adonis），以及安喀塞斯（Anchises）等等。不論對象是神還是人，阿芙蘿黛蒂只要是喜歡上了，就一定勇往直前，對於愛與性都完全沒有衿持，也沒有不必要的罪惡感。

由於阿芙蘿黛蒂在男神界挑起的爭風吃醋風波實在太多，宙斯決定逼她下嫁醜陋殘缺、醋勁十足的冶煉之神赫菲斯托斯（Hephaestus），想把她好好的管上一管。沒想到，她嫁歸嫁，風流照舊風流，只是轉入地下，因此反而讓赫菲斯托斯吃不下睡不著，經常忙著抓姦，真不知娶到她算賺還是算賠。

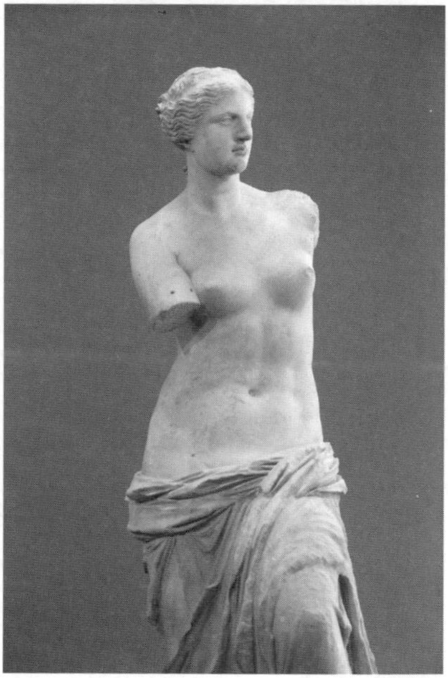

羅浮宮的維納斯

阿芙蘿黛蒂對愛與慾投入甚深，並非逢場作戲，她不但跟所有的愛人都維持長久而良好的關係，甚且還會跟他們生養孩子。愛人之一戰神阿瑞斯長得英明神武，與阿芙蘿黛蒂十分的登對，產生的愛情結晶是個男孩，名叫愛洛斯（Eros），生得粉妝玉琢，非常的可愛，人稱小愛神。愛洛斯是希臘名，他的羅馬名字即是無人不知，無人不曉的邱比特（Cupid）。

小愛神 Eros 這孩子很特別，經常以小孩子或是青少年的形像，出現在世人的面前。愛洛斯（或邱比特）調皮搗蛋，老是帶著弓箭跑來跑去，看到男男女女，高興了就射。他這箭十分的特別，被射中的人，馬上就會陷入愛戀，無一倖免。愛洛斯雖然跟他媽媽一樣，中文名字被翻譯成小愛神，看起來非常的浪漫而無害，但其實愛洛斯射出的那些箭頭上，塗著的可不是什麼純情藥。

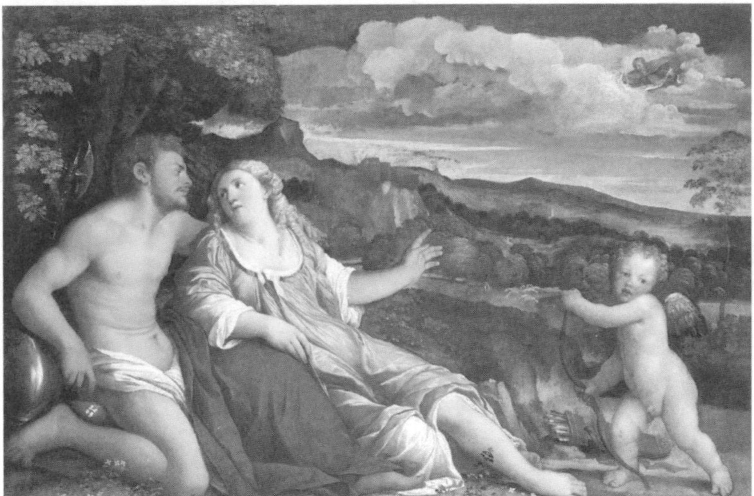

阿瑞斯、阿芙蘿黛蒂，與愛洛斯

Eros掌管的是情欲，所以跟性慾的關係，遠大於跟感情的關係。因此，有意要被愛洛斯的箭射一下，或是已經被射中的人，一定要充分了解這一點，日後才不會有「廣告與實物不符」的抱怨。

小愛神愛洛斯整天介入別人的感情生活，興風作浪，造成了無數神間與凡間男女的悲喜劇，卻沒想到自己有一天也中了招。事情是這樣的：愛洛斯長大了之後，成為一位非常俊美的青年，凡間有一位美麗的公主賽琪（Psyche），由於實在太過美貌，大家都說她的美勝過了愛神阿芙蘿黛蒂。是可忍孰不可忍，阿芙蘿黛蒂嫉妒心起，就命令兒子愛洛斯用箭去射賽琪，讓她愛上一個醜陋的怪物，一生都不幸福。愛洛斯真的奉母命去了，可是一見到賽琪的美貌，連小愛神都有點失魂落魄，拿箭時就不小心扎到了自己的手，「作法自斃」，當即無可救藥地愛上了賽琪。

愛洛斯與賽琪的戀愛波折不斷，因為「未來婆婆」阿芙蘿黛蒂非常的不爽，設下了無數危險困難的關卡來阻擋，造成了小倆口歷經艱難險阻，危機重重，並且也分分合合。然而最後真愛還是戰勝了一切，賽琪得到了永生，也獲得了阿芙蘿黛蒂的諒解，有情人終成眷屬。

這段傳說，雖然看起來有點像八點檔的劇情，但其實沒那麼簡單。故事中的美少女賽琪的名字「Psyche」這個字，希臘文本義是「靈魂，精神，心智」，是人心的主宰，超越肉體的存在。象徵肉慾的小愛神愛洛斯，最初心懷不軌，最終卻深深愛上並臣服於象徵靈性的賽琪。他們的結合過程並不容易，雙方都付出了非比尋常的努力與代價，才終能修成正果。古希臘人也許是在藉這個故事告訴我們，每一個人的肉體與心靈磨合的過程，也都是如此的吧？

阿芙蘿黛蒂與愛洛斯這對母子，一大一小兩位愛神，執掌的既是人的肉慾，為西方醫學留下的遺產，自然也都跟肉慾有關。

除了前面提到的，以阿芙蘿黛蒂（Aphrodite）為名的春藥（aphrodisiac）之外，愛神的羅馬名字維納斯（Venus），為拉丁文留下了「venereus」這個字，就是「性慾」的意思，而 venereus 這個拉丁字根進入了英文以後，就演化

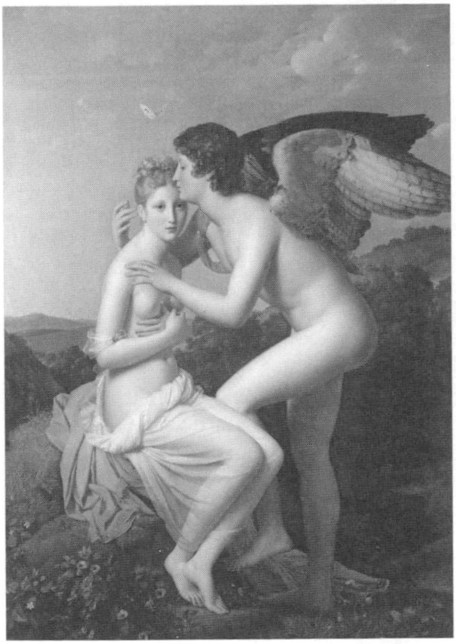

愛洛斯與賽琪

成「venereal」一字，是「與性相關」的意思。這個字同樣也被醫學界拿過來用了，就是「venereal diseases」，亦即「性病」，泛指一切因為性行為而傳染的疾病。肇因於維納斯所掌管的欲望，並且得名於維納斯名字的性病，在人類的歷史中流傳久遠，所佔的角色十分的吃重。它們影響過不少名人，甚至在某些關鍵時刻，改變過歷史的走向。不過，那是另外的故事了。

至於小愛神愛洛斯（Eros）的名字，進入了醫學中而引申出的字，包括「性慾的」（erotic），跟「性衝動」（eroticism）等等。而小愛神的美麗女朋友賽琪（Psyche）的名字，因為其心靈與精神的含義，後來也就成為了「心理學」（psychology），「精神醫學」（psychiatry），與「精神病」（psychosis）這些醫學詞彙的字源了。

性傳播疾病（STD）小檔案

性病（venereal diseases，VD）這個詞，後來大概被嫌不好聽或不夠學術味，現在已經漸被「性傳播感染」（sexually transmitted infections，STI），或「性傳播疾病」（sexually transmitted diseases，STD）所取代。根據世界衛生組織（WHO）的報告，性傳播疾病仍是相當重大的健康威脅，全世界每天有一百多萬人罹患性傳播疾病。

已知有三十多種細菌，病毒和寄生蟲通過性接觸方式傳播。這些病原體中有八種致病機率最高：

四種目前可以治癒：梅毒、淋病、衣原體和滴蟲。

四種目前不可治癒，但可通過治療得到緩解或改善：B型肝炎、單純皰疹病毒、愛滋病毒和人乳頭狀瘤病毒。

性傳播感染主要通過性接觸傳播，包括陰道性交、肛交和口交。有些性傳播感染還可通過性接觸以外的途徑傳播，如血液或血液製品。許多性傳播感染，包括梅毒、B型肝炎、愛滋病毒、衣原體、淋病、皰疹和人乳頭瘤病毒，也可在懷孕和生產期間由母親傳給孩子。

對於性傳播疾病的防範以及控制，安全性行為的宣導，以及早期發現，早期治療，刻不容緩。

恐怖情人

有一句話說「真愛難尋」，這句話有時真實得可怕。一位懷著無限愛情憧憬的青年男女（通常是女性），以為自己遇到了完美的另一半，意亂情迷之際，並不會理智的去思索，遇到的這人不久之前其實還是個完全的陌生人，當然更不會去冷靜的觀察這人的言行不符之處。甚至當他身上開始有一些不對勁的徵兆出現時，還會自我催眠，告訴自己「其實那是因為他太關心我」的緣故。糊塗嗎？事後看來也許是，但戀愛的時候，有誰是精明的呢？

在一些不幸的「恐怖情人」的社會事件發生之後，都會有心理專家出來呼籲，要提早注意這些恐怖情人的特徵，以免自己越陷越深。比方說，這些人的占有欲特別的強，喜歡緊迫盯人，情緒不穩定，易衝動易暴怒，忽視對方的想法或需求，有言語或行為暴力的傾向等等。而且這些人在開始出現言語衝突甚至暴力行為之時，總是以「那是因為我太愛你了」為藉口。不幸遇到了這樣的人，若是一而再，再而三地忽視這些徵兆，一直的自欺，還幫對方找理由的話，終將悔之莫及。

恐怖情人並非現代人的專利，遠古時代想必就有。所以就連反映人世的古希臘神話當中，都有恐怖情人的蹤跡，並且還為現代醫學留下了好些遺產。

脊髓，是人體神經系統當中很重要的一部分，因為從腦部下達到軀幹與肢體的動作指令，以及由軀幹與肢體上行到腦部的感覺訊息，都要從脊髓這個單一通道經過。所以，脊髓的病變，可能導致種種運動與知覺功能的異常。

脊髓病變當中有一種不怎麼常見的病，叫做「脊髓空洞症」（syringomyelia）。顧

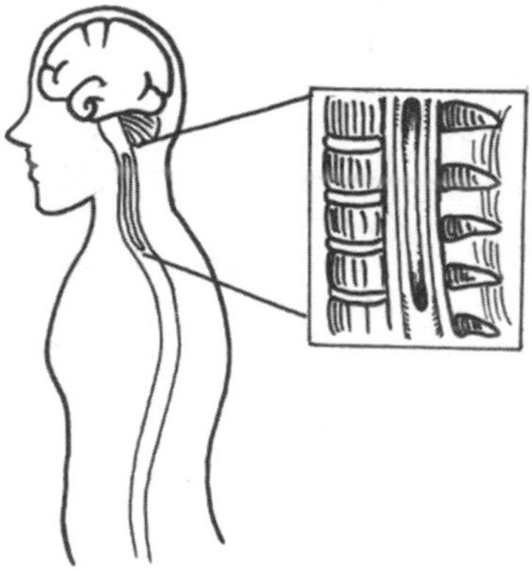

脊髓空洞症（syringomyelia）

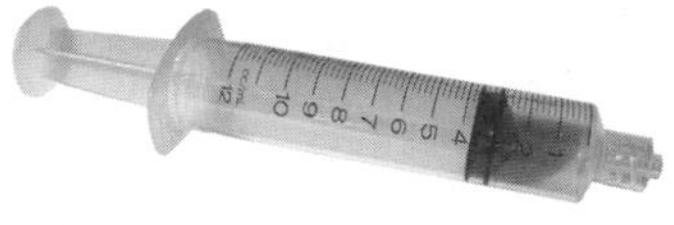

注射筒（syringe）

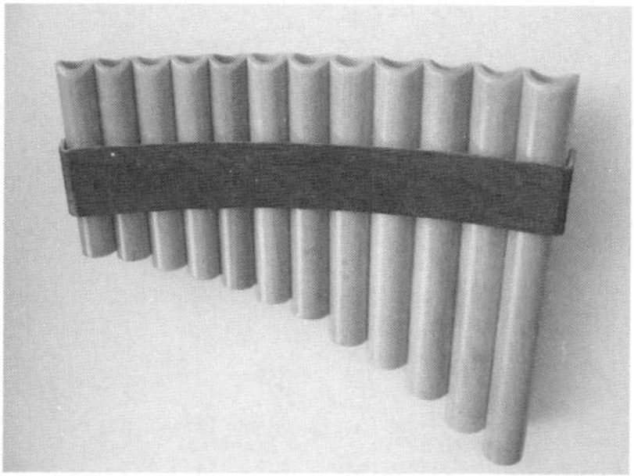

潘笛（syrinx，panflute）

名思義，它就是在脊髓當中出現了積水，好像灌水球一樣，把脊髓漲大，並且對其中的神經構造壓迫，導致無力與感覺喪失等諸多症狀。「Syringomyelia」這個稱呼的字根，是希臘文「syrinx」。Syringomyelia這個比較冗長的診斷名，也可以簡稱為syrinx。另外，醫療器材中的注射筒「syringe」，也來自同一個字syrinx。

Syrinx 這個字還有一個含義，是一種樂器。很多人都見過，中文叫做「排笛」，另一個名字叫「潘笛」（panflute）。它的構造，也是由一整排長短不一的中空管子並列起來而成。

那麼，為什麼人體病變，醫療器具，或是樂器，只要是個長長中空的構造，都以「syrinx」這個字來命名呢？這牽涉到一個古老的神話傳說。Syrinx 這個字的原始意義，其實是一位漂亮的水精靈（nymph）的名字。

席琳克絲（Syrinx）生活在荒野的水邊，與眾多的水精靈姊妹們，過著無憂無慮的日子。然而，同樣在荒野中遊蕩著的，還有一位外貌醜陋的男神，名叫「潘」（Pan）。潘的上半身是人，下半身卻是羊的模樣，布滿了長毛，頭上還長著角。由於他的外貌問題，潘不為其他眾神所喜，所以不能與其他神祇一同生活在廟堂之上，而是自由自在的漫遊在原野，過著悠哉游哉的日子。法國大詩人斯特凡．馬拉美（Stéphane Mallarmé，1842-1898）的詩作〈牧神的午後〉，以及其後激發法國作曲家德布西（Achille-Claude Debussy，1862-1918）的靈感，所創作出的名曲〈牧神的午後前奏曲〉，其中的「牧神」就是潘。

潘這位荒野之神，雖然長得不好看，對異性卻是充滿著浪漫情懷，並且男性賀爾蒙特別的豐富，講得直白一些，就是好色。

有一天，水精靈席琳克絲出門沒看黃曆，不小心就撞見了潘。潘一見到美麗的席琳克絲，驚為天人，招呼都不打，就直撲而上。席琳克絲猝不及防，驚見醜陋的潘逼近，連好人卡也來不及發，就轉頭狂奔。潘緊追在後，腳程比席琳克絲要快，一前一後奔到了河邊，眼見潘的手就要抓到了席琳克絲身上。

烈性子的席琳克絲覺得，自己要是被這醜惡的狂徒染指，還不如死了算了。當即就向河神以及其他的水精靈姊妹們祈求，祂們對潘無計可施，只好退而求其次，尊重她的意願，用法力把席琳克絲變成了蘆葦。

照理來說，事情到這裡就該結束。然而，潘神卻是古往今來恐怖情人的表率。他所鍾情的席琳克絲不但不喜歡他，甚至還為了厭惡他而不惜喪失人身，成了蘆葦，潘卻還是不放過她。他當即就把席琳克絲化成的這叢蘆葦割下，用它中空的莖部做成了世界上的第一把排笛。這就是為什麼排笛從此就以「syrinx」為名，同時又因為是由潘所發明，而得到另一個名字「潘笛」（panflute）。

潘自此開始就笛不離身，天長地久的帶著他心愛的Syrinx，永遠都不分開。經常有人看見，在山中水濱、荒漠原野之中，潘悠悠地吹著屬於他的Syrinx，只不知那曲調表達的是懷念，憂傷，還是追悔？也許那把中空的樂器，象徵著Syrinx在潘的心中也留下了一個空洞？

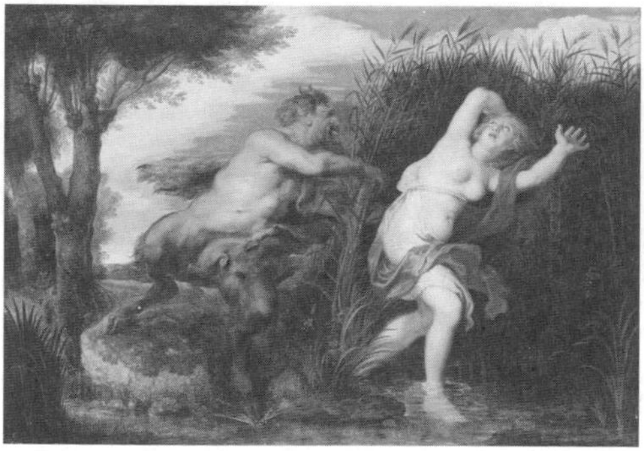

水邊的潘與席琳克絲

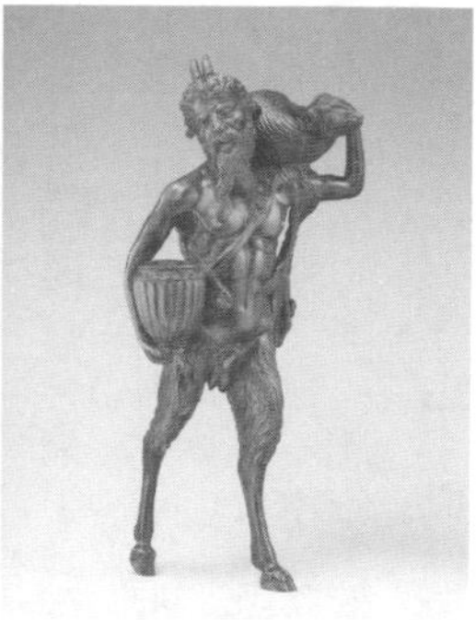

潘

Syrinx化身成的蘆葦，以及其後製作成的排笛的中空的特性，就被古時候的醫生借用來，傳神的命名針筒這樣的器材，以及脊髓空洞症這樣的疾病了。

大多數的恐怖情人固然是男性，但偶爾也會有女的。希臘神話中的另一個恐怖情人就是女性，殺傷力不小於男人，而她的受害者也同樣為我們創造了另一種病的病名。

愛神阿芙蘿黛蒂（Aphrodite，羅馬人稱她為維納斯Venus）是位韻事不斷的風流女神，雖然嫁給了醜陋的冶煉之神赫菲斯托斯（Hephaestus），卻還是不斷的跟其他男神或男人偷情。有一次，阿芙蘿黛蒂在與戰神阿瑞斯（Ares）偷情時，被丈夫赫菲斯托斯設計，捉姦在床。赫菲斯托斯顯然是個呆子，不但不懂得遮羞私了，居然還馬上發Line到眾神群組，召集大家到家裡來羞辱阿芙蘿黛蒂與阿瑞斯，討個公道。

被召集來羞辱阿芙蘿黛蒂的眾神當中的一位，是機巧靈敏的荷米斯（Hermes）。荷米斯平時就對阿芙蘿黛蒂很有好感，只是無從表達，所以就趁這個機會，來了之後故意當著大夥兒的面，大聲說這哪有什麼，要是我荷米斯能有機會跟美麗的阿芙蘿黛蒂來一下，像這樣被示眾十次我也甘願。眾神哈哈一笑，化解了阿芙蘿黛蒂的尷尬，還讓她很有面子。阿芙蘿黛蒂感激在心，無以為報，後來就也跟荷米斯偷情，還一起生了個兒子。這兩神顯然兩情相悅，並且很珍惜彼此之間的情分，因此在幫這孩子取名時，就結合爸爸的名字「Hermes」與媽媽的名字「Aphrodite」，湊成了「Hermaphrodite」（荷馬芙蘿黛蒂）這個名字。

荷馬芙蘿黛蒂（Hermaphrodite）長大成人之後，成為一位非常俊美的青年，美貌遠近馳名。有一次在河邊洗澡時，被一個名叫撒瑪西斯（Salmacis）的女水妖看見了，就此深深的迷戀上他，每次看到他，都想把他撲倒。荷馬芙蘿黛蒂並不喜歡撒瑪西斯，所以不堪其擾，弄到最後連澡都不敢洗了。有一天他身上實在髒到忍不住，四下探看沒有撒瑪西斯的蹤影，就放心的入河洗浴，殊不知撒瑪西斯早就埋伏在暗處，趁荷馬芙蘿黛蒂不備，從後撲上緊緊的抱住。

撒瑪西斯實在太愛荷馬芙蘿黛蒂，為了怕再被他甩掉，就施出法力，讓彼此融為一體。從此，荷馬芙蘿黛蒂就跟撒瑪西斯結合為一個男女兼具的身體，無

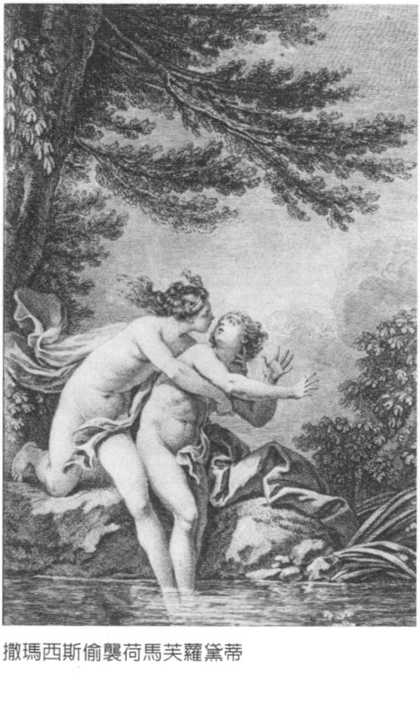

撒瑪西斯偷襲荷馬芙蘿黛蒂

法再分開。他們那二合一的誘人軀體，在巴黎的羅浮宮裡就可以看到。後世的醫學家，藉著這個故事主角的名字Hermaphrodite，把人類罕見的發育異常「雌雄同體」現象，稱作了「hermaphroditism」，而雌雄同體的患者，也就被稱為「hermaphrodite」了。故事中的荷馬芙蘿黛蒂雖然沒有死，卻被迫要與自己嫌惡的撒瑪西斯在一起無分彼此，永不分離。這下場比起變成蘆葦或者排笛，好像要來得更恐怖一些。

從潘以及撒瑪西斯這兩個恐怖情人的例子可以看出，恐怖情人的特質非常容易辨認，就是他們對他們的對象只有佔有欲，而沒有真正的愛，而他們以愛為藉口對對方所做的任何事，其實都只為了自己。不信的話，可以去問問名字都已經變成了病名的席琳克絲（Syrinx）與荷馬芙蘿黛蒂（Hermaphrodite）。

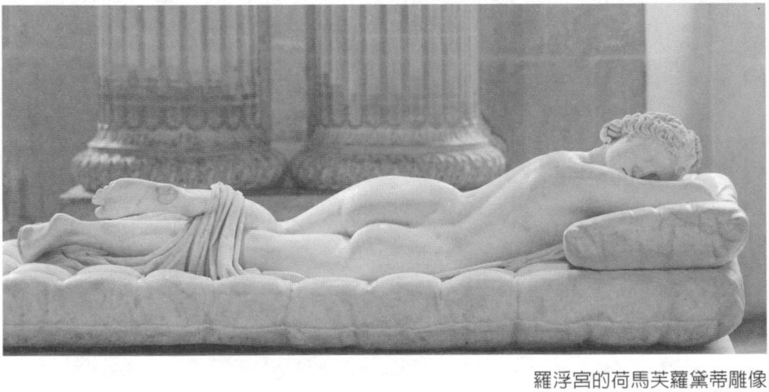

羅浮宮的荷馬芙蘿黛蒂雕像

脊髓空洞症（syringomyelia）小檔案

脊髓空洞症的病因還不十分清楚，它好發於頸部脊髓，有時擴及延髓時，則稱為延髓空洞症（syringobulbia）。其發生及病程通常十分緩慢，於不知不覺中漸漸的出現症狀。

常見的症狀表現：

（1）感覺症狀：痛覺、溫覺、本體感覺的喪失或下降。

（2）運動症狀：肌肉無力、萎縮，肌張力減低，肌腱反射消失或增強，手的變形等等。

（3）體表的失養性變化：關節腫脹，軟骨破壞或脫位，皮膚多汗或無汗，顏色改變，無痛性潰瘍，指甲粗糙變脆等等。

可能病因：

（1）先天的神經系統發育異常：這種成因通常會合併其他先天性異常，如脊髓裂、腦積水等。

（2）腦脊髓液流動障礙：由於腦室出口閉塞，導致正常的腦脊液循環受阻，腦脊液壓力不斷衝擊脊髓中央管，造成脊髓中央管擴大而形成空洞。

（3）其他病變所導致：例如脊髓外傷、脊髓長瘤、血管畸形、脊髓蜘蛛網膜發炎、脊髓發炎等等，先發生其他的病變，而後才造成脊髓空洞的結果。

檢查：

脊髓的核磁共振（MRI），目前是針對脊髓空洞症的最佳檢查。

可能的治療：

在其他病變所導致的脊髓空洞症，當然優先治療那些病變。但若是考慮空洞本身的治療，通常需要手術。常用方法包括後顱窩減壓術、脊髓空洞引流術等等，主要目的是排除空洞內的液體，減輕對脊髓的壓迫，從而緩解症狀，延緩病情進一步發展。但不同患者對手術治療的效果不一，整體來說應當慎重評估。

頭部外傷二三事

我是重度的僵屍電影成癮者，看過的片子極多，如果全部記得的話，應該可以寫一部「僵屍片百科」。問題是，有些僵屍電影的情節讓人很難入戲。例如說：出現咬穿顱骨的僵屍。每次看到有僵屍抓住受害者，一口咬穿他的頭顱，然後如獲至寶的吸吮裡面的腦汁，我的心裡就開始大喊：「等等！你給我等等！」

僵屍愛吃人腦是常識，但是牠再愛吃，也不能違反物理定律啊！你知道人的顱骨有多硬嗎？它的硬度勝過混凝土，跟石頭差不多，可以承受的外力極限達到數百公斤。獅子、老虎的咬合力可以超過數百公斤，大鱷魚的咬合力動輒上千公斤，如果牠們喜歡吃人腦，猛咬人的頭的話，咱們的腦漿大概也只能雙手奉上。但是僵屍？得了吧！正常人的咬力不會超過一百公斤，僵屍更不用說，咬合肌都腐爛了一半，牙齦健康狀況顯然也不好，能咬多硬的東西？僵屍真的發狠啃我們的腦袋的話，僅剩的幾顆爛牙掉光不說，頂多也只能吃到頭皮。

人類的顱骨為什麼需要硬成這樣？說穿了，就是因為它裡面的大腦太重要，卻又太軟太嬌嫩。活人大腦的硬度，大概跟嫩豆腐差不多，我們一天二十四小時都頂著這塊一公斤半的嫩豆腐，還能每天在外面走來走去，蹦蹦跳跳，最後還把這塊豆腐毫髮無傷的帶回家，不能不說是個奇蹟。為了完美的保護，大腦被好幾層稱作腦膜的衣服包裹，最外面還罩上盔甲，這盔甲就是我們堅硬厚實的顱骨。

厚而堅實的顱骨，可以保護大腦，不受到外物的直接撞擊，甚至顱骨之內，還有著第二層保護機制：在顱骨與大腦本體之間，充滿著一種叫做「腦脊髓液」的水狀液，大腦就這麼「泡」在水中，利用這層水墊來緩衝日常活動造成的大腦搖晃。

那麼，既然我們的腦被石頭一樣硬的顱骨包住，周遭還有溫水浴浸泡，我們身上這「最柔軟的一塊」，就該永遠高枕無憂囉？想得太美了！

人體的演化，需要很長的歲月，而許多世代的自然淘汰，也趕不上科技進步造成的環境變化。我們的大腦所受到的保護，跟幾百年前的祖先並無不同。我們的祖先，只要不常被獅子或鱷魚咬，那種程度的保護是完全足夠的。然而，新時代的我們，腦子所面對的真正大敵，卻是那些只坐牛車的祖先們完全無法想像的，那就是「速度」。

電影《復仇者聯盟》（*The Avengers*）第一集中，鋼鐵人史塔克英勇的把核導彈送入天上的空間隧道，拯救了整個城市，之後不幸失去動力，從高空直直的墜落下來。在即將撞擊地面的前一刻，間不容髮的被浩克一躍而起接住，送到地面，英雄安然無恙。一般的觀眾看到這一段，少不得會歡欣鼓舞，搞不好還感動到熱淚盈眶。然而我看到這裡的時候，心裡又開始狂喊：「等等！你給我等等！」超級英雄是很有人氣沒錯，但是你再有人氣，也不能違反物理定律啊！

史塔克從那麼高的高處掉下，是不可能活命的，至於浩克最後有沒有接住他，根本無關緊要。觀眾可能認為，由於鋼鐵人的帥氣服裝是由特殊合金所製，堅不可摧，因此不管承受了多大力量的撞擊，都能夠保護裡面史塔克的身體，讓他毫髮無傷對嗎？錯！會殺死鋼鐵人的，並不是強力撞擊對他體表的傷害，而是「煞車」。

鋼鐵人從高空墜下，受到重力的持續作用。假設那個空中怪鬥離地一千公尺好了，空氣阻力不計的話，根據自由落體公式，鋼鐵人在墜落到接近地面時，時速將超過五百公里，比疾駛的高鐵還快。史塔克是血肉之軀，在這種速度之下瞬間煞車（撞到地面，或是被浩克接住，並無不同），就算體表跟骨骼有鋼鐵外殼保護，他的所有柔軟內臟，都會因為慣性作用（牛頓第一定律）而瞬間前衝擠壓，變成爛泥，跟嫩豆腐一樣軟的腦子當然更不用說。

說到這個，漫威的《X戰警》（*X-Men*）中，有位角色「快銀」，DC的《正義聯盟》（*Justice League*）中，有位角色「閃電俠」，這兩位超級英雄的超能力很類似，都是速度特別的快，快到奔跑時旁觀者的肉眼根本看不到的程度。這種能力很好用，常常可以在危急時刻，發揮扭轉乾坤的作用。不過呢，我每次在看這兩位超級英雄耍帥的時候，也忍不住要替他們的腦袋擔心。

閃電俠與快銀跟我們不同。他們的移動速度等級，跟我們不在同一個次元，閃電俠據說可以超過光速，而快銀最少也在音速以上。就算保守再保守的估計，當他們只跟高鐵列車一樣快好了，那麼在跑步時，他們的大腦會發生什麼事？不是什麼好事。他們在起跑時，瞬間就加速到高鐵的速度，此時就相當於他們堅韌的後顱骨，以一列疾駛高鐵列車的速度，猛撞上他的大腦後方。

這樣還沒完，等一下還要煞車。閃電俠跟快銀煞車停步時，他們的頭顱瞬間停止，但懸浮在裡面的大腦可沒法說停就停，他們的大腦前方，就再度以一列疾駛高鐵列車的速度，猛撞上前方的顱骨。換句話說，這兩位超級英雄的柔軟大腦，在迅雷不及掩耳之際，已經一前一後，被高鐵猛撞了兩次，豆腐成了豆花。在周遭的人還不知道發生了什麼事的時侯，超級英雄應該就已經變成了超級植物人。

不要說這些超級英雄不合理的高速度，就算是我們經常搭乘的現代交通工具如汽車、機車的高速行駛下，若是因突然撞擊而導致瞬間煞車，再厚實的顱骨，甚至外面再戴上最硬的頭盔，也只能防止顱骨本身的破裂，而不能減少裡面的大腦傷害。這種因為急劇的速度變化而造成的腦部傷害，神經學的術語就叫做「腦挫傷」。

說到頭部外傷，經常要麻煩到神經外科醫師

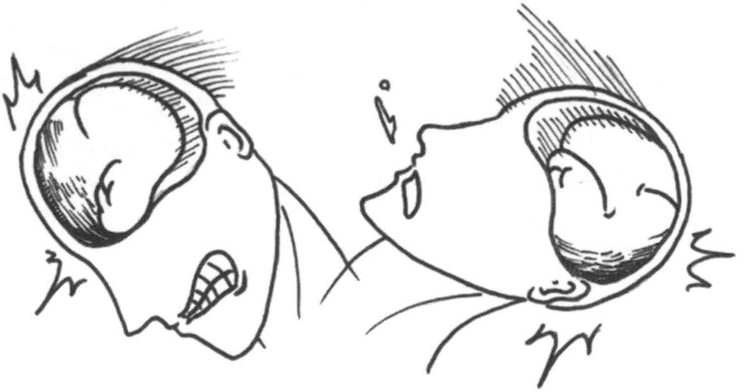

速度劇變造成顱骨內的腦挫傷

的妙手介入，也就是需要開刀。手術的方法，不外是把顱骨開個大小不等的洞，移除頭顱裡面的血塊，或是降低顱內腔的壓力，以拯救傷者的生命，並減少腦損傷的後遺症。

現代的腦手術，都必須要在擁有完善設備的手術室內進行，結束之後，病患還必須放在加護病房裡面密切的觀察照顧。然而根據考古學的發現，早自史前時代開始，開顱手術就已經很常見了。

在法國一處考古挖掘區發現的一百二十個西元前六千五百年的史前人類顱骨當中，有四十個的上面有被開洞，其中許多的開洞處骨頭已經有癒合的跡象。這表示，早在遠古時代，顱骨開孔手術的手藝就已經不壞了，病人的存活機會不低。

其後在世界各地的不同古文明遺跡中，也都陸續發現過開過洞的顱骨。當然，今天我們已經無法知道，當時的古人做這個手術的目的是什麼。有些學者認為，那是跟我們今天一樣，為了醫治頭部的外傷，移除血塊，而另有學者認為，那是為了要把頭裡面的惡魔趕出來。

在歐洲的中世紀，以至於文藝復興時期，外科醫師一般不太被看得起。這算是可想而知，因為當時既沒有無菌觀念，又沒有抗生素，止血技術差，病人能不能活，八成靠運氣。外科醫生這個職業，當然就不被當成什麼了不起的專業了。

在這樣的時代背景下，有一種職業應運而生，叫做「理髮師外科醫生」（barber surgeon）。這些人的正業是理髮師，只接受過粗淺的訓練，就拿著刀具替病人動手術。中世紀的歐洲鄉間，經常可以看到這些理髮師外科醫生遊走四方，在鄉民的顱骨上鑽洞，為他們移除「瘋人之石」，治療精神方面的問題。從現代人的眼光來看，這些醫生跟這些病人的膽子，都比天還要大。

不過話說回來，歷史的演變，常常有它的出人意料之處。既然外科醫師不被重視，中世紀戰爭頻仍，戰場之上就很少會有正規外科醫生的編制，而大多是由這些理髮師外科醫生隨軍，軍人所受到的各種頭部外傷，就是由他們來處理。

也不知算傷者的不幸，還是算醫者的幸運，戰爭中大量的頭部外傷傷員，為這些理髮師外科醫生提供了非常多練習頭部手術的機會，以至於這些沒受過正式醫學教育的郎中裡面，也有一些技術精湛的手術高手。整體來說，中世紀結束之後，開顱手術的成熟程度早已今非昔比。十六、十七世紀時，頗出現過一些令人歎為觀止的手術成果。

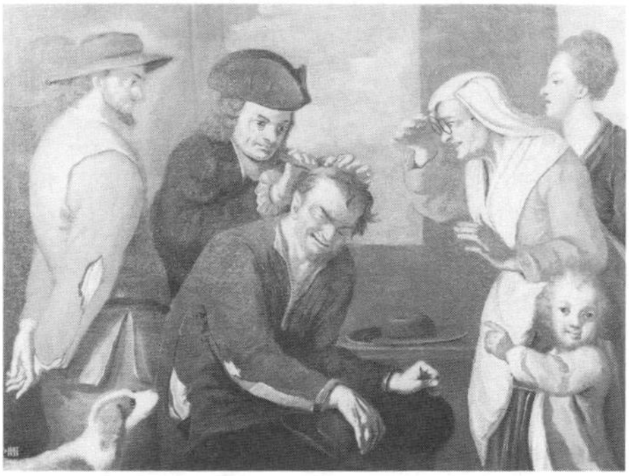

理髮師外科醫生與病患

在當時，真正決定頭部外傷病人開刀之後的命運的，並不是外科醫生的手藝，因為大多數病人手術之後的死亡原因，其實是細菌感染。這問題一直到了十八世紀末以至於十九世紀，消毒滅菌觀念普遍以後，才得到明顯的改善。

接下來，隨著神經解剖學的日益發達，手術技術與器械的精益求精，以至於二十世紀的早期抗生素出現之後，頭部外傷的手術治療，才真正的步入了坦途。

以今日神經外科手術發達程度來說，絕大多數的頭部外傷，都不構成手術技術上的困難。然而，大腦是細緻嬌嫩並且無法再生的構造，一旦受到嚴重的傷害，就算能用外科手術救回性命，大腦本身留下的功能缺陷，卻往往在撞擊的那一瞬間就已經決定。

在台灣，每年有數以萬計因意外而造成的頭部外傷發生，其中又以交通意外為最大宗。從民國八十六年開始，本國的交通法規就規定，強制騎乘機車必須戴安全帽。功德無量，減少了不少因交通事故導致的頭部外傷。但是，愛飆機車的小屁孩們以及愛飆重機的老屁孩們，千萬不要以為戴了安全帽就可以萬無一失。由鋼鐵人、閃電俠，與快銀的例子就可以看出，安全帽的防護只能減輕頭的外部傷，而真正造成頭內腦傷的，其實是撞擊時的減速度，安全帽防不了的。所以，就算你戴的安全帽材質跟美國隊長的盾牌一樣，還是不可以飆車喔。

睡與死

人人需要睡眠，並且人人懼怕死亡。兩者的外貌有點相似，而結果大不相同。所以，有人因懼怕死亡，而連帶的懼怕睡眠，也有人因害怕提到死亡，而把它美稱為一種睡眠。

哲學家叔本華說：「睡眠是我們借來的片段死亡，用來更新我們白天浪費的生命。」這是把睡眠當成了另外一種形式的死亡。

古詩十九首中的〈驅車上東門〉說：「潛寐黃泉下，千載永不寤。」俗語也說：「長眠不醒」，則是把死亡當成了另外一種形式的睡眠。

在文人的筆下，睡眠是小小的死亡，而死亡是永遠的睡眠。在醫學上，睡眠與死亡則毫無相關。不過，兩者雖然南轅北轍，其間卻也有一些微妙的牽連。

查爾斯．狄更斯（Charles Dickens，1812-1870）是維多利亞時代英國最偉大的作家，他的作品數量極多，而且均是珍寶。像是《孤雛淚》（*Oliver Twist*），《雙城記》（*A Tale of Two Cities*），《塊肉餘生錄》（*David Copperfield*），《遠大前程》（*Great Expectations*）等等，都是世人耳熟能詳的經典之作。

我小時候極愛看狄更斯的作品譯本，懂英文之後，也會找原文版來看。喜歡狄更斯的原因，是他特別擅長用文字帶動讀者的喜怒哀愁。我讀的時候，經常被感動得不能自己，或被逗得笑不可仰。在我個人看來，狄更斯有別於其他許多古典作家的一大特色，就是一手寫悲情人間，感人肺腑，另一手寫插科打諢，妙趣橫生，毫無滯礙，所謂「笑中帶淚，淚中有笑」是也。

在狄更斯的眾多作品當中，有一本比較早期的小說《匹克威克外傳》（*The Pickwick Papers*），非常的有特色。書中藉著主人翁薩繆爾．匹克威克（Samuel Pickwick）與三位朋友外出旅行途中的種種經歷與奇聞軼事，生動描繪了當時英國的社會生活樣貌與風俗民情。這部小說搞笑的成分特別高，藉著各階層形形色色人物的滑稽行為以及荒謬言語，對當時的社會現象做了深入的諷刺，同時又表達了對同胞的關懷。

書中的匹克威克先生，有一次在旅店遇到一個身材極肥胖，臉脹得通紅的小廝，名叫做喬（Joe）。小說中這樣描述這個胖男孩：

……出現在眼中的是一個胖到不行的胖男孩，他斜倚在門邊，閉著眼睛，彷彿正處在夢鄉……

……男孩沒有回答一個字，似乎點了點頭，有氣無力地打著鼾……男孩沒有作出任何動作，除了沉重的呼吸，沒有任何表示……

……喬總是處在飢餓中，臉色通紅，工作中隨時會陷入睡眠……

……他總是在睡，走路中也睡，等在餐桌旁時總發出鼾聲……

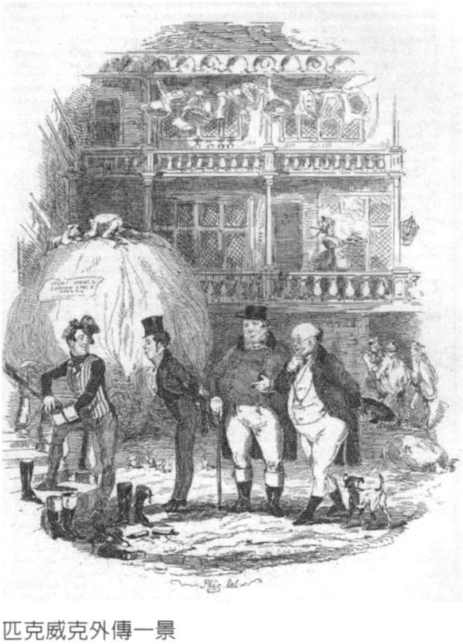

匹克威克外傳一景

狄更斯自己在現實生活中，顯然真的看到過「胖男孩喬」這樣的人，所以才有辦法在字裡行間如此傳神的描述他們的症狀：身材特別的胖，呼吸聲重濁，精神渙散，整天都很嗜睡，有時站著跟人說話，說到一半也能忽然睡著，甚至發出鼾聲。

正因為這位胖男孩喬的形象，被狄更斯描繪得太過鮮活生動，後來的醫師們就開始用「匹克威克的胖男孩症候群」（Pickwickian Fat Boy Syndrome，簡稱為匹克威克症候群 Pickwickian Syndrome），來命名他們所診斷的一些過度肥胖，加上呼吸有問題的病人。在這個族群的病患當中，最常見的疾病，是「阻塞型睡眠呼吸中止症候群」（obstructive sleep apnea，OSA）。

「阻塞型睡眠呼吸中止症候群」的病因，是由於喉嚨附近的軟組織鬆弛，而造成上呼吸道阻塞或狹窄，導致睡眠時呼吸暫停。當這種呼吸暫停情形時間太長，並且太過頻繁時，腦部就會缺氧，讓身體暫時醒過來，將呼吸道打開，再度開始呼吸。它雖然不致於因為在睡眠中呼吸停止而直接引起死亡，但會產生嚴重的睡眠干擾，造成白天睏倦、嚴重嗜睡、注意力降低等症狀，引發駕駛、工作時的意外風險。長期的睡眠中呼吸中止，甚至會引起高血壓、心臟病，提高中風的機會，因而會縮短患者的生命。

約略與查爾斯·狄更斯同時期的德國，有一位名叫弗里德里希·德·拉·莫特·

富凱（Friedrich de la Motte Fouqué，1777-1843）的浪漫派作家。比起狄更斯，使用德文的他在英語文學界的知名度並不那麼的高，但是他的一部小說卻因為情節離奇動人而非常的出名，並且歷久不衰，叫做《婀婷》（*Undine*）。

《婀婷》的情節廣受歡迎，曾被翻譯成多國語言，並且被多次的改寫為歌劇、舞台劇、芭蕾舞劇，與電影等等。在不斷被改編與翻譯的過程中，故事的人名跟情節，都發生了好幾次的變化。原著中女主角的名字，在被翻製為法文的舞台劇時，由「Undine」變成了「Ondine」，男主

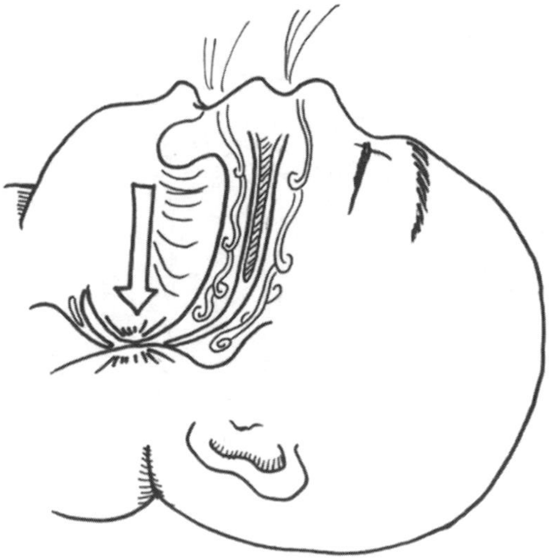

阻塞型睡眠呼吸中止症候群

角的名字則有更多種版本。故事情節雖也產生了一些變化，但大致的劇情脈絡都差不多。

故事中的「Ondine」，是一位美麗的「水精靈」（nymph）。水精靈長得非常美貌，對男性充滿了誘惑力，但沒有自己的靈魂。水精靈唯有讓一個男人愛上自己，才能擁有靈魂。而男人對她的愛一旦消失，水精靈的靈魂也將再度失

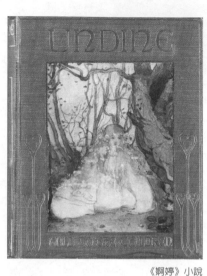

《婀婷》小說

去。著名的安徒生（Hans Christian Andersen，1805-1875）童話《小美人魚》（*The Little Mermaid*）的情節概念，極可能就是脫胎於此。

《婀婷》故事中的這位 Ondine，成功的得到了一位年輕騎士的愛。這位騎士對 Ondine 說出這樣的誓言：「我清醒時的每一次呼吸，都是我對妳愛與忠誠的見證。」可謂感人之甚。然而，就如同清代納蘭性德的〈木蘭詞〉所說：「人生若只如初見，何事秋風悲畫扇。等閒變卻故人心，卻道故人心易變。」熱戀時再堅定的誓言，也抵不過時

光人心的推移。騎士先生對 Ondine 的愛情，終究還是漸轉漸薄。

有一天，Ondine 撞見騎士與其他的女人偷情，盛怒之下，對他發出了詛咒：「你曾以清醒時的每一次呼吸，作為對我愛與忠誠的見證。既然如此，背棄誓言的你，此後只有清醒之時才能呼吸，只要一墮進睡眠，你的呼吸將會被奪走，立即死亡！」就這樣，這位倒楣又活該的男主角，終於無可避免的在睡夢中靜靜的死去了。

《婀婷》的故事，給我們兩點啟示：

第一：不要隨便發毒誓，尤其

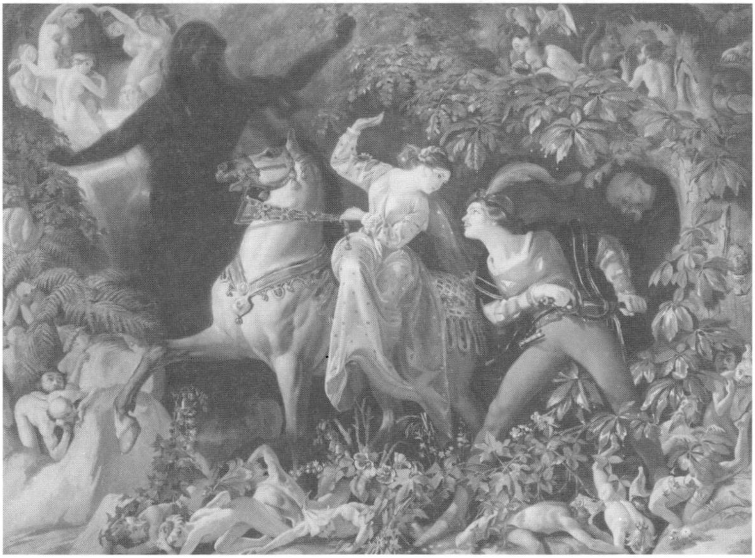

騎士追求婀婷

是當你發誓的對象，有能力讓誓言成真的時候。

第二：一個人若對戀人緊緊依賴，少了他（她）就過不下去，這未必是出於真愛，而有可能只是因為自己缺少獨立的靈魂。

「婀婷的詛咒」（Ondine's curse）因為能讓人在睡眠中停止呼吸，所以就被醫師們拿來命名另一類罕見的疾病：「中樞型換氣不足症候群」（central hypoventilation syndrome）。

中樞型換氣不足症候群的成因，是腦幹部呼吸中樞的病變或損傷所導致，分為先天性與後天性兩種。這群疾病，跟狄更斯的胖男孩喬患的「阻塞型睡眠呼吸中止症候群」相似的地方，是患者在睡眠中的呼吸，也會變淺甚至消失，不同的地方則在於「中樞型換氣不足症候群」並沒有呼吸道的狹窄或阻塞，而是因為腦部的呼吸中樞本身出了問題，在睡眠中會停止呼吸的動作，因此真的有可能在睡眠中「睡死」。

這些因睡眠疾病而使人更靠近死亡的例子，畢竟是極少數，我們無須驚惶。對世上絕大多數芸芸眾生來說，睡眠並不會拉近死亡。正好相反，睡眠反而讓我們暫時遺忘那不可避免的死亡。蘇東坡在〈赤壁賦〉中，與他的同伴「哀吾生之須臾，羨長江之無窮。挾飛仙以遨遊，抱明月而長終。知不可乎驟得，托遺響於悲風」的感慨之後，是

「相與枕藉乎舟中，不知東方之既白」。睡眠讓他們暫時遠離了渺小與無常，忘卻人生的大悲。而南唐後主李煜在〈浪淘沙〉中說：「夢裡不知身是客，一晌貪歡。」睡眠則讓他在那片刻的美夢裡，不用面對囚居的悲情，與亡國的傷痛。

因此，我們不妨把睡眠看作是我們的人生在到達死亡那不可避免的終點站之前，一個又一個的休息區，讓我們能暫時安頓身心，忘掉恐懼，繼續前行。或許，莎士比亞在《馬克白》（*Macbeth*）中的一段台詞，最能說明睡眠的本質：「……那無咎的睡眠，那修補了煩憂的睡眠，那一日生命的死亡，疲勞者的沐浴，受傷心靈的油膏，大自然獻上的主菜，生命盛筵上主要的滋養……。」

阻塞型睡眠呼吸中止症候群（obstructive sleep apnea，OSA）小檔案

阻塞型睡眠呼吸中止症候群並不罕見，根據美國的統計，至少有百分之四的男性與百分之二的女性，有阻塞型睡眠呼吸中止症候群所導致的日間嗜睡症狀，但是絕大多數並沒有被正確的診斷出來。它在每個年齡層都可以發生，但在中老年最常見。

具有以下的特徵的人，比較容易發生阻塞型睡眠呼吸中止症候群：

中老年
肥胖
脖子粗
頭頸部骨骼或軟組織的結構異常
抽菸喝酒
扁桃腺腫大
鼻腔黏膜腫脹

有阻塞型睡眠呼吸中止症候群的家族史
肢端肥大症與甲狀腺功能低下症
唐氏症候群

阻塞型睡眠呼吸中止症候群造成的後果：

頭痛倦怠
注意力不集中，脾氣改變
容易發生交通意外
心跳加快，白天血壓升高
血糖容易過高
腦中風機會增高
因心臟病而死的機會增高

懷疑患有阻塞型睡眠呼吸中止症候群的人，需要接受睡眠多項生理檢查（polysomnography，PSG），確認診斷之後，有幾種主要的可能治療方式：

（1）配戴「連續正壓呼吸輔助器」（CPAP，continuous positive airway pressure）

（2）配戴咬口器（oral appliance）

（3）外科手術：若是因為上呼吸道結構異常原因造成的呼吸道阻塞，例如：鼻息肉、鼻甲肥大、鼻中隔彎曲、鼻竇炎、軟顎過長與過度肥大、扁桃腺肥大、舌根肥大等等原因，則有可能經由口咽整型手術而獲得改善。

歲月中流失的自己

「自己」是什麼?當我們步向人生的終末,回顧整理自己的一生,我們怎麼定義我們自己?錢財、事業、成就俱是身外之物,來來去去,到頭來終究只有記憶屬於自己。正因為擁有一生的記憶,我們才能確定自己是誰。但如果我們的記憶也如同秋天的樹葉一般逐漸凋零,終於被秋風襲捲而去,那麼,「自己」還存在嗎?

希臘神話中,美麗的晨之女神伊奧絲(Eos),愛上了凡人提索納斯(Tithonus),她把他帶回自己的宮殿一起生活,並且生了孩子,幸福美滿,其樂融融。唯一讓伊奧絲遺憾的是,自己是永生的神祇,提索納斯卻是必死的凡人,如何能夠天長地久?於是伊奧絲就去懇求萬神之王宙斯（Zeus），請祂賜予提索納斯永恆的生命。宙斯拗不過伊奧絲的眼淚攻勢，終於施法讓提索納斯變成永生。

一開始的欣喜過後，隨著一個一個年頭過去，伊奧絲發現提索納斯的身上慢慢產生了一些變化。他的皺紋變多，肌肉變少，越來越虛弱，忘東忘西，講話抓不住重點。伊奧絲恍然醒悟，這原來是每一個凡人都會有的現象，叫做「變老」。提索納斯雖然得到了永生，但畢竟他是人而不是神，就連宙斯也沒有辦法賜給他永遠的青春。

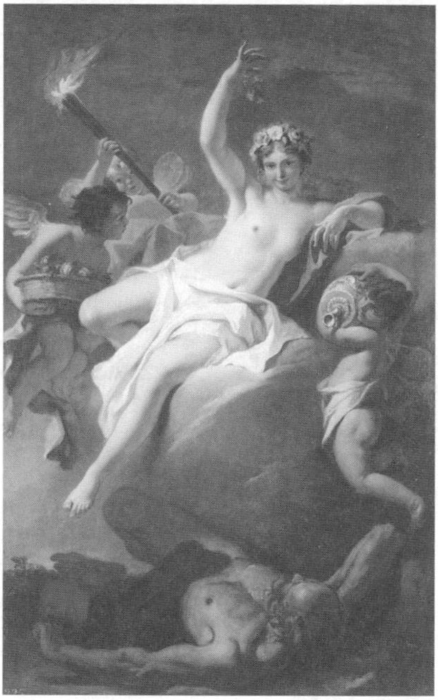

伊奧絲與提索納斯

對於提索納斯的老化，伊奧絲沒有辦法面對。他們之間再多的愛，也抵擋不住一件事實：提索納斯跟以前越來越不一樣，幾乎變成了另外一個人。到最後，伊奧絲不忍心再見到提索納斯，只好把他放在一間漂亮的屋子裡面，不再看他。在那兒，永生的提索納斯用孱弱的四肢爬行，嘴裡不斷喃喃自語著沒人聽得懂的話。說起來，是伊奧絲女神開設了史上的第一家老年失智症照顧中心。

上面這個故事告訴我們，老化與失能脫不了關係，只要衰老仍在，永生毫無意義。

由於人類壽命的延長，伴隨年老而來的心智退化，在現代社會越來越多，而且每個人都怕。近年有許多電影在探討這個主題，例如二〇一四年的美國電影《我想念我自己》（*Still Alice*），觀眾看到原本高智商高成就的女主人翁逐漸退化失能的過程，都會不由得興起恐懼之心吧？其實仔細想想，人會得到這個毛病，正是因為已經享受過了比別人更長的人生。在古代，或是在現代那些醫療衛生落後的區域，人的生命短促，三、四十歲就死去，哪會有人得到老年失智症？所以，老年失智的盛行，代表的是人類的福還是禍，也很難說得清楚。

面對高齡相關的心智退化，古人跟現代人的態度大不相同。現代人把它看作一種疾病，試圖用科學的力量來解決它，而古人傾向於把它當作是不可避免而無可奈何的自然變化。例如希臘的大哲學家柏拉圖（Plato，西元前423-347），亞里士多德（Aristotle，西元前384-322），與醫學之父希波克拉底（Hippocrates，西元前460-377）都是持著這樣的看法。

正由於古人把智能衰退當成自然現象而不是一種病，西方從希臘、羅馬帝國，一直到整個中世紀結束，都不把老年失智當成醫學研究的對象，自然也就談不上所謂的治療。中國古代當然也是這樣，尤其在中國的古醫書當中，「老年呆病」，「愚痴」，「痴呆」，「呆痴」之類的名詞相當混淆，有時拿來指智能不足，有時又拿來指精神癲狂，犯了定義不明確的毛病，沒有什麼參考價值。反倒是在醫學之外的中西歷史以及文學當中，時不時的可以窺見老年失智的影子。

比方長達千餘年的拜占庭帝國（The Byzantine Empire，330-1453），共有過八十七位君王，從他們詳實的歷史記載中，可以看到其中有七位君王到了老年之後顯現出智能衰退，性格變異，或是懶散邋遢的變化。其結果無一例外，導致該王朝的朝綱不振與國勢衰落，直到換人。

中國的乾隆皇帝，是歷史上一位相當了不起、頭腦精明、功業卓越的君主。乾隆在位六十年之後，於八十五歲時，禪位於其子顒琰（嘉慶帝），自己成了太上皇。然而就從那前後開始，他的言行舉止都有了轉變。當時朝鮮國的《李朝正宗實錄》中這麼記載（翻成白話）：「太上皇的外貌跟元氣倒還依舊，但是太善忘，昨天才發生的事，今天就記不得了，早上自己才做過的事，晚上也許就完全想不起來。所以在旁邊侍奉他的人，常常被他搞得昏頭轉向，不知道該怎麼做才對。」

另外，清朝皇宮中的規矩很嚴，包括服裝在內。從皇帝到大臣的制式服裝式樣，一點都不能錯，並且還要隨著時令來「換季」。乾隆太上皇在夏天還沒過去時，就自己戴上了冬天的「暖帽」。旁邊的人看著奇怪又不敢問，還怕乾隆問大家為什麼還戴著「涼帽」，所以從嘉慶皇帝以下，所有的王公大臣全都忍著一頭熱汗，陪著乾隆提早換季。

英國文豪威廉．莎士比亞（William Shakespeare，1564-1616）的著名劇作《李爾王》（*King Lear*）當中，李爾王年老糊塗，一連串的離譜舉措，導致家破人亡。劇中的老李爾王，有這麼一段台詞：「……不瞞您說，我怕我的頭腦有點兒不大健全。我想我應該認識您，也該認識這個人；可是我不敢確定；因為我全然不知道這是什麼地方，而且憑著我所有的能力，我也記不起來什麼時候穿上這身衣服；我也不知道昨天晚上我在什麼所在過夜。不要笑我；我想這位夫人是我的孩子考狄利婭。」我們可以想像，已經糊塗到這種程度的老人，若是手中還掌握著定人禍福的生殺大權，會是多麼大的災難。

上面都是古代帝王的例子，這倒不是說當了帝王就特別容易失智，而是畢竟古代歷史是帝王的歷史，焦點都集中在他們的身上，他們的一言一行，舉止失常，都會被記載下來的緣故。一般庶民的阿貓阿狗或隔壁大叔，失智再厲害也沒人注意，當然更沒人會

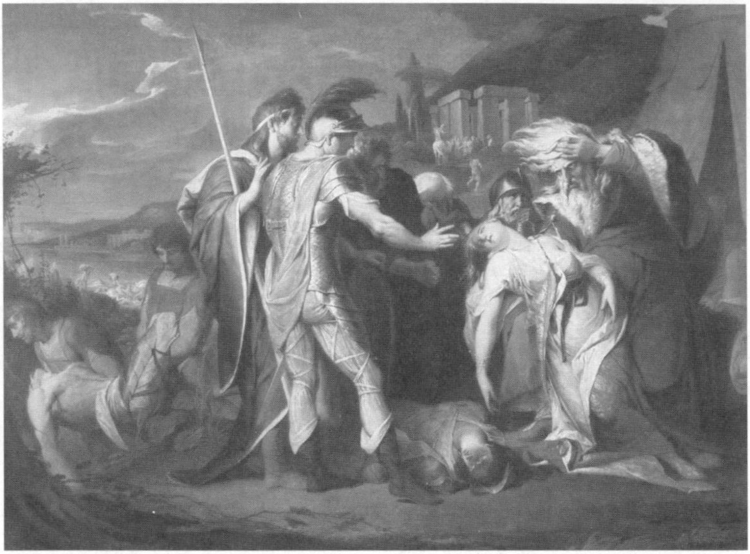

莎士比亞的《李爾王》悲劇

去記錄。

失智症是一種症狀，造成失智症的病因遠不止一種，其中佔最大比例的則是「阿茲海默症」（Alzheimer's disease）。上述那些君王們，都是在年紀老邁之後漸漸的失智，尤其是以記憶喪失作為主要病徵表現，所以最可能的診斷就是阿茲海默症。阿茲海默症的病理變化，最早出現在掌管近期記憶的內側顳葉，所以通常患者早期會出現近期記憶的減退，剛發生不久的事很容易忘記，久遠以前的舊記憶反而能夠保持。而隨著病程的進展，阿茲海默症的病理變化漸漸蔓延到腦部的各個區域，就會產生更多其他的智能障礙了。

阿茲海默症這個病名的緣由，與醫學史上許多特別有名的病症一樣，都是來自於首先發現或報告這個疾病的醫師，這位醫師是德國的精神科醫師兼神經病理學家愛羅斯·阿茲海默（Alois Alzheimer，1864-1915）。一九〇一年的冬天，三十七歲的阿茲海默醫師在任職的法蘭克福精神病療養院中，第一次見到五十一歲的女病人奧古斯特·迪特（Auguste Deter，1850-1906）。迪特並不老，但在過去的八個月當中，她的記憶力越來越差，性格大變，有妄想傾向，對時間地點會混淆，生活與社交功

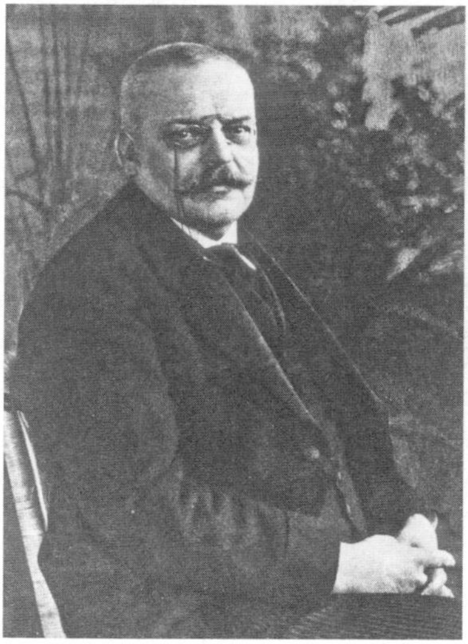

愛羅斯·阿茲海默

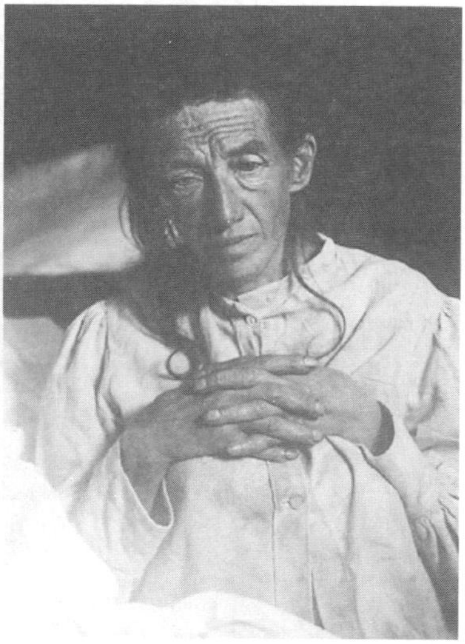

奧古斯特·迪特

能越來越差，到最後變成整個的漠然無語。

阿茲海默與迪特相遇之初，對她得了什麼病也完全沒有概念，因為照理來說，她的年齡太輕，遠遠不到老年失智的標準，所以阿茲海默就十分有興趣的持續追蹤注意她的病情發展。五年後，迪特因感染敗血症而死亡，解剖後，阿茲海默立即取得了迪特的腦做切片染色檢查，發現了一些過去從來沒有被人觀察到的病理變化，包括顯著的神經元喪失，類澱粉斑塊（amyloid plaques），以及神經纖維糾結（neurofibrillary tangles）等等。

當時的阿茲海默，認為自己發現了一種罕見的新疾病，而沒有把它與常見的老年失智症聯想到一起。他興沖沖的，立即在同年舉辦的德國精神病學會上，報告了奧古斯特·迪特的臨床病徵以及腦病理發現。結果，在場的觀眾們對此反應冷淡，沒有人提出任何意見或問題，因為他們都急著等聽下一場演講：「強迫性自慰」。

阿茲海默並沒有灰心，之後又陸陸續續地發現一些其他病例，並將之寫為文章發表，不過依然沒有受到醫學界的重視。只有阿茲海默的老師埃米爾·克雷佩林（Emil Kraepelin，1856-1926）慧眼識英雄，在自己的大著《精神科手冊》（*Handbook of Psychiatry*）當中提到這個疾病，強調阿茲海默的貢獻，並將它命名為「阿茲海默症」。

不過，不論是當時的醫學界，克雷佩林，還是阿茲海默自己當時都認為，阿茲海默症只不過是阿茲海默首先報告的一種罕見而不重要的有趣疾病而已。換句話說，阿茲海默並不曾因為發現阿茲海默症一砲而紅。直到數十年後，阿茲海默久歸道山，學者們才慢慢的發現，大多數老年失智症患者的腦病理變化，其實都跟阿茲海默當初所報告的一樣。換句話說，阿茲海默症不僅不是一種罕見的疾病，反倒是老年失智症最常見的病因。到了今天，「阿茲海默」已經成為神經醫學中最閃閃發亮的名字之一，當年在學會報告時被大家冷落的阿茲海默醫師自己，應該連做夢都沒有想到。

歲月不饒人，失智症好發於老年人，並且會隨著病人的日益年邁以及病程變化，導致各種各樣需要處理的問題。今日我們已經邁入高齡化的社會，失智症的相關問題將會越來越普遍，成為日益重要的課題。但是神經醫學的發達，早已今非昔比，對失智症的研究、診斷，與治療，不斷有新的突破。失智症在古人眼中是不可避免的老化結果，今天我們卻知道它其實包含了種種特定的病因，並且分別有治療與預防的方針。現代醫學的進步一日千里，為世間這麼多位年邁的「自己」們，創造了越來越多的希望。

失智症的分類與預防小檔案

失智症的病因可大分為三類：

（1）退化性失智症

佔失智症病因的絕大部分，最主要的病症包括：阿茲海默症（Alzheimer's disease），額顳葉型失智症（frontotemporal lobe degeneration），路易氏體失智症（dementia with Lewy bodies），其他引起失智的退化性疾病等等。

（2）血管性失智症

佔第二位，是因腦中風或慢性腦血管病變造成腦部血液循環不良，導致腦細胞死亡而造成的智力減退。

（3）形形色色其他病因所造成的失智症

如缺乏維他命B12、缺乏葉酸、腦部創傷、甲狀腺功能低下、電解質不平衡、神經系統感染、藥物、酒精中毒等等。

除了針對各種失智症個別的診斷及治療之外，一般性的預防失智的方法如下：

多運動

維持每週二到三次以上的規律運動，如走路、爬山、游泳、騎自行車、重訓、柔軟體操、有氧運動、瑜珈、太極拳等等。

多動腦

保持心態年輕、充滿好奇、接觸新事物、學習新知、多閱讀、學新才藝、旅遊等等。

多人際與社會的互動

努力保持社會參與、和人群接觸。

地中海型飲食

多攝取蔬果、豆類、堅果，未精製穀類（維生素C、E及B群），使用橄欖油等未飽和油脂來烹調或調拌沙拉，少食用飽和性脂肪，多攝取魚類（富含omega-3脂肪酸之魚類），勿過量飲酒。

維持健康體重

避免肥胖、過重或過瘦。

遠離三高（高血壓，高血糖，高膽固醇）

調整飲食、運動，維持正常血壓、血糖及膽固醇，一旦發生三高就應及早接受治療，將其控制在正常範圍內。

避免頭部外傷

戒菸

忽小忽大的愛麗絲

文學作品大部分是在說故事。能把故事說得條理清晰、脈絡分明、前後呼應，讓人讀起來賞心悅目，感同身受，是優秀作家的基本功。然而也有一類文學作品另闢蹊徑，故意不管邏輯，情節無法預測，光怪陸離驚奇不斷，連對白都奇趣橫生，甚至帶著一點瘋狂。閱讀這樣的故事作品，就好像在一個滿是奇花異卉，珍禽異獸的陌生迷宮中漫步，你永遠不知道在下一個轉角會遇到什麼。

一八六二年七月四日的夏日午後，三十歲的牛津大學基督教會學院（Christ Church，Oxford）的數學教師查爾斯・路特維奇・道奇森（Charles Lutwidge Dodgson，

1832-1898）與羅賓遜・達克沃斯牧師（Reverend Robinson Duckworth，1834-1911）兩人，帶著基督教會學院院長亨利・喬治・李德爾（Henry George Liddell，1811-1898）的三個可愛小女兒：蘿瑞娜（Lorina），愛麗絲（Alice），與伊迪絲（Edith），搭著一艘小船，在泰晤士河上面開心的漫遊。

船走著走著，三個小女孩開始覺得有些無聊，就纏著平日最疼愛她們的道奇森講故事。道奇森看著三個小女孩期盼的臉龐，忍不住笑了。他問：「那妳們想聽什麼樣的故事呢？」三個女孩爭先恐後地回答：「越荒誕越好，越奇怪越好。」

道奇森微笑地看著女孩們，眼光最後停留在二女兒愛麗絲的臉上，開始說他的故事：「愛麗絲坐在河邊姊姊的身旁，覺得很無聊，開始有點疲倦……」故事這麼進行下去，情節就跟三姊妹所吩咐的一樣，變得越來越荒誕。愛麗絲跟著一隻帶著懷錶的古怪兔子鑽進了兔子洞，遇到了一個很小的小門，進不去。忽然見到一瓶寫著「喝我」的飲料，愛麗絲一口喝下，整個人就縮小了，穿過了小門。但是因為自己變得太小，搆不到桌上的鑰匙，心慌之時，忽然又看到一個上面寫著「吃我」的蛋糕。愛麗絲吃掉它後，急速的變大，頭頂到了天花板，房間都站不下了……

在接下來的冒險當中，愛麗絲遇到了抽水菸的藍毛蟲，身體隱形的笑臉貓，瘋狂的帽子先生，愛砍人頭的紅心皇后……等等匪夷所思的人物，歷經了種種光怪陸離的情景，最後醒來，發現是南柯一夢。

三個小女孩大眼圓睜，屏氣凝神地聽完，不由得長長的呼出一口氣，拍手喝采起來。尤其是自己的名字被借來給主人翁用的二女兒愛麗絲，更是意猶未盡，想要多聽一點。她纏著央著道奇森，要求他保證，以後一定要把這個故事完整的寫成一本書，好讓她慢慢地享受。道奇森拗不過她，笑著答應了。這次的河上漫遊，讓世上多出了一部文學經典。

女孩們之所以會央求道奇森講故事，甚至把故事寫成書，並非偶然。道奇森年紀輕輕，就以數學奇才之姿，輕輕鬆鬆的獲得許多數學領域的大獎與榮譽，並且取得牛津大學的數學教職。但是道奇森對自己的專業似乎並不特別的努力，對自己的工作也不怎麼積極，反倒是

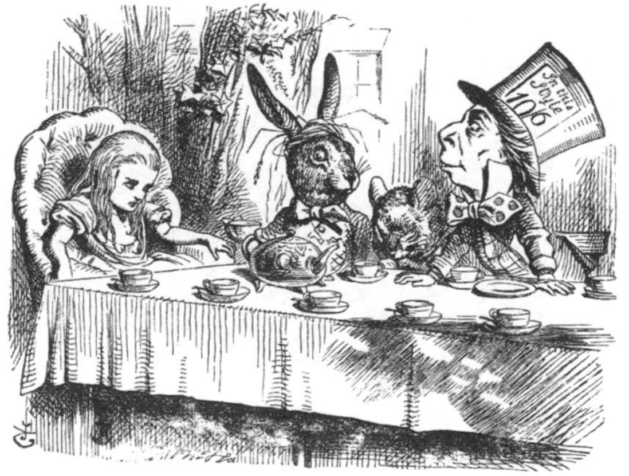

愛麗絲的奇遇

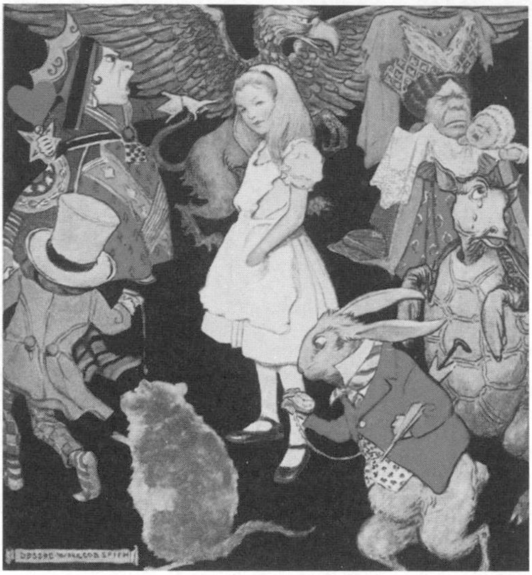
《愛麗絲夢遊仙境》

特別喜歡寫些故事跟詩，刊登在報章雜誌上面，他給自己取的筆名叫做「路易斯・卡羅」（Lewis Carroll）。遠在跟三位小女孩出遊之前的好幾年，路易斯・卡羅的文名，就已經超過了查爾斯・道奇森的職業名氣。

路易斯・卡羅的文風獨樹一幟，詩與文都充滿了奇思妙想，與古怪的情節，尤其擅長玩弄邏輯、雙關語之類的文字遊戲。在船上講完愛麗絲的故事之後的兩年多裡，他把這故事擴充完整，加上自己繪的一些插圖，於一八六四年的十一月按照約定，把它送給了愛麗絲・李德爾，上面寫著：「為追憶一個夏日而贈給一位親愛的孩子的聖誕禮物」。接下來的次年，他與著名的插畫家約翰・坦尼爾（John Tenniel，1820-1914）合作，編訂成書正式出版，書名就叫《愛麗絲夢遊仙境》（*Alice's Adventures in Wonderland*）。這本書出版之後，受到瘋狂式的歡迎，接下來在一八七一年，路易斯．卡羅又出版了續集《愛麗絲鏡中奇遇》（*Through the Looking-Glass, and What Alice Found There*）。愛麗絲的故事膾炙人口，歷久不衰，到今天為止，已經被出版了上百次，並且翻譯成上百種的語言，改編的舞台劇、電視、電影等等不計其數。

時間來到二十世紀的五〇年代，此時查爾斯．道奇森（路易斯．卡羅）已經過世超過了半個世紀，而他所創造的愛麗絲，卻依然廣受世界各地讀者的歡迎。有一位英國的精神科醫師約翰．陶德（John Todd，1914-1987），遇見了幾位病人，他們的疾病症狀相當的奇特，所以他就把它們詳細的記錄下來。

其中一位是三十九歲的女病人，會一陣陣的感覺「自己的身體漲得越來越大，直到充滿整個房間」，又有些時候覺得「自己越縮越小，快要縮不見了」。另一位是四十歲

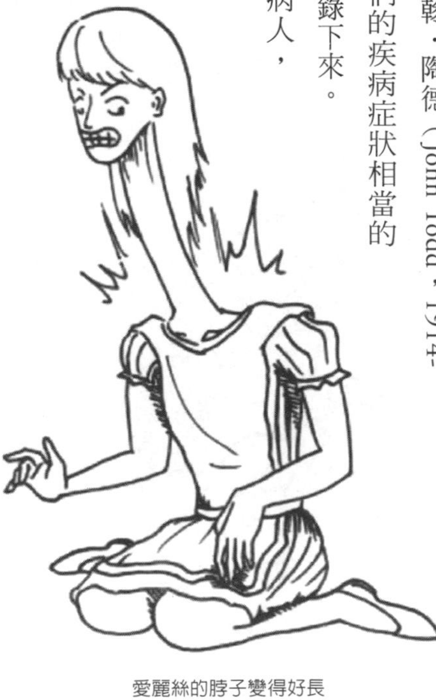

愛麗絲的脖子變得好長

的男病人，有時候覺得「自己變成八呎那樣高大」，有時覺得「自己縮小成三尺」，甚至有時覺得「自己的頭脹成平常的兩倍大」。此外，他也會感到視野當中的物體產生扭曲，變得比真實要更大或更小、更遠或更近。

陶德醫師收集了六位有這種「一陣陣覺得自己的身體全部或局部變大或變小，有時視野中的物體也變大或變小」的症狀的病人，於一九五五年寫成了論文發表。陶德想必也是一位路易斯．卡羅的書迷，他在聽到他的病人說這些症狀時，馬上就聯想到，那不是跟《愛麗絲夢遊仙境》中的愛麗絲喝了飲料跟吃了蛋糕之後的遭遇一模一樣嗎？所以他

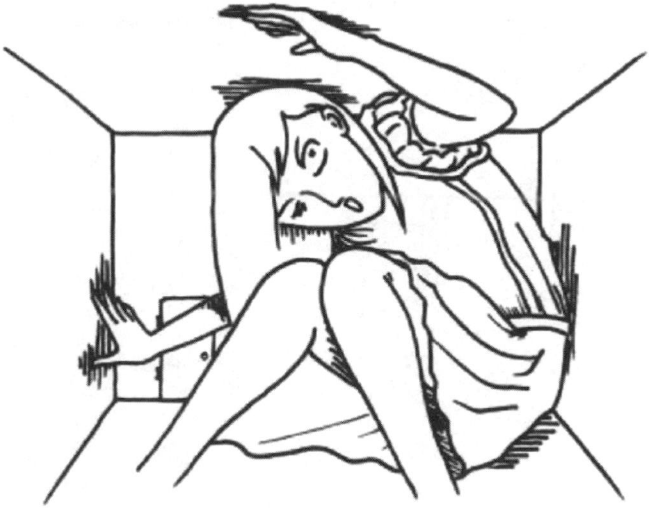

愛麗絲的身體越漲越大，房間都塞不下了

就把這一群病人的特異症狀，命名為「愛麗絲夢遊仙境症候群」（Alice in Wonderland Syndrome，AIWS）。

「愛麗絲夢遊仙境症候群」是怎麼一回事呢？從陶德醫師的報告出現之後，陸陸續續也有許多其他類似的病例被報告出來。然而在很長的一段時間裡，它的原因一直是個謎。當然，由於陶德是位精神科醫師，而這些病人的主觀描述又是那麼的荒誕離奇，很容易讓人認為愛麗絲夢遊仙境症候群是一種精神病的症狀表現。但是比較值得注意的是，那些患者除了對自身形體感受的異常之外，往往並沒有其他典型精神病的證據。

愛麗絲夢遊仙境症候群是不常見的症狀，從陶德的論文發表之後到現在的六十多年間，正式醫學文獻上所報告的總病例數不超過二百例。然而這些長期累積起來的病例，讓我們對這個特異的症候群有了比以前清楚得多的認識。首先，精神疾病引起的愛麗絲夢遊仙境症候群，僅佔病例中的極少數，絕大多數的愛麗絲夢遊仙境症候群，都是腦部疾病，而非精神異常的表現。

在青少年族群中，愛麗絲夢遊仙境症候群最常見的病因是病毒性腦炎，而在成年族群中，最常見的病因則是偏頭痛（migraine）。其他零零星星的病因，則包括腦中風、腦腫瘤、頭部外傷、癲癇等等，不一而足，偶爾也有藥物導致的情況。

偏頭痛會造成什麼樣的腦部變化呢？偏頭痛並非像許多人所想像的，自己半邊頭痛就是偏頭痛，而是個很複雜的腦部疾病。它的生理變化目前還不是完全明瞭，但是有許多證據顯示，偏頭痛牽涉到顱內神經與血管的發炎，以及神經傳導物質的失常，這些變化會導致大腦皮質活性的改變。這就是為什麼，有相當比例的偏頭痛患者，在發作時除了頭痛以外，還會伴隨一些所謂的前兆（aura）現象，例如半邊偏盲、亮點、光彩閃動、視覺影像扭曲、變大變小，甚至半邊肢體麻木無力、失語症等類似中風的表現，不一而足。病人會表現出哪一種前兆，就取決於當時是哪些腦皮質位置產生變化而定。

為什麼腦部的變化，會造成像愛麗絲夢遊仙境症候群這種「感覺自身的大小改變」一的奇異有趣的症狀？這就說明，我們對自己身體形象的認知，亦即所謂的身體圖式（body schema），並不像我們想像中那麼的直觀。自己會認知自己身體的形狀大小，看似理所當然，實際上並不那麼單純。我們的大腦，必須時時刻刻整合來自感覺系統（身體各部位的大小、位置等）與視覺系統（環境與物體的形狀、位置、大小等）的訊息，才能正確的認知自己的身體。一旦這些訊息因為病理變化而產生了扭曲，我們對自己身體的認知自然也就跟著扭曲。現代的功能性造影檢查，像是功能性磁振造影（functional MRI），也確實在一些愛麗絲夢遊仙境症候群患者腦部的頂葉（parietal lobe，負責感覺迴饋）與枕葉（occipital lobe，負責視覺迴饋）探測到神經活動的異常。

回來說說我們的大作家查爾斯．道奇森（路易斯．卡羅），他有寫日記的習慣，而從他的日記看來，他自己就無疑的患有偏頭痛，並且還有前兆。他經常提到自己「發作難忍的頭痛，伴隨劇烈嘔吐」，有一次還說到：「這是第二次發生了，頭痛之後，我的眼前浮現出奇怪的像建築工事一樣的結構線條。」

約翰．陶德雖然是第一位命名愛麗絲夢遊仙境症候群的醫師，卻不是第一位報告這種症狀的醫師。凱洛．李普曼醫師（Caro W. Lippman，1886-1954）才是第一位，他早在一九五二年就報告過這樣的病人。李普曼報告的病人，也是偏頭痛患者，李普曼在文中同樣引用了「愛麗絲夢遊仙境」的情節，提到作者路易斯．卡羅自己罹患的偏頭痛，並且推測，卡羅之所以能在書中想像出那麼多光怪陸離的場景與人物，極可能就是受到了自己偏頭痛發作時的視幻覺的啟發。

數學家兼作家查爾斯．道奇森與小女孩愛麗絲．李德爾之間的一段美好情誼，不只為世人帶來兩部不朽的著作，也為一種醫學上奇異難解的症狀，提供了傳神的病名。道奇森逝去已久，當然不會知道這件事，但如果地下有知的話，喜愛荒誕故事，愛用雙關語，愛開文字玩笑的道奇森，應該也會覺得妙不可言吧。

水中倒影與風中之聲

我們每個人在自己的周遭，可能都有機會看到一兩個讓人又好氣又好笑的，所謂「自戀」的人。一般人對「自戀」這個詞可能會顧名思義，認為自戀是「太愛自己」的意思，愛自己有什麼錯呢？這是個大誤會。自戀不是太愛自己，而是「只以自己為中心，認為世界圍繞著自己旋轉」的一種人格傾向。

自戀（narcissism）在精神醫學中的正式學名，叫做「自戀型人格障礙」（narcissistic personality disorder）。

「Narcissism」這個字，來自於納西索斯（Narcissus），Narcissus 是希臘神話中的人物。他是一位長得非常俊美的年輕獵人，追求他的男男女女不計其數（在古希臘跟羅馬時代，同性戀愛還算是滿平常的事）。但是Narcissus 的個性有點特別，他對於美麗的東西，有一種近乎病態的執著，並且非常的驕傲。對那些敢於向他示愛，追求他的男女們，Narcissus 感受到的不是開心，也不是虛榮，而是很深的厭惡。他覺得，這些充滿缺陷的醜陋男女，居然膽敢認為自己配得上Narcissus，那對他根本是一種侮辱。所以，對這些追求者，Narcissus 一向都輕蔑地拒絕。

有一位年輕人阿梅尼亞斯（Ameinias）也愛上了Narcissus，有一天就大膽地向他告白。Narcissus當然也拒絕了他，問題是，不知道是不是因為當天Narcissus的心情不好，還是阿梅尼亞斯的素質真的太差，Narcissus在拒絕他的同時，還丟了一把小刀給他。意思好像是說：「就憑你這樣子，也敢來追我？你不如自殺算了！」所以，想不開的痴男阿梅尼亞斯，真的就用那把刀自殺了。心懷怨恨的他死前向神明祈禱，希望祂們主持公道，為Narcissus造成的諸多苦痛而給他一個教訓。

古希臘的神明，顯然比今天的神明靈驗得多，希臘神話中凡是看到預言、詛咒，或祈禱，很少有不應驗的。

這件事發生之後，Narcissus像沒事人一樣，依舊常常在山野中遊蕩，尋找美麗的事物。有一天他感到口渴，於是走到了一潭清水旁，俯下身去喝水。喝完水之後，他忽然注意到水面上自己的倒影。Narcissus當然不會是第一次見到自己的倒影，然而這一次有神明的介入，讓Narcissus在看到的那一瞬間，就愛上了自己的倒影，越看越愛，然後迷戀到不可自拔。

水中的幻影，當然不可能回應Narcissus的熾愛。Narcissus終於親身嚐到了全心付出自己的愛，卻永遠得不到回應的感覺。Narcissus無法忍受這種日夜不斷、深入靈魂的苦痛，於是也就自殺了，死在水潭之旁。神將他的身體化作了水仙花，天長地久的在水邊凝視自己的倒影。後來水仙屬植物的學名叫做「Narcissus」，就是從這個傳說而來。

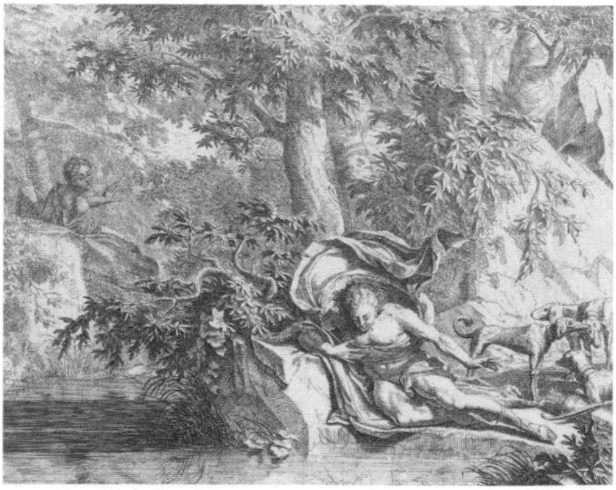
Echo 與 Narcissus

Narcissus這個迷人又有點怪異的故事，在西方世界流傳了超過兩千年，激起過無數藝術家、文學家、詩人、劇作家、音樂家的想像，創造出非常多的傳世名作。但一直到了二十世紀，才開始有人用它來命名自戀的異常人格。一九一一年，奧地利的心理分析學家奧圖．蘭克（Otto Rank，1884-1939）首度在論文中用了narcissism這個字，來指稱我們今天所說的自戀人格。奧圖．蘭克的好同事，大名鼎鼎的佛洛伊德（Sigmund Freud，1856-1939），則在一九一四年發表了更為精到的探討自戀人格（narcissism）的專業論文：《論自戀：一篇導論》（*On Narcissism: An Introduction*）。

自戀這種異常人格，強調的不是「愛自己」，而是一種「把自己看得遠比實際上重要或偉大」的幻覺。自戀的人，認定自己在世界上是特殊而獨一無二的，只有高尚的人才配理解自己，與自己來往，並且很需要他人不斷的讚美。自戀的人，即使自己在客觀上並沒有什麼成就，仍然會覺得自己很厲害、很重要，周遭的世界以及他人圍繞著自己旋轉，為自己而存在。他人的價值無關緊要，他們都只是陪襯，理應對自己好，為自己服務。

拿《紅樓夢》人物來說明吧。《紅樓夢》裡面的王熙鳳，無疑非常的愛自己。她八面玲瓏，心狠手辣，膽大心細，深謀遠慮，不擇手段的爭權，發揮自己的影響力，得到自己的好處，但她卻不是自戀的人，因為她的現實感完全正常，知道自己幾斤幾兩。反之，那位葬花的林黛玉，看似低調弱勢，經常傷春悲秋，不像有替自己圖好處的樣子，但因為她自視的價值遠高過實際的價值，有著自己獨唱陽春白雪，他人皆歌下里巴人，芸芸眾生都只為襯托她的高潔的幻覺，所謂「誰見幽人獨往來，縹緲孤鴻影」，「揀盡寒枝不肯棲，寂寞沙洲冷」，這才是典型的自戀。

自戀既是一種人格障礙，患者當然會去尋求專業治療囉？旁觀者可能這樣認為，但是事實並非如此。想想看，自戀的人既然把自己看得特別偉大，特別重要，自我感覺特別良好，那麼他怎麼會認為自己有問題，而去尋求幫助呢？所以，精神科醫師以及心理治療師所看到的自戀型人格障礙患者，其實大多是為了其他的合併症狀，例如焦慮、憂鬱等而去就醫，而不是為了自己的人格問題。

輕度的自戀型人格，有時反而是一種助力。古往今來有許多的國家領袖、企業大亨、才子英雄，都具有自戀型的人格。這種人格幫助他們把別人踩在腳下或置諸腦後，追求自己更高的成就。然而，太嚴重的自戀型人格障礙，則會為當事人帶來困擾與阻力。其一是具有這種人格的人，很難與他人建立親密的人際關係，其二是他們太看重自己的形象以及別人的看法，以至於當自己的成就不如自己的預期時，會感受額外的痛苦，甚至因而乾脆放棄努力，來當作失敗的藉口。適當的心理治療，在相當的程度上可以幫助到他們。

納西索斯的傳說當中，還牽涉到另一位悲傷又癡情的角色，名叫艾蔻（Echo）。

Echo是一位原野之中的美麗水精靈（nymph），風流又懼內的眾神之王宙斯（Zeus）很喜歡下凡到山野之中，跟妖豔的水精靈們廝混，而每次來時，都指定Echo替他把風。Echo的口才好，聲音又悅耳，宙斯的老婆赫拉（Hera）有時候聽到什麼小道消息尾隨而來，想要抓到宙斯的小辮子時，Echo就會迎上前去，對赫拉施展三寸不爛之舌，巧言如簧，東家長西家短的拖住她，好讓宙斯有時間脫身。

有一天終於東窗事發，赫拉發現了Echo之所以跟她談天說地，其實都只是在替宙斯掩護而已。震怒之下，赫拉施法讓Echo再也講不出自己想講的話，而只能重覆別人所說的話的最後幾個字。失去了說話能力的Echo，從此就哀傷無目的的漫遊在原野之中。有一天，Echo巧遇了同樣在原野遊蕩的那位俊美而自戀的Narcissus，就此一見鍾情，無可自拔的愛上了他。

只愛著自己的Narcissus，與沒辦法表達自己心情的Echo，顯然不是很好的戀愛配對。滿懷愛慕之心的Echo，緊緊跟隨著Narcissus，Narcissus問Echo：「妳是誰？」Echo只能跟著說：「……是誰……。」Narcissus問Echo：「妳跟著我想做什麼？」Echo只能跟著說：「……做什麼……。」終於，永遠得不到回答而覺得厭煩的Narcissus，不再理會Echo了。痛苦的Echo還是癡情的一直跟著Narcissus，眼見他每天盯著自己的水中倒影，眼見他形銷骨立，眼見他終於在水邊結束了自己的生命。

Narcissus死去化作水仙之後，心碎的Echo萬念俱灰，像行屍走肉一樣的在山野中徘徊。她的形體一天一天的消減模糊，終於有一天，Echo的身體整個的消失了，山野中只剩下了她的聲音。自此，每當有人在山中大聲的呼喊什麼的時候，就會聽見有人用飄渺的聲音，重覆那些話的最後幾個字，那就是Echo（回聲）。

山野中回聲（echo）的祕密，後來終於被物理學家破解，知道那不外是音波的反射罷了。根據音波反射的原理，科學家製造出諸如雷達的許多有用的工具，其中有一些在醫學上非常的實用，像是用超音波回聲來掃描腹部，就叫做「abdominal echo」，掃描腎臟就叫做「renal echo」，掃描心臟就叫做「cardiac echo」，不一而足。我們在使用這些醫學利器之時，也不要忘了那位癡情傷心的水精靈Echo。

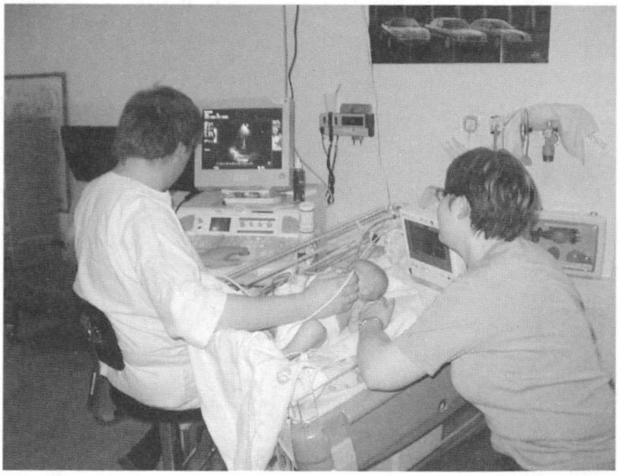

醫用超音波檢查

自戀型人格障礙的診斷小檔案

根據第五版《精神疾病診斷與統計手冊DSM-5》，在以下九個人格特點當中，符合達到五項，就可以診斷為自戀型人格：

1. 誇大自我的重要性，誇大自己的成就和天賦，期待被人看重。
2. 專注於成功、權力、美貌，或是完美的愛情等幻想中。
3. 認為自己獨一無二，僅能被少數特殊的人物或高位者所理解，並與之相關聯。
4. 對讚美成癮（經常尋求別人的讚美與恭維）。
5. 不合理的認定自己享有特權，或該當獲得他人無條件的順從。
6. 喜歡占他人便宜來滿足自己的需求。
7. 缺乏同理心，不願意認同和感受他人的情感及需求。
8. 常嫉妒別人，或認為別人嫉妒自己。
9. 常表現出傲慢的行為或態度，自高自大。

藝術家與他們的病

我們觀賞美術史上那些偉大藝術家的作品，感動於他們生命力的旺盛，創造力之豐富，有時會因此而忘記，藝術家也是血肉之軀，免不了會生病。歷史上許許多多的藝術家們，都曾經為疾病所苦，被疾病影響到他們的人生，甚至被疾病扭曲了他們的感官，因而影響到整個創作的風格。

西班牙的大畫家弗朗西斯科．戈雅（Francisco Goya，1746-1828），是浪漫時期的巨擘，被認為是古典與近代風格轉換的代表性大師。他早年的作品，風格明亮歡快，色彩鮮豔，像是早期的代表作《陽傘》（*The Parasal*，1776），就表現出一種風和日麗，無憂無慮的嬉戲氛圍。

大約從一七九三年開始，戈雅的畫逐漸地走上晦暗消沈的風格。他的作品，不論在人物、社會，以及政治的層面上，都變得越來越黑暗憂鬱。他的一幅政治批判作品《一八〇八年五月三日》（*El tres de mayo de 1808 en Madrid*，1814），描繪在拿破崙大軍入侵西班牙時，反抗的平民被法軍槍決的場景，血腥的畫面中呈現出非比尋常的驚懼、憤慨，與不可置信的情緒。同期的另外兩張代表作《巨人》（*The Colossus*，1810）與《克諾斯》（*Cronus*，1820），也都表現著同樣的陰暗、激憤，與絕望。戈雅的前後畫風轉變非常明顯，以至於後世的藝術學者們，把他在後期的許多畫作，稱為「黑暗繪畫」（Black Paintings）。

戈雅先前在西班牙的事業與聲望一帆風順，如日中天，陸續被任命為皇家學院院長，以及最高階的宮

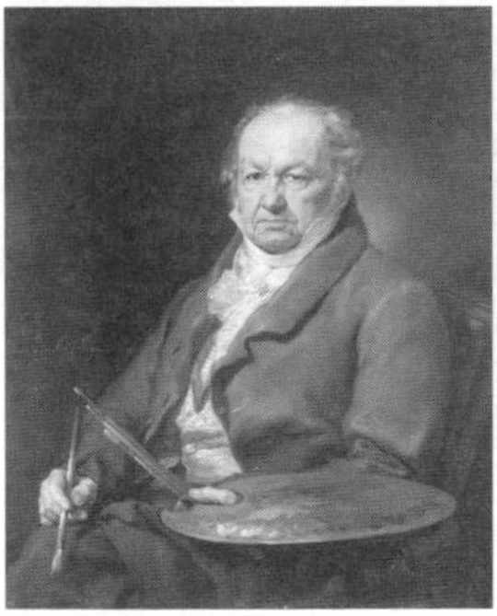

戈雅自畫像

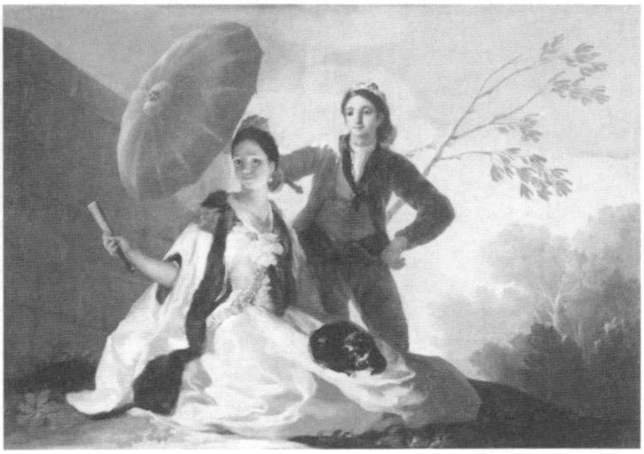

陽傘

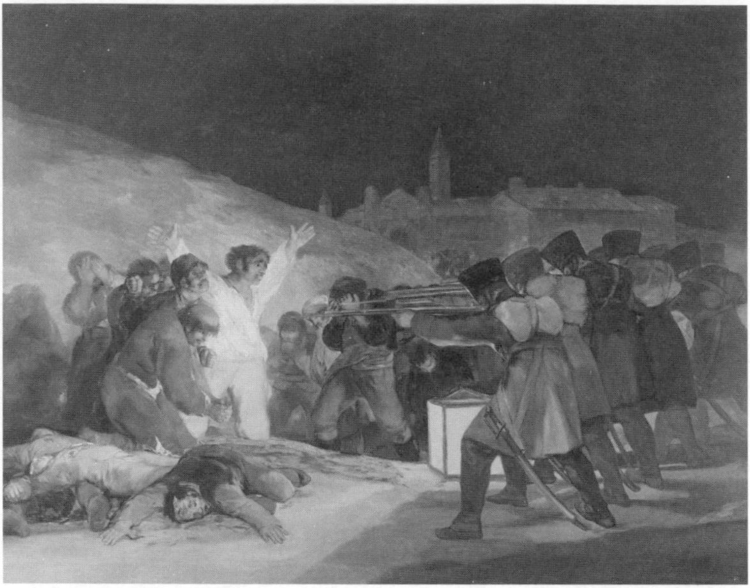

《一八〇八年五月三日》

廷畫家，可是卻在一七九三年生了一場大病。疾病的症狀包括腹痛、頭痛、眩暈、耳鳴、聽覺喪失、部分視力喪失，以及右手無力等等。在此之後，戈雅的生活品質大幅衰退，並且逐漸產生憂鬱、間歇的幻覺，以及意識混亂的現象。

對於戈雅的這場災難，史上並無正式的醫學記錄留存，因此也沒有真正的診斷。但由它臨床上的表現看來，必然是神經系統的疾病無疑，它的症狀如此的複雜而多樣化，引起後世醫學家的諸多揣測。其中一種猜測，是當時並不罕見的「神經性梅毒」（neurosyphilis）。戈雅在年輕時，似乎感染過梅毒。梅毒在急性期過後，有可能在看似沉寂一段長時間之後，才侵犯到腦部，成為持續惡化的神經性梅毒，這在病理上是說得通的。另外一種想法，跟戈雅的職業有關。戈雅是畫師，作畫量極大，自然會接觸到大量的顏料。當時繪畫用的顏料，大部分都含有鉛，每天把玩這些顏料的宮廷畫師戈雅，極有可能得到鉛中毒，鉛中毒會造成廣泛性的中樞與周邊神經傷害。

除了神經性梅毒跟鉛中毒之外，對於戈雅的神祕疾病，後世的醫學家還有其他幾種可能的診斷，例如腦幹部的中

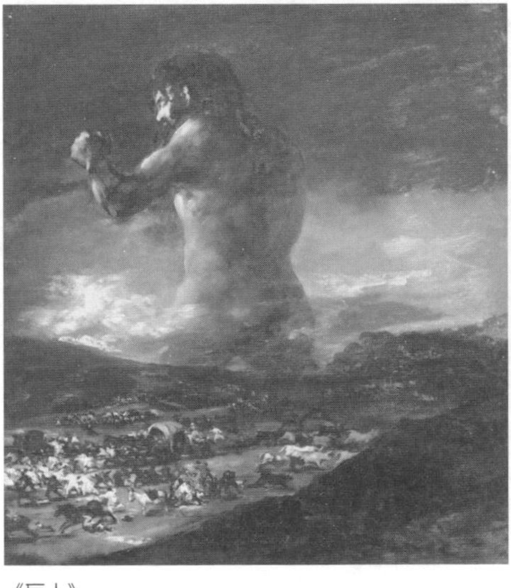

《巨人》

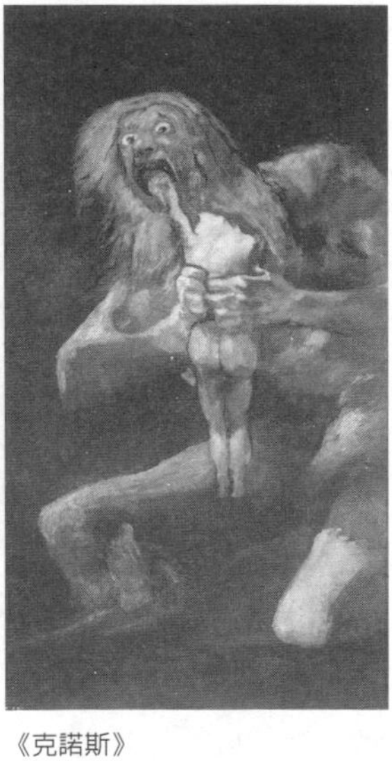

《克諾斯》

風、腦幹腦炎、自體免疫疾病「小柳-原田氏症」（Vogt-Koyanagi-Harada disease）等等，不一而足。

不管真正的病因為何，戈雅的怪病，對他此後的人生，產生了重大的影響。一方面是他從此就經常為身體狀況所苦，鬱鬱寡歡，二方面是他的畫風丕變，比起之前的畫作，黑暗深沉得多。然而，後世對戈雅後期的「黑暗繪畫」的興趣與評價，不僅不遜於、甚至還超過他早期那些歡樂明亮的作品。戈雅的身心折磨，似乎不僅沒有傷害到他的藝術表現，反而增加了作品的深度與廣度，把他在大師之路上又往前推進了一步。

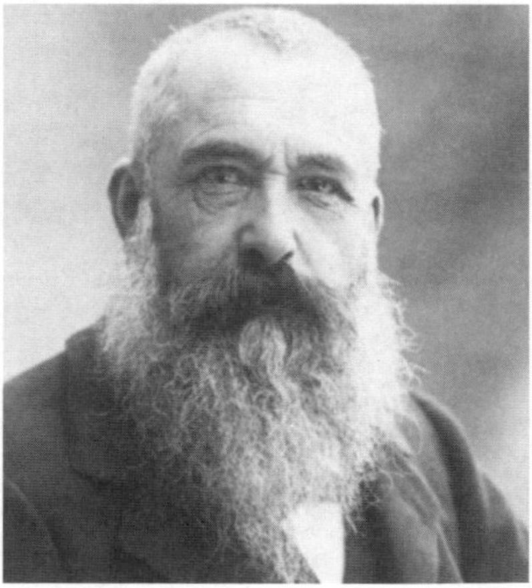
莫內

法國大畫家莫內（Claude Monet，1840-1926），是法國印象畫派的奠基者。有些人認為，他是最有影響力的印象派大師，並且無可爭議的是史上最有名的畫家之一。莫內喜歡描繪鄉間的自然風光，並且作為一位印象派的大家，他經常把同一個地方的景色，在不同的時間，反覆的畫許多次，以表現出不同季節、不同時刻中，同一景色微妙

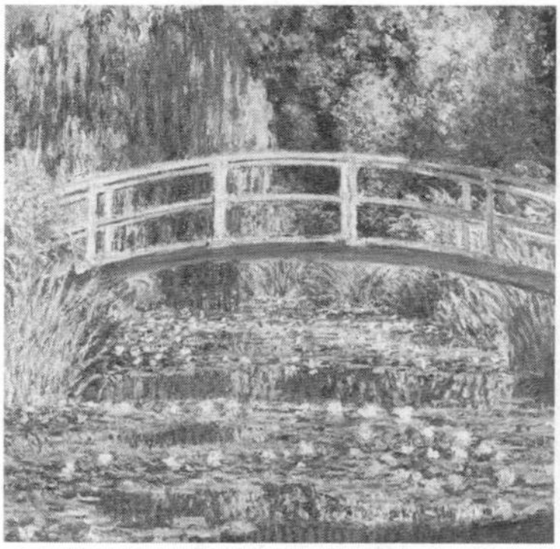

一八九七—一八九九的《日本橋》

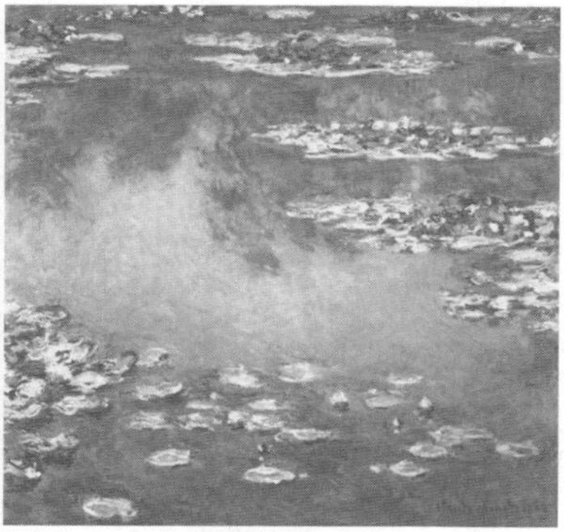

一九〇六的《荷花池》

的光影變化。正是因為這樣，讓我們有機會觀察到莫內畫風的巨大改變。

以莫內的代表作品系列，《日本橋》與《荷花池》來看好了。這兩個風景，是莫內多年以來反覆表現多次、樂此不疲的主題。但在他的早期與後期的畫風之間，卻有著如同出於不同畫家的天壤之別。

在畫於一八九七—一八九九的《日本橋》，以及畫於一九〇六的《荷花池》中，莫內表現出的景色、物體，以及顏色，相當的自然，在植物水面的光影中，使用了大量的綠色與藍色，與我們觀看實體景物時的視覺感受相當近似，賞心悅目。

然而，時隔十餘年之後，莫內畫於一九二〇—一九二二的《日本橋》，以及畫於一九一六—一九一九的《荷花池》中，景色的細節表現幾乎完全消失，只剩下大致的輪廓。原先細緻的線條，被一團

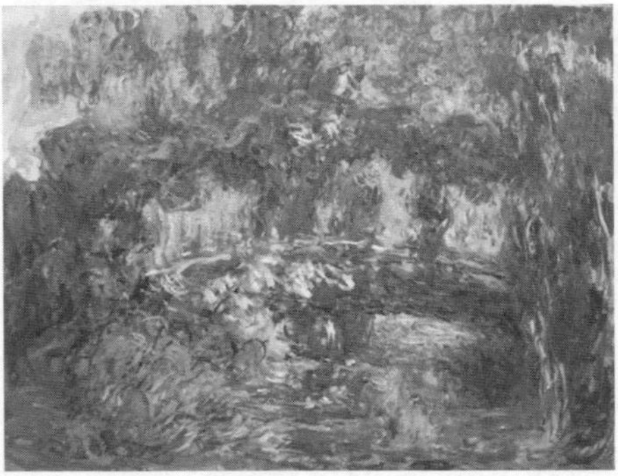

一九二〇—一九二二的《日本橋》

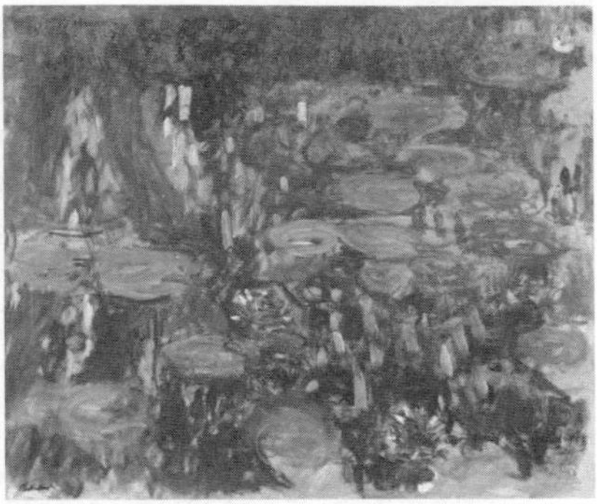

一九一六—一九一九的《荷花池》

團粗糙的色塊，以及隨意的筆刷所取代。這些畫作的用色，也有很大的變化，原本豐富的藍綠色，漸被磚紅、鐵鏽，以及橘紅的色澤所取代。

就好像「形似」已經不再是莫內的考量，他這時候的畫作，幾乎顯現出「大方無隅，大象無形」的抽象風格。莫內是印象派的代表人物，一般不會有人把他跟抽象派扯上什麼關係，但是如果只看他這個時期的畫作的話，稱他為抽象派的先驅，也不為過。

造成莫內這樣的畫風劇變的，也是一種疾病。但是這種疾病，比起戈雅的病要明確普遍得多，就是眼睛的白內障（cataract）。莫內在一九一二年已經被診斷出有兩眼的白內障，事實上，在此之前的幾年，他已經感受到，自己的眼睛對色彩的感受產生了問題。

白內障是因為眼球的水晶體混濁所引起的，由於光線的通過減少以及偏差，患者通常會覺得光線變暗，而看見的色彩會偏向黃褐色。莫內作為一位優異的印象派畫家，也就把他眼見的實際光線以及色澤，忠實的用手描繪下來，成為風味迥異的傑作。

莫內被診斷白內障之後，一直拒絕接受手術，所以視力持續的惡化。十年之後，他的視力只剩下右眼能夠看到些許，於是終於在一九二三年接受了右眼的白內障手術。手術之後，莫內的視力恢復相當的緩慢，不過到了一九二五年，他的右眼視力終於完全復原。

在視力恢復之後，莫內的畫，又恢復了原先的細緻畫風，與自然的色澤。完成於一九二六年的《早晨的荷花與垂柳》，風格就近似於莫內在還沒有罹患白內障之前的作品。莫內在此後不久就過世了，之前那

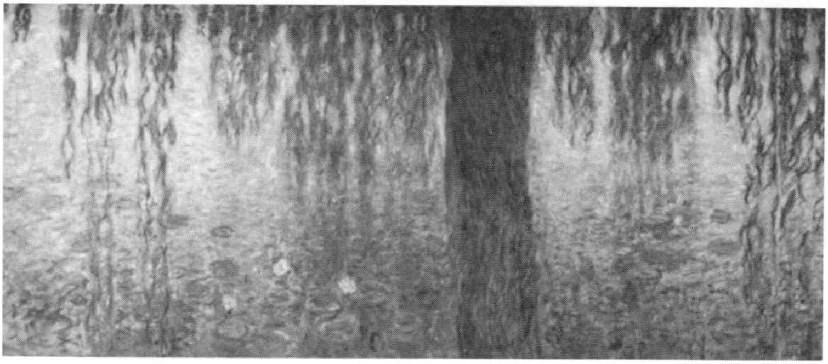

一九二六年的《早晨的荷花與垂柳》

種抽象而色澤偏差的畫風，在莫內的視力復原之後，就再也沒有出現過。

荷蘭的大畫家文森・梵谷（Vincent Willem van Gogh，1853-1890），是一位天才藝術家，他沒有受過正規的繪畫訓練，直到二十七歲時，才開始他的繪畫生涯，然而卻在他生命的最後十年，創作了超過兩千幅畫，改寫了整個近代藝術的面貌。他的大師名氣，藝術上的非凡成就，以及大量的作品，常會讓現代人忘記，他其實只活了三十七歲。終其一生，他都為自己異常的精神狀況所苦，最後以自殺的憾事收場。

梵谷最著名的作品，大多是他在生命的最後兩年，旅居法國時所創作的。當時他的精神狀況已經相當的不穩定，著名的「割耳事件」就發生在那時。其後，梵谷就經常前往醫院治療精神問題，最後終於住進了聖雷米的精神病院。名畫《星夜》，就是梵谷在聖雷米的精神病院中，看著夜空所畫下的。

造成梵谷精神異常的真正的病因為何，至今仍然眾說紛紜。畢竟，在梵谷的時代，神經醫學與精神醫學都還不成熟。今天對梵谷的病的猜測，比較流行的包括：思覺失調症、情感性精神病、癲癇、酒精中毒、梅尼爾氏症、梅毒、紫質症等等，不一而足。

在梵谷的時代，醫生們對精神疾患沒有什麼特別有效的藥物治療。大抵上來說，隨手抓藥，抓到就用，看看有沒有效果再說。當時被這樣隨手抓到的藥物之一，是「毛地

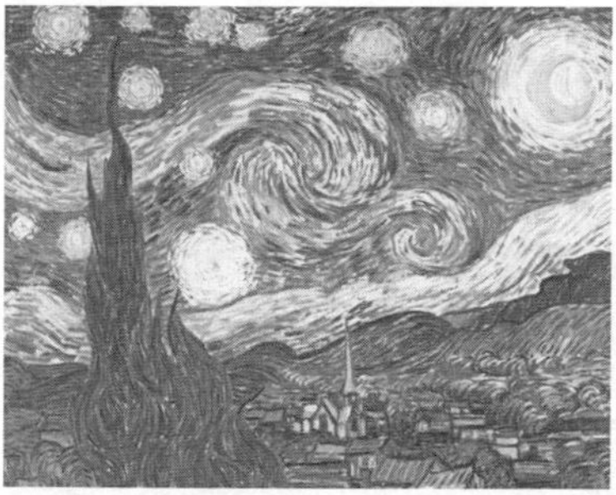

《星夜》

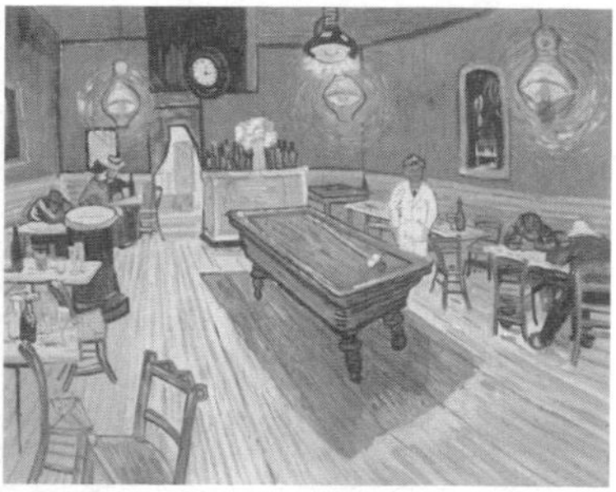

《夜晚的咖啡館》

黃」（digitalis）。毛地黃是一種美麗的草本植物，開著成串的淡紫色鈴鐺狀花朵，在風中搖曳。毛地黃並不罕見，在歐洲與美洲的原野之中或是人家庭園，都可以看到它的芳蹤。毛地黃含有劇毒，毒即是藥，一九三〇年代開始，毛地黃的萃取物「地高辛」（digoxin），被廣泛的用來治療包括心臟衰竭在內的種種心臟病。然而早在十九世紀，醫師對毛地黃的化學成分與療效還不清楚時，就已經將它當成草藥，用來治療各種疾病，包括精神疾患與癲癇等等。草藥治療的一大問題，就是劑量難以拿捏，容易造成中毒。

毛地黃中毒的症狀之一，叫做「黃視症」（xanthopsia）。也就是說，眼睛看到的任何東西，都像戴著黃鏡片一樣，呈現出黃色的光澤。另外，也可能在物體的外圍看到閃光，或是一層層彩色的光暈。這件事讓人產生聯想，梵谷的後期作品，包括《星夜》（*The*

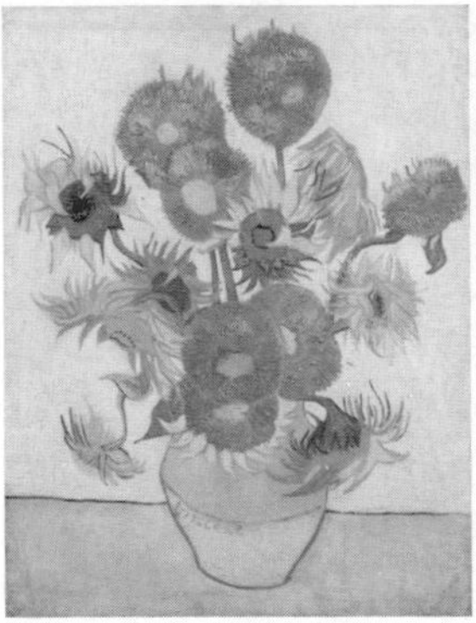

《向日葵》

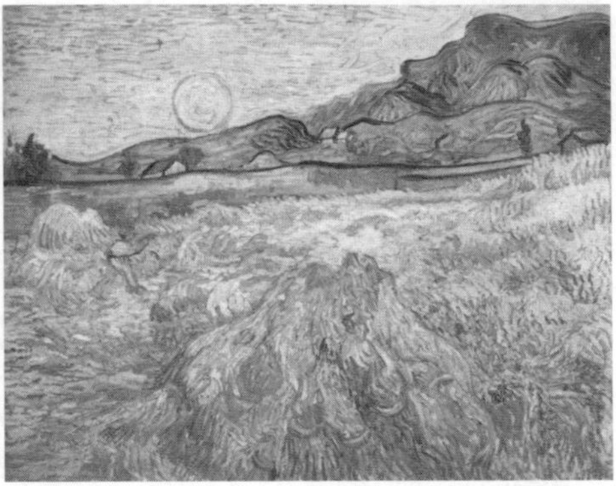

《麥田裡的收割者》

Starry Night，1889），《夜晚的咖啡館》（*The Night Café*，1888），《向日葵》（*Sunflowers*，1887），《麥田裡的收割者》（*Enclosed Field with Reaper*，1889）等等在內的大量畫作，都充斥著快要溢出來的過多黃色，就好像畫家戴著黃色的鏡片，在觀察他周遭的世界。除此之外，在星光與燈光之類的光源周圍，他也經常畫上密密麻麻的光暈。

關於梵谷所接受過的治療，並沒有確切的記錄，所以我們並不確定他吃過哪些藥物。但是當時毛地黃使用十分的廣泛，而且它所用來治療的精神症狀與癲癇，梵谷剛好都有。他當時的主治醫師叫做保羅・嘉舍（Paul Gachet，1828-1909），梵谷流傳下來的畫作當中，有兩幅嘉舍的畫像，其中一幅畫像中的嘉舍醫師的左手邊，就赫然擺著一株毛地黃。

有沒有可能，梵谷經由他的醫師，甚至其他管道服用了過量的毛地黃，以致於產生了「黃視症」的副作用？而藝術家忠實地描繪他眼見的景物，因而造成了他生命最後那段時間的「黃色時期」爆發呢？梵谷的畫風與創作力，是否有部分就來自於他的精神異常，或是否跟毛地黃的副作用有關，也許並不是那麼的重要。從他的自畫像上，我們可以看見，梵谷有著一雙炯炯有神，像是燃燒著火焰的雙眼。這位偉大的藝術家，用他的眼與他的心，看透了物像，將他認識的世界，用逼人的美呈現給了世人。

藝術家也是凡人，身體的健康，精神的健全，與感官的功能，對藝術家來說當然極端的重要。然而，真正區分藝術家與尋常人

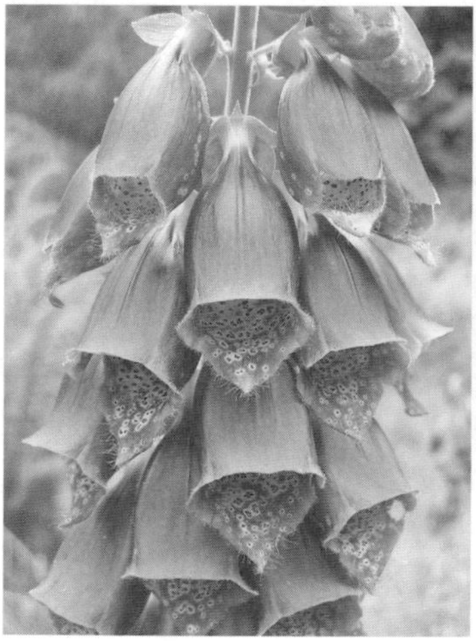

毛地黃

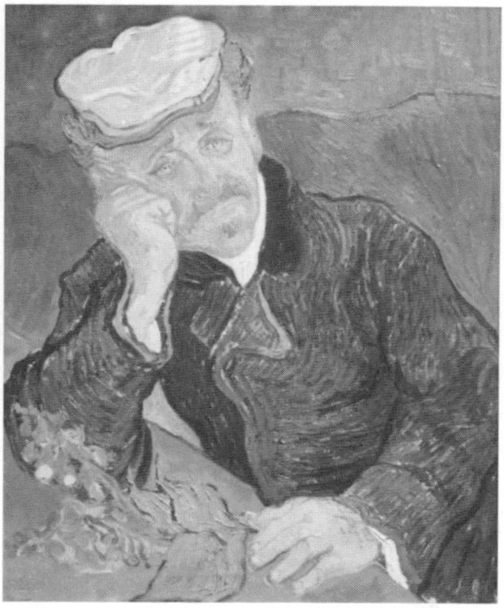

嘉舍醫師的畫像

的，卻是一顆純真的心。他如實的見到事物與感情的本質，也如實的將他的所見所感，經由他所掌握的媒介技術，傳達給別人，成功撼動他人的心。因此，疾病可能讓藝術家的生活悲慘，也可能逼迫藝術家改變風格，卻不能阻擋真正的藝術家與世界的交談。

病的真真假假

醫生的工作，在某些層面跟法官有點類似，就是同為人命關天，都能影響到工作對象的生活品質，甚至身家性命。但也有一個很大的不同，就是法官都是先做「無罪推定」，先假設疑犯是無罪的，以免先入為主，冤枉了好人。而醫生則都是先做「有病推定」，先假設病患確實是有病的，以免先入為主，錯過了真病。

每位醫生只要做的夠久，看的病人夠多，總會遇到一些「不真的有病的病人」。但出於「有病推定」的原則，醫生通常都「寧願上當一百，不願錯過一個」。這些「聽起來有病，實際上沒病」的現象，說起來其實還滿複雜，牽涉到各種不同的個人背景，身心成因，以及臨床表現。在醫學史上，它們曾經被賦予許多不同的名稱。

第一類稱為「詐病」（malingering）。這一類特別的單純，就是「病患」明明知道自己沒病，但「為了明顯的經濟或物質利益」而裝出疾病。我自己就曾經主治好幾個，有的是因為無家可歸，住院有吃有喝有人照顧，有的是為了騙取診斷書，來申請保險給付，有的是因為壓力太大，避開工作或家庭，休息幾天。還有最出神入化的，裝病住院的目的，是方便竊取其他住院病患的財物。

「Malinger」這個字，從法文「malingre」而來，而malingre這個法文字，本來就是「有病」的意思。這個字後來會發展出「假」的含義，則起源於十八世紀，因為當時有許多的街頭乞丐，藉著假裝自己的身體罹患重病，來博取同情，甚至在自己的身上製作出假的瘡疤，來得到多一些施捨的緣故。

第二類稱為「人為疾患」（factitious disorder）。「病人」同樣知道自己沒病，裝病進出醫院，但跟詐病不同的是，人為疾患的目的不是為了得到經濟利益，而是為了想得到醫療照顧。「Factitious」從拉丁文「facticius」而來，意思是「人為的，故意的，表演的」。這些人會講出活靈活現的疾病症狀，甚至事先服用某些藥物，在自己的身上引發出一些異常的生理變化，來騙過醫生。他們裝病的目的，不在於得到醫療以外的好處，而是要得到醫療的本身。也就是說，來自醫護人員的照顧與他人的真心關切，會帶給他很大的心理滿足。

如果當事人對這樣的滿足樂此不疲，上了癮，而反覆的裝出「人為疾患」，對醫院留戀不捨，不斷出入的話，則會得到一個很有趣的診斷名，稱為「孟喬森症候群」（Munchausen Syndrome）。

「孟喬森症候群」這個病名，來自於一位虛構的小說人物孟喬森男爵（Baron Munchausen）。小說的作者，是一位德國的魯道夫．拉斯比先生（Rudolf Erich Raspe，1736-1794）。首部小說於一七八六年出版，書名為《孟喬森男爵關於他在俄國旅遊奇遇的敘述》（*Baron Munchausen's Narrative of his Marvellous Travels and Campaigns in Russia*）。

書中以孟喬森男爵第一人稱的觀點，自述他在旅遊途中經歷的種種光怪陸離、不可思議的奇遇。由於這本書大受讀者歡迎，此後作者就以同一主人翁寫了許多篇系列的故事，這些故事的共同特點，是天馬行空，驚異不斷，讀起來妙趣橫生。像是有一次，孟喬森在嚴寒的冬天走到一個陌生的荒野，地上滿是積雪而沒有任何房舍，他不得已把自己的馬拴在了地上的一個木樁，然後忍著冷露天而眠。第二天陽光露面，孟喬森一覺醒來，發現自己原來身在一個有著許多房舍的村莊，自己的馬卻不見了，聽到馬嘶抬頭一看，自己的馬居然在高高的教堂屋頂之上掙扎，那根繩子就拴在教堂頂的十字架上。原來前一天晚上，大雪埋住了整個村莊，而那根拴馬的木樁，原來是教堂頂十字架的上半截。另外有一段，孟喬森男爵遇到兩軍交戰，互相砲擊不斷，孟喬森就騎著砲彈飛來飛去，在敵我雙方陣地之間穿梭。這些情節前所未聞，荒誕有趣，堪稱經典。

孟喬森男爵的故事，我很小的時候就讀過，讀的版本是東方出版社的《吹牛男爵歷險記》。那些個

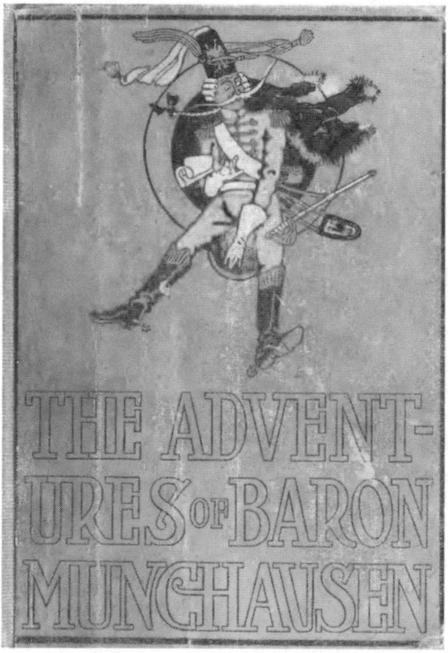

孟喬森男爵的冒險

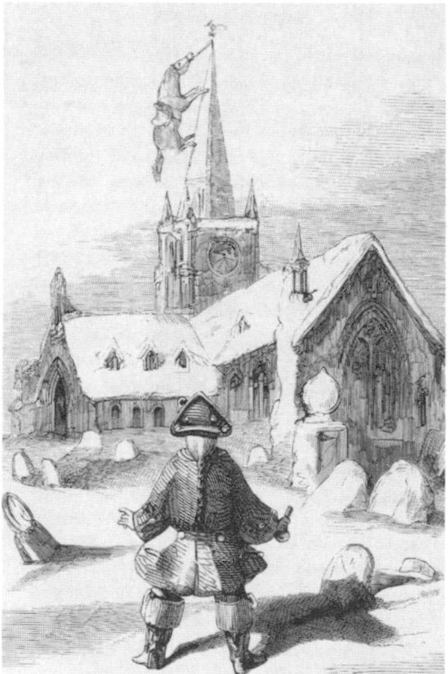

孟喬森的馬掛在教堂屋頂

荒誕不經、充滿奇想的怪異故事，伴我度過不少孤獨時光。後來在一九八八年還改編成電影《終極天將》（*The Adventures of Baron Munchausen*），讓我重溫了一次舊夢。可惜，每次跟一些比較年輕的醫師討論「孟喬森症候群」時，問他們有沒有人知道「孟喬森」這名字的典故，都沒有一個人答得出來，說來有幾許唏噓。

由於這些孟喬森男爵故事的離奇幻想特質，使得「孟喬森」這個字，日後成為「幻想」的代名詞，也因為如此，那種幻想編造自己得了種種奇特疾病，而頻繁地進出醫院，尋求醫療照顧的行為，就順理成章的被稱為「孟喬森症候群」了。

除了「詐病」跟「孟喬森症候群」這兩種顯而易見的裝病之外，還有其他一些「其實沒病的病」，更為細膩一些，需要花比較多的功夫來鑑別。

例如「歇斯底里症」（hysteria），它是一個直到現在，還經常被外行人跟內行人廣泛使用的古老名詞。它的定義有點模糊，在早年，歇斯底里症通常是指「因為某種情緒的擾動造成的種種身體不舒服」。

「Hysteria」這個字的淵源，是希臘文「hystera」，其實是「子宮」的意思。這是因為從兩千多年以前西方文明初發軔之時開始，一直到十九世紀為止，所謂的歇斯底里症，都很不公平的被認為是只有女性會得到，歸咎於子宮的機能紊亂之故。到了十九世紀的中後葉，歇斯底里症更被認為是因為女性的性慾問題所導致。可見古代所謂的醫學家們，想像力是多麼的豐富。

歇斯底里症的診斷真正走上正軌，被當成一種精神疾患來正視，是始於法國的神經醫學泰斗，大名鼎鼎的讓-馬丁．夏科（Jean-Martin Charcot，1825-1893）。他除了對歇斯底里症進行了廣泛的科學研究之外，還有一項拿手絕活，是應用催眠術來治癒歇斯底里性癱瘓。這個保留節目十分精彩，經常讓在場觀摩學習的學生們嘆為觀止。

這些跟著夏科醫師觀摩學習的學生中，有不少位後來成就非凡，得享大名。其中一位，就是無人不知無人不曉，創立了心理分析學的佛洛伊德先生（Sigmund Freud，1856-1939）。佛洛伊德傳承並整理了夏科的研究成果，後來又加上自己的研究以及看

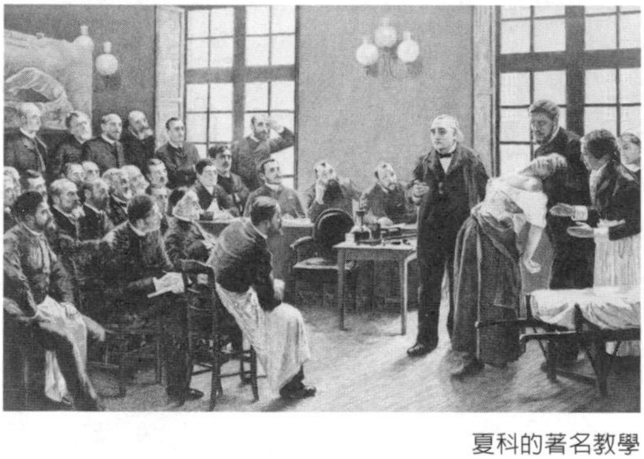

夏科的著名教學

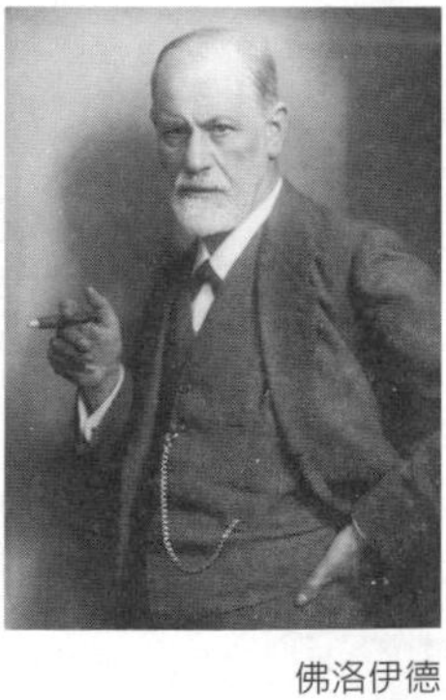

佛洛伊德

法，終於在二十世紀初期，提出他對於歇斯底里症的心理分析派理論。他認為，所謂的歇斯底里表現，其實是「潛意識為了保護自己免於受到心理的壓力與創傷而做出的反應」。此一理論，影響日後的精神心理學界甚鉅。

佛洛伊德之後，心理學以及精神醫學快速的發展，使得像「歇斯底里症」這樣模糊而帶有誤導意味的名稱，漸漸的從正規精神診斷淡出。取而代之的，是兩個新名詞：一個是「身體症狀障礙症」（somatic symptom disorder），另一個是「解離性疾患」（dissociative disorder）。

「身體症狀障礙症」又稱「身心症」，指的是病人表現出明確的疾病症狀，例如說：手腳不會動、感覺異常、這裡痛那裡痛等等，但是其實在他身上找不到任何足以解釋這些症狀的身體疾病。身體症狀障礙症的患者，在台灣免費吃到飽的健保德政下，通常都跑遍各大醫院，遍訪名醫，做完所有不必要的檢查，四處抱怨自己「從有醫生看到沒醫生，沒有人看得懂」，是一些令各科醫生遇到都頭痛的人物。

解離性疾患，則是指患者的感受、知覺、記憶，與自我認知等等發生中斷崩解，而產生諸如失憶、漫遊、多重人格，或自我感消失之類十分奇異的現象。某些解離性疾患的症狀，實在太過於離奇而戲劇化，以至於成為驚悚小說與電影的主題。例如布萊德·彼特（Bradley Pitt）與愛德華·諾頓（Edward Norton）主演的《鬥陣俱樂部》（*Fight Club*，1999）是講雙重人格，而約翰·庫薩克（John Cusack）主演的《致命ID》（*Identity*，2003）是講多重人格，另外，克里斯汀·貝爾（Christian Bale）主演的《機械師》（*The Machinist*，2004）則牽涉到解離性失憶。這幾部都是既驚悚刺激又燒腦的好片，頗值得一看。

當然，有些精神疾患的專業診斷，只有精神科醫師才搞得清楚，其他科醫師，對於這些由病人憑空創造出來的症狀，未必分得出來它是「詐病」、「解離性疾患」，還是其他的什麼怪東西。所以，不妨把這些看起來怪怪、假假的症狀，放在像「功能性」（functional）或「非器質性」（non-organic）症狀這樣的大傘之下涵蓋。總之，只要症狀像是身體真的有病，而其實身體沒有病的情形，就可以稱呼這個病是「功能性」或「非器質性」的。

相較於其他各個臨床學科，神經科醫師特別有機會看到精彩的功能性症狀，相當的有趣。神經科的功能性症狀，比較大宗的，包括功能性無力，功能性感覺喪失，功能性視覺喪失，假性癲癇發作，功能性動作障礙，功能性不自主運動，功能性步態異常等等，不一而足。神經科醫師甚至為了鑑別這些病的真假，而發明了種種有趣的檢查方法。

舉個小小例子，「功能性顫抖」（functional tremor）好了。顫抖是一種不自主的、規則的身體抖動，在神經學的診斷中，我們可以依據病人顫抖的頻率、幅度，以及發生時機，來鑑別病人可能是什麼疾病。例如，在休息時發生的顫抖，是巴金森症的典型表現，而動作時才發生的顫抖，則要考慮本態性顫抖（essential tremor）。至於「功能性顫抖」，則是病人並不真的具有任何會導致顫抖的疾病，卻自己做出了顫抖的動作。

「功能性顫抖」具有某些特徵，可以跟真正的顫抖相區別。舉例來說，功能性顫抖的病人，他顫抖的頻率、幅度，以及發生時機，都比較不恆定，會變來變去，並且常常會因為檢查者轉移他的注意力，或給他心理的暗示，而產生改變。

另外有一種鑑別的檢查方法，特別的有趣而實用，叫做波及檢查（entrainment test）。醫師要求病人用對側的手或腳，做出與原先顫抖不同頻率的規則動作，同時觀察他原先的顫抖有無改變。例如說，我們想看看病人右手的每秒六次的顫抖是不是真的，就請病人用左手做出每秒二次的反覆拍打，然後觀察他的右手的顫抖有無變化。

由於正常人的兩邊大腦連結密切，互相牽連，除非是小龍女或是周伯通，有辦法「左手畫方，右手畫圓」，還可以「雙手互搏」之外，任何人都很難做出兩手不同頻率的震動。所以，如果原先顫抖的那隻手，依然照原樣每秒顫抖六次，不受干擾的話，那顫抖八成是真的。反之，若是左手做每秒二次的反覆拍打之時，右手原先的每秒六次顫抖會因而消失，或是被左手帶動而改變頻率的話，就可以懷疑它是功能性的顫抖。

功能性症狀其實並不罕見，在一些醫學統計中，「不能用疾病來解釋的症狀」，佔了神經科醫師所看的病人症狀的百分之十左右，換句話說，應該天天都有機會見到。但是這裡有個重點必須要強調：功能性症狀的診斷，只能靠主觀的判斷，以及排除其他疾病而達成，沒有任何客觀的檢驗可以證實。因此，在判定時要特別的小心，一定要很有把握地把真正的疾病排除之後，才能下這樣的診斷，以免

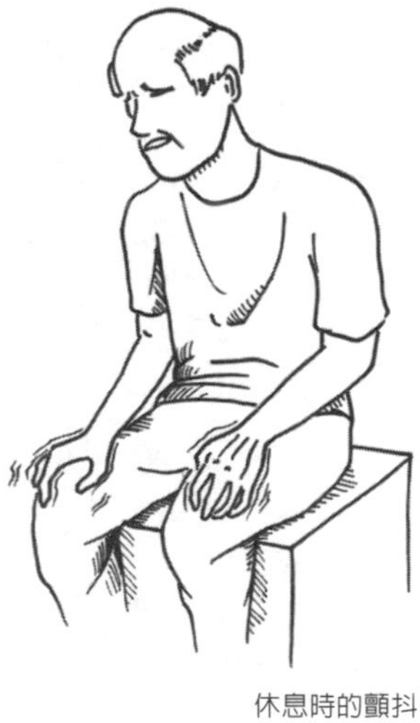

休息時的顫抖

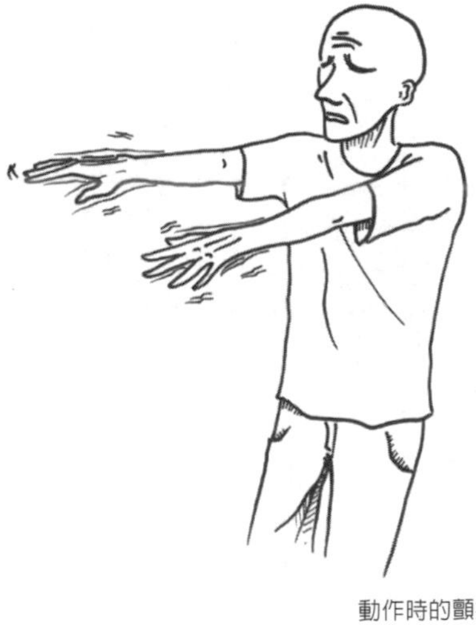

動作時的顫抖

錯失病人真正的疾病。

結論來說，功能性症狀相當的常見，把它們跟真正身體的疾病加以區分，十分的重要。由於真假往往難辨，在診斷上很有挑戰性，有時甚至還可以為臨床醫師提供不少樂趣。重點在於，要充分發揮觀察力與判斷力，明辨真假，不殺錯也不放過。臨床醫學，尤其是臨床神經學，之所以是科學但又不僅僅是科學，更是一種藝術，也就在於此了。

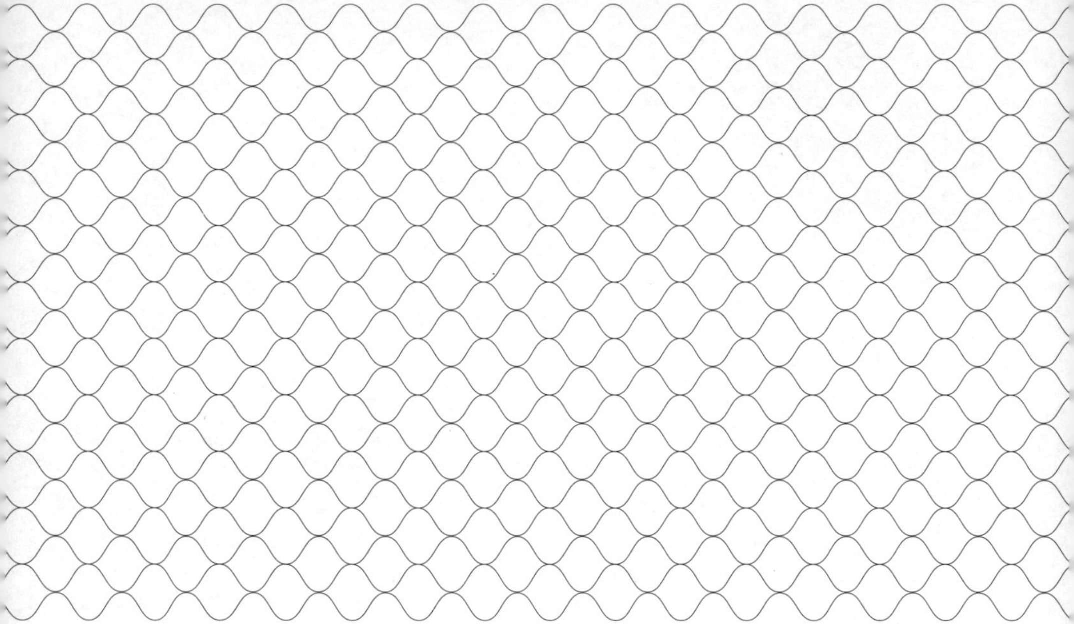

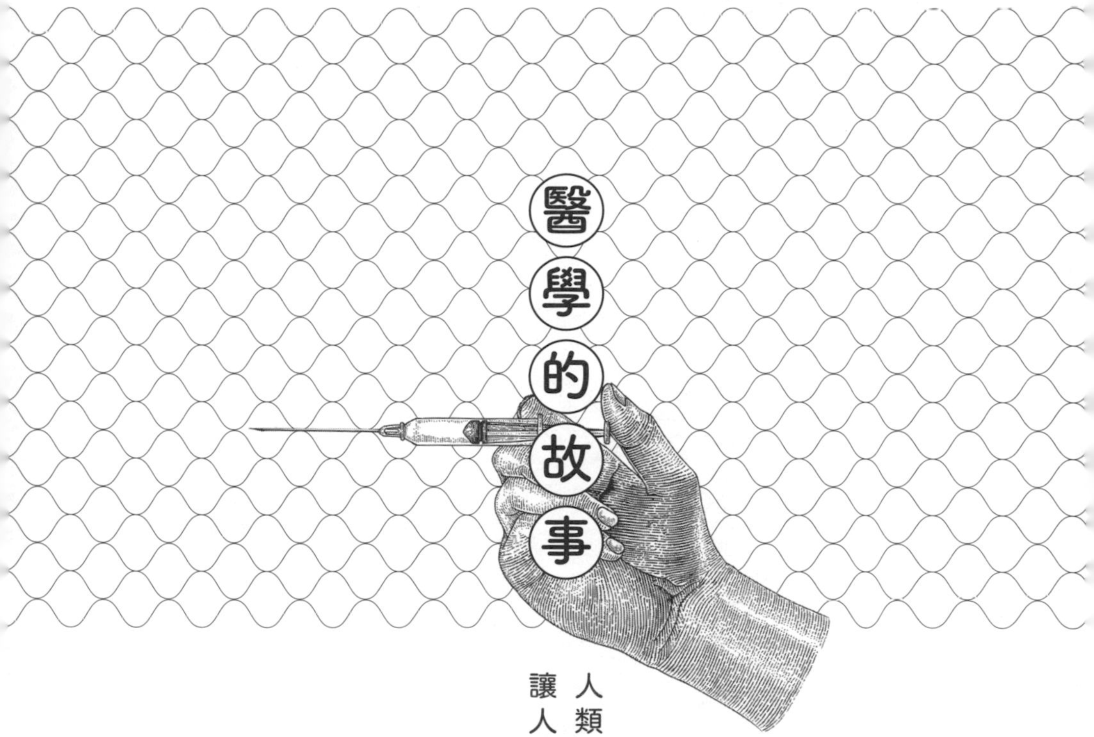

醫學的故事

人類醫療史上的千奇百怪趣聞，
讓人大開眼界。

Incredible Medicine

人體解剖的文藝復興

「西方醫學之父」希波克拉底（Hippocrates，西元前 460 -370）說過一句名言：「不徹底的了解人，就不可能了解醫學。」這話當然有道理，誰看到了恐怕都會同意，畢竟醫學的對象就是人。問題在於「一個了解，各自表述」，怎麼樣才算得上了解人？醫師要透過什麼方法來了解人？自古以來的醫家，看法就各自不同。比方說，偉大的希波克拉底醫師想必認為自己非常的了解人，才敢發出以上的豪語，然而我們卻知道，他自己就從來沒有看過人體的內部。因為在他的時代，還沒有把人體切開親眼看看的習慣。

「解剖」（anatomy）這個字，是在希波克拉底過後的好多年，才由希臘的大哲學家亞里士多德（Aristotle，西元前 384-322）首度創造的。「Anatomy」這個字的希臘文原意是「切開」，或是「分解」。亞里士多德用它來描述「把身體切成一塊塊的，觀察它是由什麼成分組成，彼此之間有什麼關係」的行為。不過在亞里士多德的時代，解剖仍然僅限於施行在小動物的身上，那時候的醫師們，還是無緣知道人體裡面到底長成什麼樣。所以，他們當時的人體知識與醫學理論，是以哲學的架構，參考小動物的構造，加上一些空想的成分所構成的。

為什麼當時的醫師們，會安於那種對人體的空想，而不乾脆找個屍體來，把它切開來看看算了？這跟古希臘人對屍體的看法有關。首先，他們認為人的身體是靈魂的安居之所，把它切切割割，對逝者是一種褻瀆。其次，當時的人們普遍認為，屍體是一種散布疫病的傳染源，隨便地切開它碰觸它，不僅碰到的人自己有染病的危險，後續還會傳給其他無辜的人。

希臘馬其頓的亞歷山大大帝（Alexander the Great，西元前356-323）為希臘建立了一個橫亙歐亞的龐大帝國，在埃及留下一座了不起的城市亞歷山卓（Alexandria）。亞歷山大為亞歷山卓帶來了大量的圖書與人才資源，讓它發展成為希臘在東方的文化中心。西元前四世紀末到三世紀的前半，亞歷山卓市聚集了大量優秀的醫師以及學者，發表了許多對人體以及醫療的創見。可以說，那是西方醫學的一段黃金年代。當時的亞歷山卓，出現了兩位劃時代的大醫師，名為希洛菲勒斯（Herophilus）與伊拉西斯托特斯（Erasistratus）。

希洛菲勒斯與伊拉西斯托特斯兩位，是人類史上真正最早解剖人體，並且將人體構造有系統的與其他動物做比較的人。換言之，他們是最先真正探索人體的內部器官，並且把人的各種生理功能從形而上的玄虛之境拉下，歸位到人體本身的先驅，因此被後世尊為「解剖學之父」與「生理學之父」。不過在他們兩位輝煌的事業光環中，也隱藏著一些不光彩的傳聞。若干年後羅馬的一些學者們曾經撰文宣稱，這二人曾在法老王的同意之下，把活生生的死刑犯切開，甚至有人直稱他們是「屠夫」。此事不知真假，不過在這兩位名人死後，人體解剖一事就又沉寂下來，一過就過了一千多年。一部分當然還是因為人們對屍體的忌諱，不過更大的原因，可能是在那一千多年裡的哲學家與醫師們，自覺從師傅口耳相傳以及從古籍中學到的人體與疾病的奧祕，已經相當的完美，實際解剖人體並不會有額外的幫助。

就拿全羅馬帝國當中最有影響力的醫師學者蓋倫（Galen，129-216）來說，他以一人之力創立了解剖學、外科學、內科學、藥理學、病理學、生理學以及神經學系統學門，獨領其後西方醫學的風騷達千餘年之久。在那一千多年裡，絕大多數的醫師與學者，都認為蓋倫的說法就是科學真理，卻沒什麼人去追究蓋倫從來沒有解剖過半具人體的事實。蓋倫對人體奧祕的哲學觀念，來自於希臘一脈相承的體液學說：人體是由四種體液構成——血液、黏液、黃膽汁和黑膽汁，這四種體液分別對應到四種元素與四種氣質。這些體液的變化造成不同的疾病，甚至決定人的智能以及性格。這是在真正的科學出現之前，人們僅憑哲學與空想，就能建立起整個醫學體系的一個例子。

人體解剖要再度踏上舞台，已經是十三世紀末的事

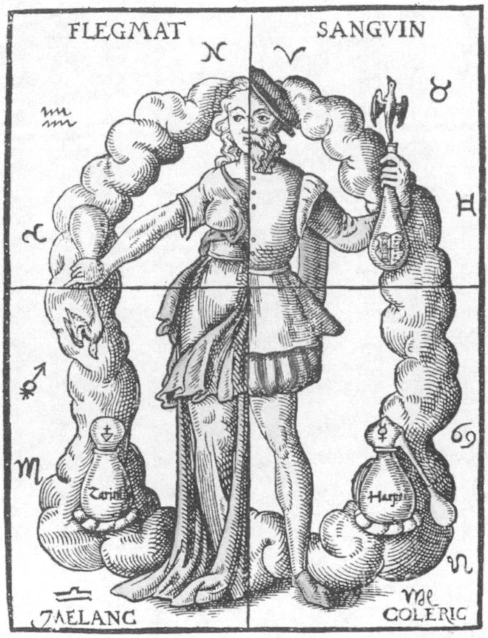

四體液學說

了。義大利醫師兼解剖學家蒙迪諾・德・盧茲（Mondino de Luzzi，1270-1326），是在千餘年的沉寂之後，又開始解剖人體的第一人。他的著作《解剖學》（*Anathomia*）教導解剖的方法，成為當時醫學生間的暢銷書。當然，那個時候的人體解剖在社會的一般人當中，接受度仍然不是那麼的高，所以解剖的實際操作，都只在大學醫學院的高牆之內，遮遮掩掩，神祕兮兮地進行。

十六世紀迎來了文藝復興。當時出現了一位劃時代的解剖學家兼醫生維薩里（Andreas Vesalius，1514-1564），他實際解剖了大量人體，不遺餘力的四處演示教學，並且出版了詳細的解剖圖譜。他的傳世之作《人體運作原理》（*On the Workings of the Human Body*）中，詳細的描繪了人體的構造與功能。從他之後，人體解剖才漸漸成為西方醫學界的顯學。差不多也從那時候開始，整個歐洲社會對人體解剖的態度，起了翻天覆地的變化。人體解剖變得不但不是一種禁忌，還成為引領流行的風潮。

這態度變化的一個原因是，當時的人們開始從中世紀的教會思想箝制中走出來，用全新的眼光看這個世界，充滿好奇心，對各種知識如癡如狂的追求著。另外一個原因則很妙：「怕被活埋」。當時的醫學畢竟比較原始，也不像今天一樣有各種用來監測生命徵象的儀器。可想而知，頗有一些重病或昏迷的人被醫師誤診為死亡，入棺掩埋之後又醒過來的例子，這成了社會大眾的共同恐懼，解剖就因此風行起來。總之人死之後，把屍體切碎了再埋，那就萬無一失，不可能被活埋了。當時有許多的有錢人，都在自己家中裝備了私家解剖室，凡是家族中有成員死亡，一律都要先解剖再說。

這樣的做法，有沒有真的防止過人被活埋？還真的有！十七世紀英國的醫師兼解剖學大師，撰寫了巨著《腦部解剖》（*Cerebri Anatome*）的湯瑪士．威利斯（Thomas Willis，1621-1675）曾記錄下來他本人所遇見的一件奇事：一六五〇年有一位安妮．格林（Anne Greene）女士，被控謀殺自己的繼子而被判處死刑，執行絞刑之後，她的屍體馬上就被從絞架取下，送去供一些年輕醫師解剖，湯瑪士．威利斯也在其中。搬動屍體當中，有人不小心踩到安妮．格林的身軀，結果發現她還有呼吸。湯瑪士．威利斯與朋友當即給了她包括熱酒等的急救措施，她就活了過來。威利斯與朋友不但救了她的命，還同情的幫她募了一些款，最後安妮．格林被特赦，結了婚，還生了孩子。

當時的人們對人體解剖的熱衷（甚至可說狂熱），遠超乎現代人的想像。在倫敦、巴黎、阿姆斯特丹等大城市的醫學院裡面，廣設有「解剖劇場」（anatomy theater），座位有點像大音樂廳或劇院的設計，一層層的好多座位。每次有屍體解剖時，都會引來動輒數百人入場圍觀。醫師與醫學生就不用說了，這些解剖劇場還會向一般好奇的各行各業的社會大眾開放。每次的解剖演示，都被當成一個盛事來舉辦。在一些私人舉辦的解剖盛會中，備有節目表，點心飲料，有時還穿插娛樂表演。男士邀請女士一起去參觀人體解剖，是當時很正常的社交活動，而跟人體解剖相關的圖片、模型等等，也成了風行的禮物與收藏品。

人體解剖的風潮，隨著時間過去有增而無減。到了十八世紀時，由於學院與私人的解剖課及解剖展示之間

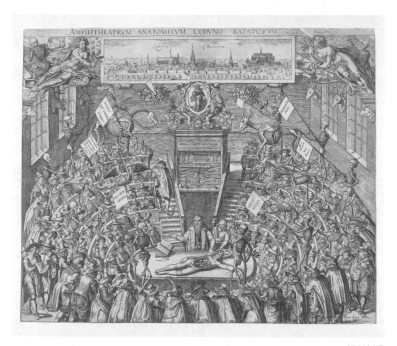

解剖劇場

的競爭激烈，產生了「一屍難求」的奇特現象。當時並沒有冰櫃那樣的設備，屍體無法長久保存，尤其到了夏天，屍體奇缺，搶手得很。除了合法的爭奪之外，也出現了盜屍的新興活動。當時的墓地盜屍任務，具有一定的專業性，通常一個盜屍團體，要由四位年輕醫師組成。第一位把風兼應付警衛犬，第二位用梯子爬下墓穴，開棺抬屍，抬出屍體之後，交給跨坐在墓園牆頭上的第三位，由他拋給等在牆外的第四位，扛到停在旁近的馬車上面，溜之大吉。

除了科學的需要，以及一般大眾的好奇心之外，在文藝復興之後還有另外一件事，大大的促成了解剖學的風行，就是藝術手法的發展。具體來說，是透視法（perspective）的發明與推廣。透視法的出現，革命性的改變了當時人們的藝術表現方式。由於透視法能夠以數學的精確度，完美展現景物的相對比例，因此之後的藝術家們，對於畫作能不能精準傳神的重現實物，就變得特別的重視。這麼一來，就產生了一種解剖學與藝術之間的雙向交流與彼此激勵的風氣。

一方面，解剖學需要教學傳播，解剖課本中必須要有許多圖片，插圖的精準與否，重要性當然不言可喻，這完全有賴於非常了解人體的藝術家來完成。另一方面，藝術家在從事自己的藝術創作（包括繪畫與雕塑）時，遇到需要描繪人體的場合，就已經不能像他們前代的藝術家們那樣，滿足於粗疏的人體表現，而務求肌肉血管，動態姿勢都能栩栩如生。也就是說，藝術家也必須要具備相當程度的人體解剖功力。

這就是為什麼，歐洲從文藝復興時代開始，藝術家們就非常熱衷於參與並推動解剖學，其功績並不小於專業的醫師與解剖學者。藝術史上最出名的文藝復興三傑：達文西（Leonardo da Vinci，1452-1519），米開朗基羅（Michelangelo，1475-1564），與拉斐爾（Raphael，1483-1520），其實都是解剖的行家。

天才藝術家李奧納多．達文西解剖過三十具以上的人體，留下了大量精確細膩的人體構造畫作以及文字說明，完全超越了一般

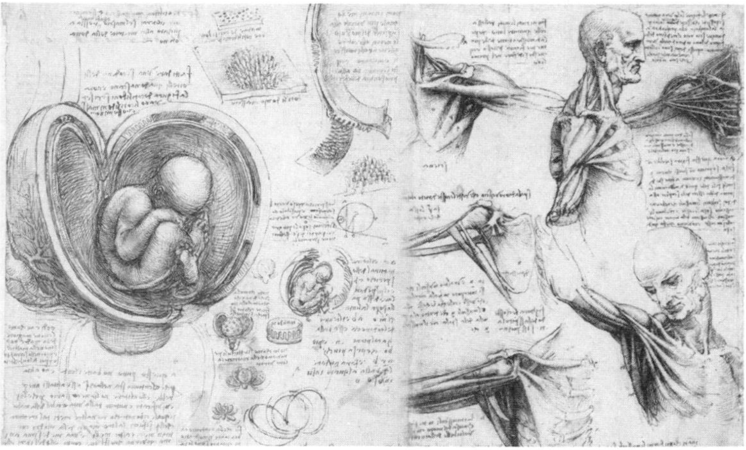

達文西手繪的解剖圖

職業解剖學家及生理學家的水準。達文西在解剖學上的非凡成就，不光是憑著天才而來，而是付出過極大的努力。他在夜裡犧牲睡眠，在燭火昏黃的房間裡，時而爬到解剖台上，俯視全身剝了皮的屍體，時而站在地上，仰視掛在吊鉤上滴著血水的屍體。務求從每一個可能的角度，徹底掌握每層不同深度的人體組織，然後用精湛的畫技，將各個器官的構造立體而逼真的呈現出來。

繪畫兼雕塑大師米開朗基羅所解剖過的人體數目，據說不少於達文西，狂熱程度也可以與之媲美。跟業餘科學家達文西不同，米開朗基羅並不是從科學的角度著眼研究人體，而是藉著徹底了解人體，來讓自己的繪畫與雕塑中的人體的姿勢、肌肉、血管等等逼真而生動，趨於完美。我們今天在歐洲的美術館與教堂中，欣賞米開朗基羅的畫作與雕塑時，細看其人體的筋肉血脈，惟妙惟肖，常常有在參加人體解剖課的感受，正是為此。

對事物的好奇與對真理的探求，可能是人類的天性，但是人的行動，卻經常會受到一些外在因素的牽制。就拿人體解剖來說，以今天的觀念來看，想要了解人體構造的奧祕，就把人體切開，親眼看看就是。然而就連這麼直觀的道理，在古代卻因為本能的恐懼、迷信與偏見，以及不求甚解想當然爾的惡習，讓人體解剖在歷史中延宕了上千年。

最後因為風氣的開放，理性的抬頭，獵奇的心態，以及藝術的發展等等因緣際會，才終於成為事實。人體解剖的沉寂與復興告訴我們，科學的進步除了需要創意之外，有時候更需要打破成規的勇氣。

從薩諾斯到醫學圖譜

文化是有意思的東西，各種文化除了自身會隨著時間變化之外，不同的文化遇見了，還會彼此衝撞或融合。經年累月之後，文化就變成了我們現在所看到的這個樣子。無可諱言，自從科學興起，「船堅砲利」之後，世界上大多數的東方人不管喜不喜歡，都不得不浸淫在西方文化之中。時間既久，也就把它當成了自己熟悉的文化。尤其流行文化與娛樂文化，例如漫畫與電影，更是讓人容易上手。若是在街頭隨意攔下一位年輕朋友，訪問他對於「英雄」的了解，他多半對漫威或是ＤＣ中的「超級英雄」如數家珍，卻未必講得出幾位歷史上實際出現過的英雄。

不過，就算是漫畫與電影這麼淺近的娛樂文化，有時候也需要我們往深層去看。就好像站在河邊看河流，我們只能看到河面的流向、起伏，與漣漪。但當我們穿上裝備，潛入水中，看見了河底的地形高低，河床質地，石塊分布之後，才終能知道河面流向、起伏，與漣漪的原因。文化也是一樣，看似粗淺隨意的流行文化，若是好好地挖掘下去，也能看到更深一層的底蘊。

就拿極受歡迎，瘋狂賣座的漫威《復仇者聯盟》（*The Avengers*）英雄電影系列來說好了，恐怕沒有人不能說上幾句。當中最厲害、最可怕的反派，名字叫做「薩諾斯」（Thanos），彈指之間就毀滅了宇宙一半的生靈。他被復仇者聯盟的超級英雄們圍攻，最後滅於鋼鐵人之手。

原著漫畫中的薩諾斯，是出生在土星（Saturn）的衛星泰坦（Titan）上的「永恆族」。他從出生就不得人疼，差點被自己的父母殺掉。長大以後獲得神通，並且迷戀上死亡，為此不只殺掉了自己的後代，企圖殺掉自己的父親，並且屠滅了數以百萬計自己的同族，接下來還想要毀滅掉整個宇宙的生命。觀眾與讀者們或許會奇怪，薩諾斯這傢伙真是壞到了前無古人、不可思議的境界，作者怎麼能想得出來？其實這一切，都要在古老的神話中找答案。

薩諾斯的出生地是土星的衛星泰坦，泰坦（Titan）是希臘神話中輩分極前的一群古老神祇的名字，而塞頓（Saturn），則正是這群泰坦神的領袖。太陽系的所有行星，除了地球之外，都是以希臘神祇們的羅馬名字來命名的。土星的名字Saturn，就是由這位泰坦神塞頓（Saturn）而來，塞頓的希臘名字叫做克諾斯（Cronus）。

希臘的神祇，有普遍的「同神多名」現象，原因在於人類政治權力的轉移。一度輝煌的古希臘城邦，遵循著「高文明低武力的群體，會被低文明高武力的群體征服」的歷史鐵律，被羅馬帝國取代。羅馬本身的文化乏善可陳，因此承襲了絕大多數希臘的文化，包括神話在內。但是承襲歸承襲，羅馬人把希臘的那些神祇，每一位都改掉名字，以彰顯當家的威風。羅馬人所說的塞頓（Saturn），就是希臘人所說的克諾斯（Cronus），我們在這裡使用祂的希臘本名克諾斯。

克諾斯的爸爸，是最古老的希臘神祇烏拉諾斯Uranus（代表天空）。烏拉諾斯跟蓋亞（Gaea）（代表大地）結合，生下了六男六女，十二個泰坦神。烏拉諾斯的脾氣不是太好，行事也很乖僻，他們夫婦除了十二泰坦神之外，還曾生下過幾個獨眼巨怪和百臂巨人，烏拉諾斯把生下畸形兒的罪過，都怪到了老婆身上，並且把這些怪物，都硬生生的塞回到蓋亞的身體之中。蓋亞實在忍無可忍，就求助於自己的孩子們，希望他們能幫

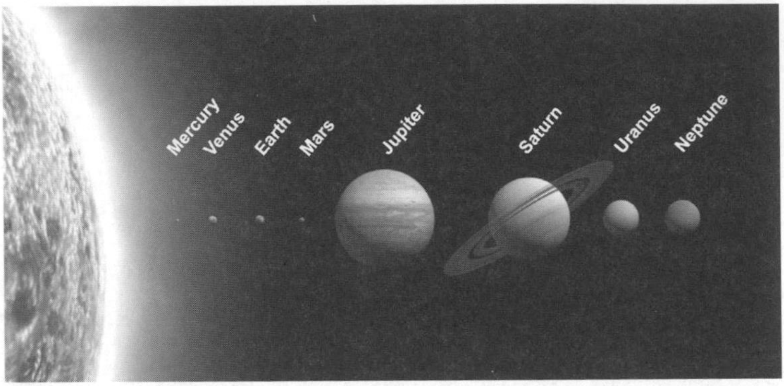

以神命名的行星

忙驅逐掉自己的家暴父親。

十二個泰坦神當中，只有這位克諾斯夠好樣兒的，拍胸脯一口答應媽媽的要求。蓋亞交給他一把大鐮刀，克諾斯拿著鐮刀埋伏起來，趁著烏拉諾斯沒注意，不客氣的大刀一揮，不是把他殺了（神是殺不死的），而是把他給閹割了。被自己兒子去勢的烏拉諾斯，喪失了尊嚴跟權勢，接著就灰頭土臉的被泰坦神子女們放逐。這十二個泰坦神，從此就成為宇宙的霸主。泰坦神的首領，當然就成了這位揭竿革命第一功的克諾斯。

取得天上地下一切權柄的新皇克諾斯，與自己的妹妹里亞（Rhea）結合，生下了好幾個孩子。可是呢，克諾斯有一個強烈的心病，就是他總記著，他是靠著陰謀推翻了自己的父親，才得到王位的，因此他也總懷疑，自己的子女會同樣的用陰謀推翻自己，取而代之。

權力實在太過迷人，不容分享取代。克諾斯終於想出了解決之道，就是把自己的每一個孩子都吃掉。此一「虎毒而食子」的殘酷事件，吸引了不少西方藝壇大師的眼光，包括魯本斯（Peter Paul Rubens，1577-1640），戈雅（Francisco Goya，1746-1828）等等，都曾根據此一題材畫出了傳世的名作。

克諾斯的行徑，自然引起妻子里亞的不捨與反感，但卻無力阻止。她終於在生到第六個孩子宙斯（Zeus）時，把一塊石頭施法變成孩子的樣子，代替宙斯給克諾斯吃掉，私底下卻偷偷的把宙斯藏起來養大。

待宙斯長大以後，里亞與宙斯合謀，調製了強力的嘔吐藥，騙克諾斯吃下，於是克諾斯開始劇烈的嘔吐，把前面吃下去的五個宙斯的兄姊，全部給吐了出來，居然還都毫髮無傷。這六個孩子聯合起來，再納入其他一

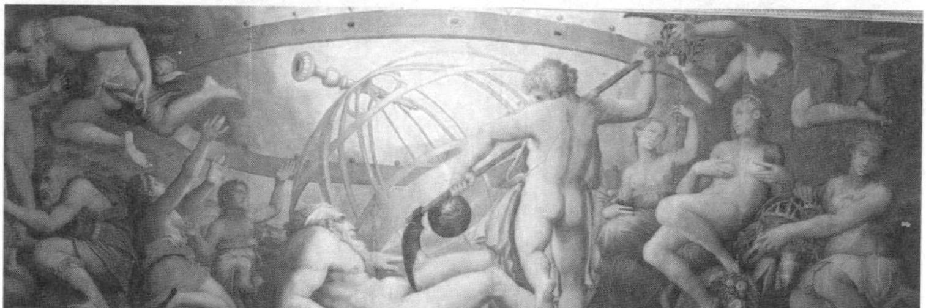

克諾斯閹割烏拉諾斯

些比較年輕的神祇們，向爸爸克諾斯以及其他的泰坦神們宣戰。經過長久的鏖戰，年輕一代在英明神武的宙斯領導之下，終於戰勝了父執輩，取得了宇宙的支配權，他們就是大家熟知的「奧林匹亞神」（The Olympians）。

看了這段從烏拉諾斯到泰坦神到奧林匹亞神，前後三代的父子相殘的希臘神話史，我們自然可以體會，薩諾斯這位泰坦人的乖張行徑並非獨樹一格，而是有著淵遠流長的泰坦神的傳承。我們無法理解或接受薩諾斯的行為模式，並非因為他太變態，而僅僅是因為我們是凡人。凡人與神的最大差別，是我們並非永生，因此沒辦法掌握「永恆」的概念。

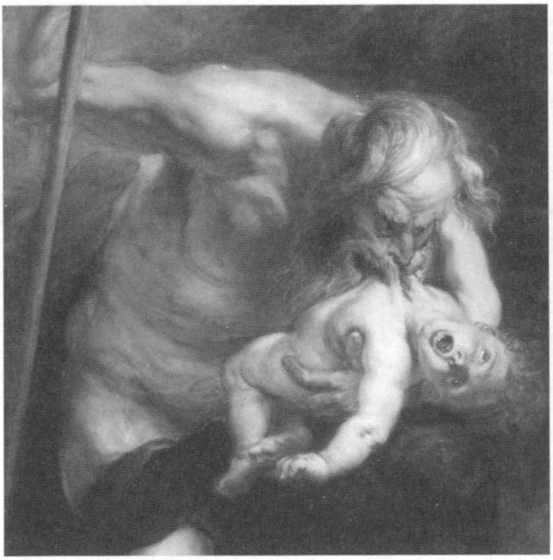
魯本斯的《克諾斯》

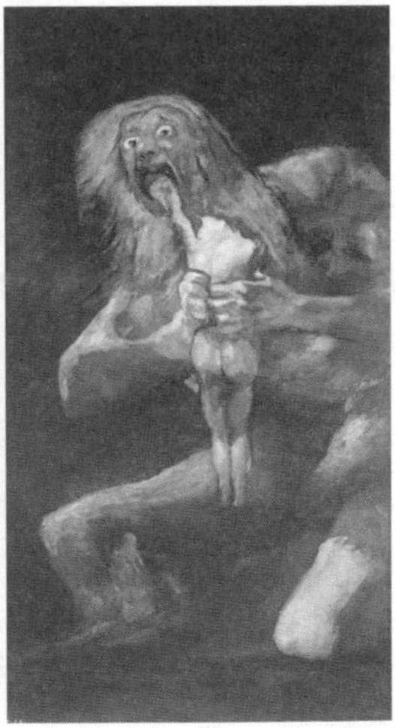
戈雅的《克諾斯》

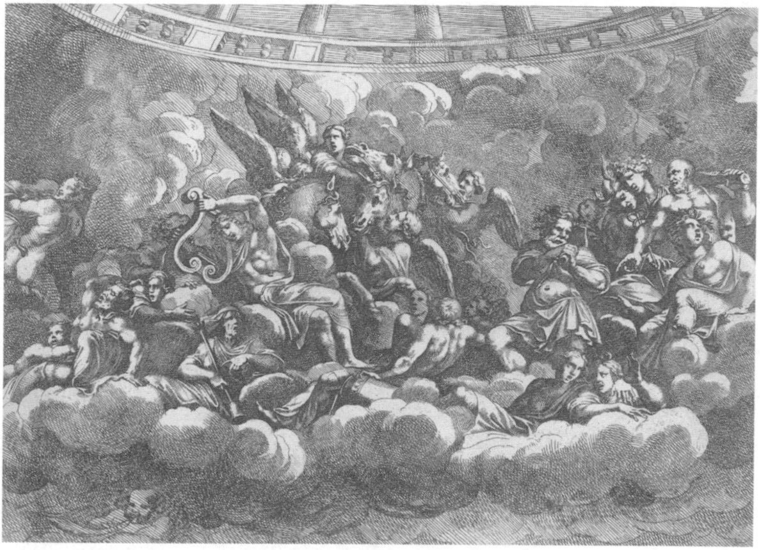

奧林匹亞神

試想一下，如果我們自己也擁有永恆的生命，以及幾乎無限的力量時，我們的心態是不是也會變得跟現在大不相同？

蘇東坡的〈赤壁賦〉說：「寄蜉蝣於天地，渺滄海之一粟。哀吾生之須臾，羨長江之無窮。」我們會珍惜生命，包括自己的生命與他人的生命，豈不正是因為「哀吾生之須臾」？因為生命短暫，所以珍貴，因為大家都一樣可憐，所以能對他人產生感同身受的慈悲。但如果我們跟薩諾斯或克諾斯一樣，永遠都不會死，永遠都能為所欲為的話，我們是否也會漸漸失去對其他生命的同情？而當我們需要不斷的排遣無窮無盡的枯寂與乏味時，我們是否也會做出種種自己想也想不到的離譜行徑？

就像這樣，神話故事中眾神的心態與行為，被移植到了科幻故事中的大魔頭身上，大大增加了這個角色的複雜度與立體感。其實不僅只《復仇者聯盟》這類的漫畫或電影故事，還有許多其他看似位在時代尖端的流行文化，只要我們看得夠深，都可以在其中找到遠古的神話典故。「欣賞作品」這件事，不是單方面的，也不是被動的。大多數時候，讀者或觀眾自己必須先有立體的視覺，才能看得到立體的作品。

泰坦神傳說留在當代文化中的遺跡，遠遠不止於漫畫或電影，還可以在許多不同的專業與語彙中見到，醫學當然也不例外。舉幾個例：

奧林匹亞神大勝泰坦神之後，把泰坦神們囚禁的囚禁，處罰的處罰。其中有一位泰坦神名叫阿特拉斯（Atlas），他被處罰要在肩上扛著整個「天體球」（celestial sphere），直到永遠。「天體球」是個什麼東西？古希臘人的天文觀測技術已經相當發達，但對世界跟宇宙間的關係有一點誤會。他們認為，我們的世界是宇宙的中心，所有的日月星辰，以球型的分布圍繞著我們，而這個以所有天體星座構成的假想球型，就是「天體球」。換句話說，天體球就是整個可見宇宙的總和。我們可以想像，阿特拉斯必須永世承受的，是多麼不可思議的巨大重量。可憐的阿特拉斯，應該是古往今來所有神祇當中最累的一位。

人類的頭顱重量不輕，成人的頭顱約五公斤重，是個圓圓的類球體，長得跟天體球很像。而位在其下，承擔了整個頭顱重量的，就是我們的第一節頸椎。解剖學家在為第一節頸椎命名的時候，看見它承擔了整個沉重的頭顱，聯想到辛苦的老神阿特拉斯，就神來一筆，把第一節頸椎命名為「阿特拉斯」（atlas）了。

隨著時代與科學進步，加上大航海時代開始，人們慢慢的知道，我們居住的世界其實是球形的，並且也不是宇宙的中心。大家普遍地接受地球是圓的之後，慢慢的起了一

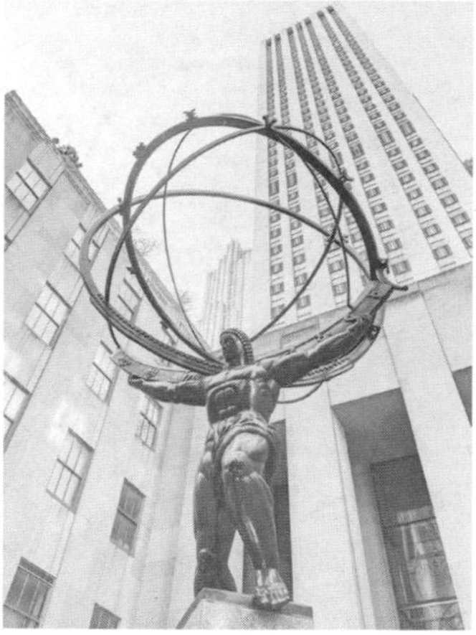

阿特拉斯

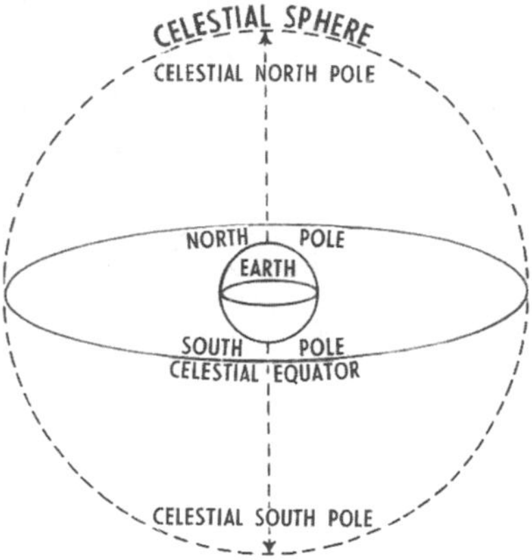

天體球

種誤會，以為Atlas肩上扛著的那個「天體球」就是我們的地球。所以從十六世紀開始，歐洲所製作的「世界地圖」，就開始以「阿特拉斯」（atlas）這個字來稱呼。Atlas這字被作為世界地圖使用後，就開始有了「圖集」、「圖譜」的意涵，從此以後各種各樣的圖譜，包括醫學圖譜在內，也就開始被稱作什麼或什麼「阿特拉斯」（atlas）了。

科學尚未昌明之前，西方文明（尤其是歐洲文明）的兩大支柱，是希臘神話以及基督教神話。我們要說它們是解開西方古文明的兩把鑰匙，也不為過。那些神話的遺跡，隨著西方文化的演進，滲透到了今日包括科學、醫學、文學、藝術、流行娛樂等等所有文化面向的深處，靜待我們的發掘。我們辛苦的研習各種專業學術，甚至只是是偷閒看個電影，都很少能避開它們。若能投下少許時間，多了解一下這些妙趣橫生的人文瑰寶，所得到的觸類旁通之樂，絕對是難以取代的。

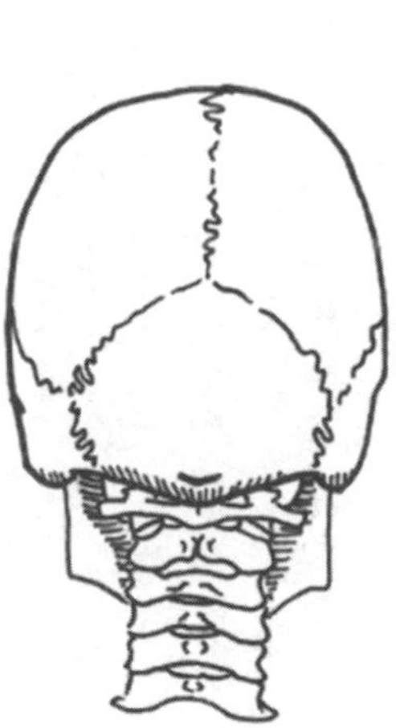

支撐頭顱的第一節頸椎Atlas

神明的兩頂冠冕

古代中國人對神明的態度因人而異，一般來說，讀書人對鬼神「敬而遠之，存而不論」，而一般庶民大眾，對神明們則充滿了敬畏。除了像《西遊記》那樣的奇書，會對神佛嬉笑怒罵之外，神明的形象一般都是一本正經，相當完美而正向的。西方人對神明的態度則因時代而異，在中世紀，基督教興盛起來一統天下之後，神的形象很嚴厲，人們對神有著動輒得咎的懼怕感，但在那之前的古希臘與羅馬，神明的模樣卻活潑精彩得多，每位神明都或多或少有一些性格與行為的缺陷，讓人對祂們比較有親切感，同時也少了些敬畏。

比方說，宙斯（Zeus）好色，阿瑞斯（Ares）殘暴，阿芙蘿黛蒂（Aphrodite）風騷，荷米斯（Hermes）滑頭，赫菲斯托斯（Hephaestus）殘缺醜陋。總之，大多數希臘羅馬神祇的表現，跟我們對神明的期望有點落差，與其說這些神明是超凡入聖、望之儼然的存在，不如說祂們更像是一些擁有各種凡人缺點的超人。不過呢，當中也有那麼幾位特別的優秀，外型俊秀美麗，內裡多才多藝，行為端莊正直，真材實料，屬於神界的勝利組。其中有兩位，頭上都習慣戴著頂獨特的冠冕，而這兩頂帽子，都成了當今醫學的典故來源。

諾貝爾獎是科學界的大事，每次揭曉時新聞媒體都會出現像這樣的標題：「諾貝爾生理醫學獎出爐，某國某某學者摘下桂冠」。諾貝爾生理醫學獎，當然是醫學與生理學者的巔峰成就，都是因為得獎人的研究成果對人類有劃時代的貢獻，才會得到，值得大書特書。有一本專書：《諾貝爾的榮耀：生理醫學桂冠》（*Nobel Laureates: Physiology / Medicine*），內容就是在闡述這件事情。其中的「laureate」這個字，是「桂冠得主」，也就是得到了「桂冠」（laurel）的人。

當然，「桂冠」的得主並不僅限於醫學與生理學者，其他像物理學與化學學者，若是得到了諾貝爾獎，也都一無例外的被稱作「得到了桂冠」。桂冠的意思，就是給予某個出類拔萃，棒到不能再棒的人的榮耀與獎勵。那麼，這「桂冠」一詞，到底是打哪兒來的呢？

在希臘的男神當中，有一位在同儕諸神們裡面，形象顯得特別的美好，他就是鼎鼎大名的太陽神阿波羅（Apollo）。阿波羅是宙斯的兒子，他多才多藝，身兼多職，曾被奉為太陽與光之神、醫療之神、音樂之神、文藝之神、詩歌之神等等，不一而足，是神族當中的超級巨星，凡人心中的超級偶像。

阿波羅有一天在外閒晃，正遇上小愛神愛洛斯（Eros）（又名邱比特Cupid），看見小愛神手上拿著小弓小箭，正在練射。阿波羅文武兼備，自然也是神射手，他一時起了玩心，就嘲笑愛洛斯說：「這弓箭在你手裡，只能射射愛人，在我手裡，卻能射

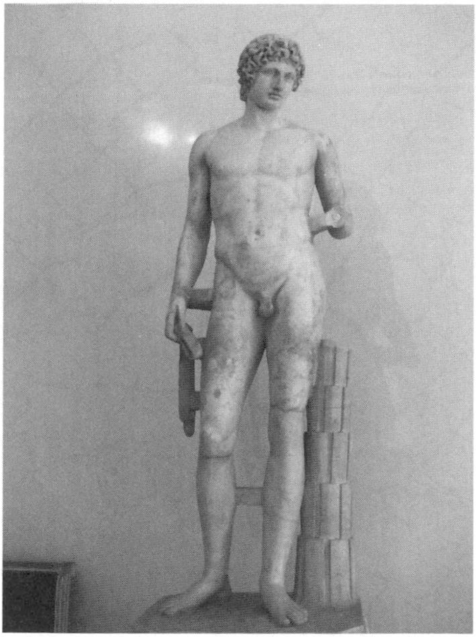

阿波羅

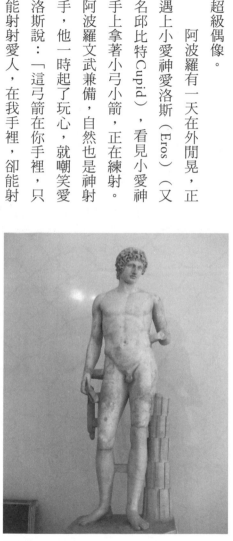

巨獸。你這武器，給我玩還差不多。」

小愛神愛洛斯，本來就調皮搗蛋兼詭計百出，聽了阿波羅的侮辱，也不爭論，只悄悄的在自己的弓上搭上兩支箭，一支金箭，一隻鉛箭，趁阿波羅沒注意，連射了兩箭。他用金箭射穿了阿波羅的心，卻用鉛箭射穿了不遠處一位漂亮的女水神達芙妮（Daphne）的心。達芙妮是河神彭紐斯（Peneus）的女兒，無辜的達芙妮本來跟阿波羅毫無瓜葛，命運卻給她開了個大玩笑。

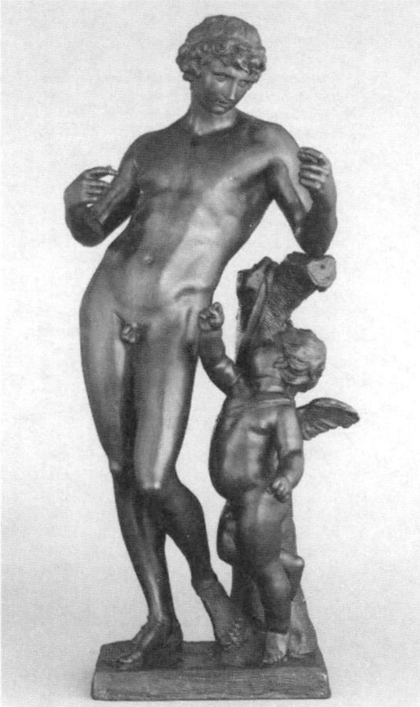
阿波羅與愛洛斯

被金箭射到的阿波羅，馬上瘋狂的愛上了眼前的達芙妮，然而被鉛箭射到的達芙妮，卻也立即對阿波羅起了憎惡之心。阿波羅衝向達芙妮，達芙妮拔腿就跑，阿波羅就在後大步急追，一男一女兩神，就這麼在草原之上，一前一後的狂奔追逐起來。

達芙妮畢竟女流之輩，腳程較慢，奔到了大河邊上，就被阿波羅追上，手都已經搭上了她的身體。此時達芙妮烈女性子一發，就向老爸河神彭紐斯祈求禱告，說：「拜託把我變個樣子，或埋入土中，我寧可不活，也不失身於這惡徒！」說時遲那時快，達芙妮美麗雪白的皮膚變成了樹皮，雙足變成了樹根，雙手成了樹枝，而頭髮變成了樹葉。美麗的仙女達芙妮，就這樣變成了一株月桂樹（laurel tree）。

阿波羅本是一位天縱英明的大才子，可被小愛神的金箭一射之後，卻頭腦不清，變得十分白目。人家達芙妮為了要逃離他，都已經變成了「植物人」，阿波羅卻還在自作多情。為了宣洩他對已經成了月桂樹的達芙妮的熾熱的愛，他就把這月桂樹的枝葉摘下，編成了一頂頭冠，戴在自己頭上，表示達芙妮永遠的陪伴在自己身邊，再也不分開。

阿波羅與達芙妮的故事，給我們的教訓有二：

1. 人若是想要過安穩日子，最好是遠離小愛神愛洛斯的射程範圍。不論被金箭還是被鉛箭射到，都是麻煩事兒，尤其若是被流矢波及，當了池魚，那就更冤了。
2. 優秀厲害的人，偷偷的自滿就好，千萬不要取笑別人。否則，就算是那些遠遠比不上自己，又看起來很無害的小傢伙，都有可能給你來一下陰的。

正因為阿波羅從此總是戴著月桂樹葉編成的頭冠，我們今天看到的大部分阿波羅畫像或雕像，頭頂都會有這麼一頂「桂冠」，而桂冠也就成了我們在藝術品上辨認阿波羅身分的線索。前面提過，阿波羅身為詩歌與文藝之神，是文學界奉祀的主神，所以日後的古希臘和古羅馬就產生了一個習俗，把月桂葉編成花環，掛在最優秀的詩人頭上，以示佩服與讚美。這種意義一直流傳到今天，我們都還把最好的詩人、文學家等，稱為「桂冠詩人」（Poet Laureate）。

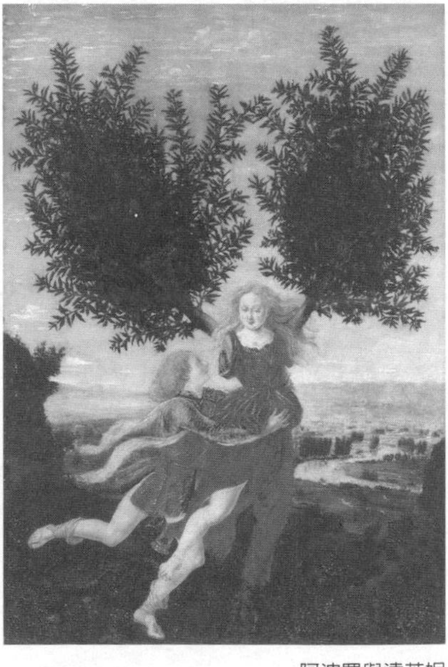

阿波羅與達芙妮

所以嚴格說起來，「桂冠」應該是文學家，尤其是文學家當中的詩人所專用的，而不是科學家。只不過這桂冠的榮耀實在太過令人垂涎，流傳時日既久，慢慢的在任何學術，包括科學與醫學當中的佼佼者，第一名，也都搶著要戴上這頂桂冠了。

希臘神話當中的另一位形象完美又身兼多職的神祇是女性，名叫雅典娜（Athena）。雅典娜的出生過程，相當的有傳奇色彩。她是宙斯的女兒，但卻沒有媽媽，也不是從媽媽的肚皮裡懷胎來的。有一天宙斯頭痛欲裂，痛得實在受不了，就請人用斧頭將自己的頭顱劈開，而從宙斯裂開的頭殼中，就蹦出了穿著整齊、全副武裝的雅典娜。這段經過，應該是史上最早有文字可稽的開顱手術兼無性生殖記錄。

既然雅典娜是從宙斯的頭裡面生出來的，自然就以智慧卓絕而聞名。事實上，她多才多藝，幾乎是萬能的，曾被廣大的信仰者奉為智慧女神、藝術女神、發明女神、正義女神，和戰爭女神等多重的身分。她在人們的心目中形象甚佳，而且廣結善緣，有點像佛教的千手觀音，因此信徒粉絲甚多。希臘的首都「雅典」，就是因為它所奉祀的守護神「雅典娜」而得名。

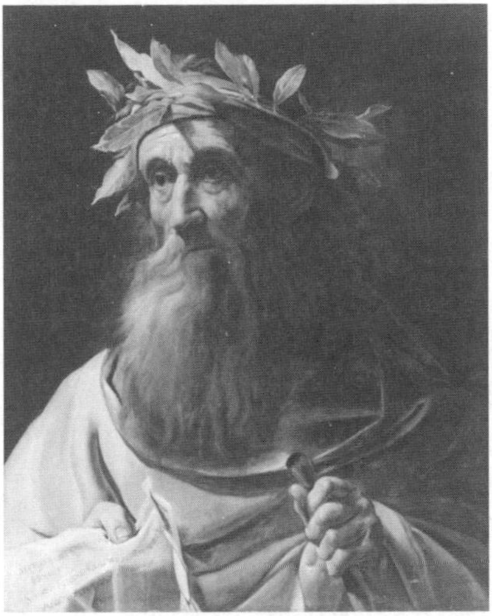
桂冠詩人

雅典娜呈現在世人眼前的形象跟

穿著，相當的具有特色。她是一位面容俊美、神情剛毅的強壯女性，一手持矛，一手持盾，身穿護甲，頭戴鐵盔，看起來就一副隨時準備好要戰鬥的樣子，很容易辨識。偶爾，雅典娜的手掌上還會捧著一尊小小的、身上長翅膀的女神，這位袖珍女神不是別人，就是「耐吉」（Nike），大名鼎鼎的勝利女神（不是運動鞋）。我們不難想像，雅典娜這位女戰神，既然把勝利女神隨身帶著走，當然一定是戰無不勝，攻無不克，想輸也輸不了的。

希臘衰落之後，羅馬帝國取而代之，羅馬承襲了絕大多數希臘的文化，包括神話在內。但是羅馬人把那些希臘神明們，每一位都改了個名字，然後佔為己有。雅典娜這位優質女神的名字，從此就被改成了「密娜瓦」（Minerva）。

密娜瓦（雅典娜）武功卓絕，隨時備戰，因此永遠攜帶著「隨身三寶」：長矛、盾

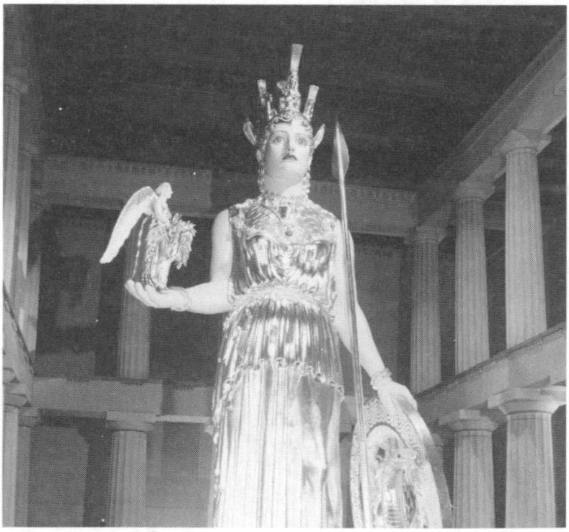

手持耐吉的雅典娜

牌，與頭盔。我們今天在歐洲的博物館、美術館中，觀賞希臘神話題材的畫作或雕塑時，裡面的神祇或人物有時長相都差不多，該如何辨認誰是誰？辨識他們的隨身特色物品，是個很好的方法。看到以下這三件東西：矛、盾、盔，主人翁就是密娜瓦（雅典娜）無疑了。

密娜瓦的頭盔形狀很特別：盔頂豎著一片像毛刷一樣的頂飾，盔身比較長，好容納密娜瓦的一頭秀髮，而盔的後部護片往下延長，護住密娜瓦的後頸部。這個特色頭盔的樣子，就被後來的外科醫師們用來命名一種醫療器材。

人體頸椎共有七節，頸椎骨除了支撐頭顱的重量之外，由於各節彼此間具有關節，容許一定程度的活動，因此也讓我們能夠在一定的角度之內，自由轉動我們的頭部。頸椎如果受傷，或者接受了手術之後，為了讓它有機會生長癒合，往往就需要在一段期間之

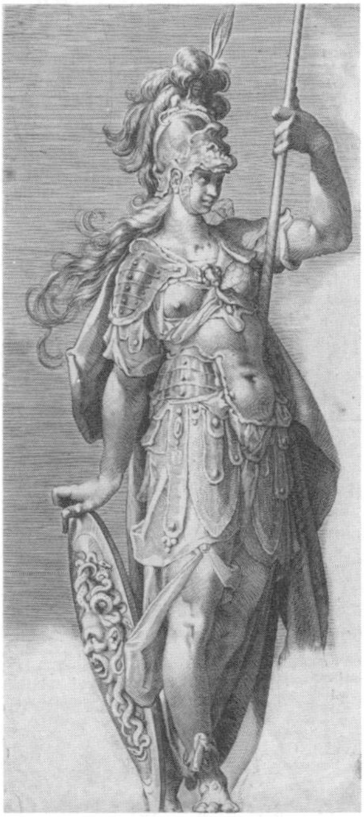
雅典娜

內，限制它們的自由活動。這跟四肢骨折之後，要上夾板或打石膏是一樣的道理。為了固定脊椎而設計的輔具中的一種，稱為支架（brace）。

脊椎支架當中有一種，專用來在大範圍內固定頸椎與胸椎的活動，它在頭前方與頸後方都有護片，往下利用支架連在胸背板上固定。穿戴起來從側面看，就活像戴著密娜瓦的頭盔。所以，它就被取名為「密娜瓦支架」（Minerva brace）了。

豐富的希臘神話故事，在醫學甚至整個科學的演化過程中，提供了許多命名的素材，這不但有助於記憶，也頗發思古之幽情。阿波羅的桂冠，與密娜瓦的頭盔這兩頂神明的冠冕，就是很好例子。不論是不是醫師或科學家，知道了這兩個典故之後，下次再聽到，看到「某某學者摘下了諾貝爾桂冠」，或是「某某病患需要打上密娜瓦支架」這樣的話時，也會發出莞爾一笑吧？

醫療蛇圖騰

大多數人生而怕蛇，不需要別人教。這大概是因為，人類的老祖先在演化過程當中吃過不少毒蛇的虧，所以「害怕蛇」與「避開蛇」的畏懼感，就變成一種有利於生存的本能，經過基因遺傳深深的刻在了我們的腦迴路當中。

正因為這樣，在人類的文化當中，蛇經常以反面的形象出現，擔任邪惡陰謀家的角色。其中最有名的一條，出現在基督教的《聖經》中：

上帝耶和華為人類的始祖亞當與夏娃，創造了一個樂園，叫做「伊甸園」（Eden）。伊甸園中有兩棵樹，一棵是「生命之樹」，另一棵則是「分辨善惡的知識之樹」。上帝規定，「生命之樹」的果子，任亞當與夏娃享用，而「分辨善惡的知識之樹」的果子，則絕對不許他們碰。

這本來是很容易遵守的一條規則，偏偏就有一條蛇出來攪局。牠用盡方法引誘夏娃，說那「分辨善惡的知識之樹」上面的禁果有多好多好，夏娃終於在蛇的大力促銷之下，摘下了禁果，與亞當分享。這件事引起了上帝的震怒，將亞當與夏娃逐出伊甸園，不只懲罰他們，要他們受苦，就連同他們的子子孫孫，也就是後來世界上所有的人類，也都要跟著受苦。這就是基督教的中心思想：「原罪」的由來。

人類的子子孫孫，後來對蛇的感受，並不全然是厭惡或恐懼。人的心理很微妙，非常怕一件東西的時候，反而會由畏而生敬，由敬而生依賴。所以在許多的古文明中，蛇都演變成了神祕力量的象徵。例如在中國，「龍」的形象大概就是從蛇而來。在印度、埃及、北歐，以及南美原住民的神話傳說當中，蛇也都扮演著相當重要的角色，跟人的生死禍福有著莫大的關係。埃及豔后克麗奧佩脫拉（Cleopatra）選擇用蛇吻結束自己的一生，踏入另一個世界，就連近代小說《小王子》（*Le Petit Prince*）中的主角小王子，也是借用毒蛇的力量，回到自己神祕的故鄉。

古人相信，能奪人性命之物，必然也具有賦予人生命的潛力，在古希臘時期，

「毒」跟「藥」就被視為一體的兩面。所以，在古希臘人的傳說中，他們的「醫療之神」阿斯克勒庇俄斯（Asclepius）的手上總是持著根手杖，而杖上總是纏著一條不小的蛇，充滿孺慕之情的仰望著他。這條蛇從此也就像觀音菩薩的淨瓶跟楊柳枝一樣，成了普渡眾生的標誌。事實上，希臘一些奉祀阿斯克勒庇俄斯的神殿，會飼養大量的無毒蛇，在地上亂爬，讓病患躺在其中跟牠們相親相愛，以達到治療疾病的目的。

蛇具有神祕療癒功能的信仰，我們固然可以視為古人的迷信，然而，「毒也可以為藥」的這個觀念，卻是極有道理。自然界的某種生物化合物，既然能夠致人於死，必然對人體具有強烈的生理或生化作用。若是能用科學方法掌握它的這些作用，予以修改，再加以駕馭的話，用它來治病甚至救命，就是順理成章的事。

就拿蛇毒來說，某些蛇毒具有抗凝血作用，人

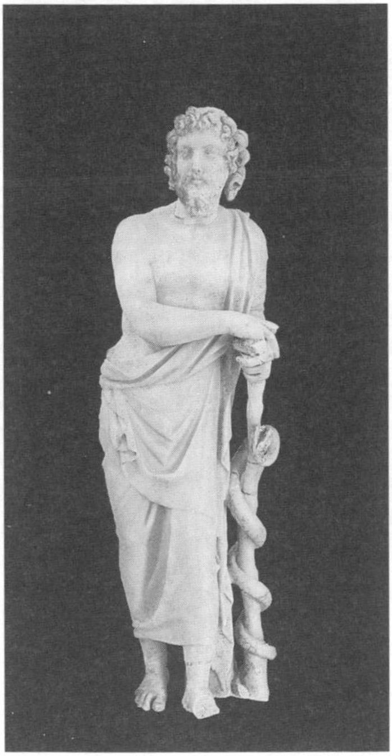

阿斯克勒庇俄斯雕像

類在自然界若是被這些毒蛇咬傷，極有可能因為血流不止而死，然而今天醫學界卻已經在利用它的這種抗凝血作用，研發藥物，打通被血栓堵塞的血管，治療心肌梗塞等疾病。蛇毒對細胞的毒性，也已經被利用來研發一些殺死癌細胞的抗癌藥物。

儘管兩千多年以前的老神阿斯克勒庇俄斯，無法預見毒蛇在科學昌明的今天的角色，蛇的形象卻隨著這位古希臘的醫神，長遠流傳，根深柢固的堅守在今天的醫療圖騰之上。現今醫界每個科別的標誌，幾乎都有蛇。除了蛇以外，大部分也會有一根杖，有時上面還帶一雙翅膀。這些標誌中的蛇跟杖，就是由阿斯克勒庇俄斯的蛇杖而來。不過呢，在古今中外不同醫療組織或機構的標誌上，這蛇的數目，有時候是一條，有時候是兩條，莫衷一是，哪個才是正確的呢？而且幹嘛還有一對翅膀呢？

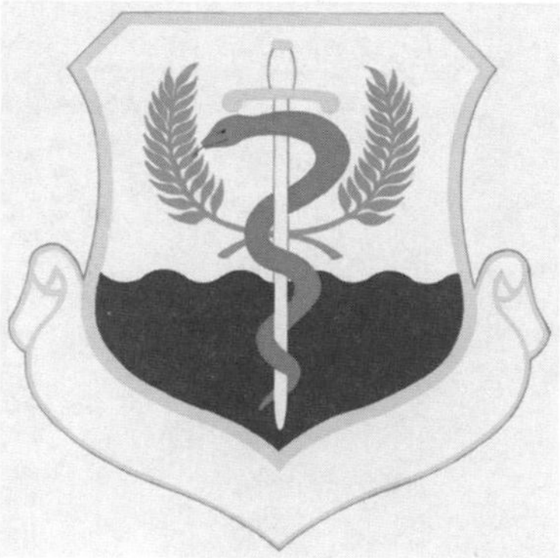

醫療圖騰上的單蛇

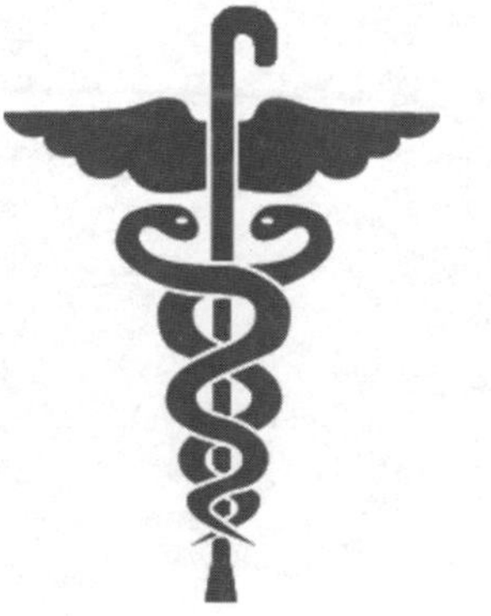

醫療圖騰上的雙蛇加翅膀

照道理說，阿斯克勒庇俄斯的杖上，只有一條蛇，而且不是孫叔敖遇見的那條兩頭蛇，所以醫業標誌上的蛇，應該只有一條才是正確的。把蛇加碼成兩條，還在杖頭放上一對翅膀，未免有點不知所云。其實，這是一個因形似而產生的混淆。醫業的醫神蛇杖，在演化過程中，跟另外一位希臘神祇的法寶搞混了。這位神祇名叫荷米斯（Hermes）。

荷米斯在希臘眾神當中，相當的具有個人特色，也是我個人最喜歡的一位。古希臘的神祇們，普遍不像中國的眾神們那麼正經，經常會暴露出一些跟凡人一樣的缺點。例如說，宙斯（Zeus）好色，他老婆赫拉（Hera）小心眼愛嫉妒，戰神阿瑞斯（Ares）殘暴，愛神阿芙蘿黛蒂（Aphrodite）

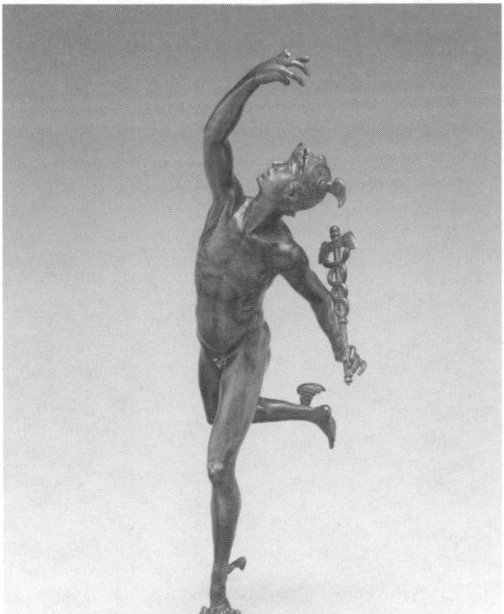

荷米斯

淫蕩等等。但是，雖然自身缺點多多，希臘眾神基本上還是很喜歡擺譜，裝正經的。唯有這位荷米斯，從來不裝模作樣。他多變迅捷，聰明機靈，廣結善緣，還兼偷拐搶騙，總之極端實際，無可無不可。跟他交上朋友的話，應該不會有乏味的時候。

有一件事，很可以說明荷米斯的作風。一次宙斯跟凡女艾娥（Io）偷情，怕被妻子赫拉逮到，就把艾娥變成一隻母牛，以避赫拉的耳目，結果還是事跡敗露。赫拉不敢對宙斯怎樣，對女方卻一點不手軟（這一點古今皆同），她命令百眼怪物阿戈斯（Argus Panoptes）（百眼就是身上有一百隻眼睛的意思，你要是在眼科門診排他後面，今天就別想見到醫生）監看住艾娥，等於是將她監禁起來。

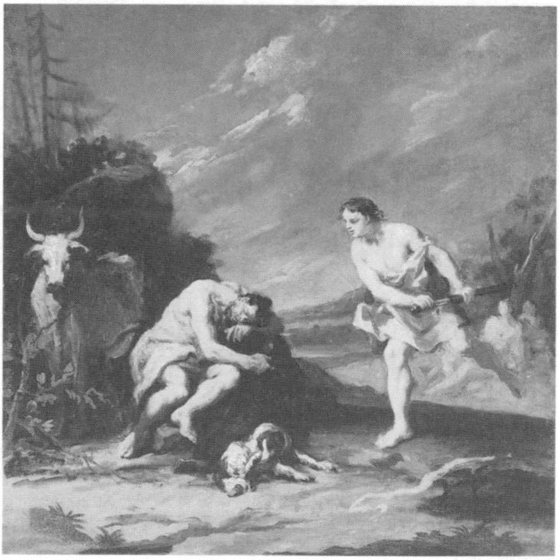

荷米斯計殺阿戈斯

宙斯憐惜情人，只好委託最鬼靈精的荷米斯前去拯救。荷米斯二話不說接下任務，觀察敵情之後，覺得瞞過阿戈斯的一百隻眼睛根本不可能，就假扮成牧羊人，手捧橫笛吹著小放牛，先跟阿戈斯交上朋友，接著跟他說些冗長的故事，待阿戈斯昏昏欲睡，那一百隻眼全都閉上的一瞬間，荷米斯大劍一揮，阿戈斯的怪頭落地，任務完成。

荷米斯也隨身帶有一條寶杖，他的持杖名字很威，叫做「雙盤蛇帶翼權杖」（Caduceus）。他的隨身傢私，除了這寶杖之外，還有長著翅膀的一頂頭盔，跟長著翅膀的一雙鞋，讓他能夠以閃電一般的速度在天空飛行。正由於他以速度見長，別人要走一個月的路，他轉瞬之間就飛到，所以荷米斯在希臘神話中，經常扮演著傳遞消息的信使角色。

這裡打個岔，講講《X戰警》（*X-Men*）。這個由漫威漫畫（Marvel Comics）所創造的漫畫系列，原本在台灣沒沒無聞，卻由於近幾年翻拍成了好萊塢系列電影大片，而變得大受歡迎。其中有一個次要角色，叫做「Quicksilver」，擁有超過視覺捕捉程度的閃電速度。他雖然算是配角，卻因為在《X戰警：未來昔日》（*X-Men: Days of Future past*）片中那段酷到不行的廚房瞬間飛奔片段而膾炙人口，極受觀眾的歡迎。

「Quicksilver」這位超級英雄的名字，在台灣以及其他的華語社會中，多被翻譯成「快銀」。「快銀」其實很好聽，但可惜不正確。第一：「銀」是一種固態金屬，放在那兒紋絲不動，何「快」之有？第二：若真是中文的「快銀」，相對的英文，就應該是分開的兩個字「quick silver」才對，而不是連在一起的「quicksilver」一個單字。「quicksilver」這個字，其實是「水銀」，也就是汞。

水銀雖然是可以流動的液體金屬，但又能「快」到哪兒去呢？這邊其實牽涉到一個微妙的雙關語。水銀的英文是mercury，而Mercury（墨丘利），正好就是荷米斯的另一個名字。希臘神荷米斯，到了羅馬時期之後，就被羅馬人改了名字成為Mercury。當然，Mercury這名字是羅馬文，跟水銀並無關係，但正巧英文中的水銀是同一個字，漫畫的作者，就借用了迅如閃電的神祇的名字Mercury，以及它英文中的同義字quicksilver，來命名他漫畫中那位迅如閃電的超級英雄了。通俗文化引用了古典文化的典故，絲絲入扣，真是妙不可言。

回來說荷米斯，他因為速度驚人，通權達變，聰明油滑，所以被奉為商人、旅行者，以及小偷兒的守護神。荷米斯的事蹟以及他的雙盤蛇帶翼權杖，本來跟醫業是八竿子打不著的。至於後來在醫療標誌上會出現他的雙蛇杖，純是因為阿斯克勒庇俄斯的單蛇杖流傳既久，許多人已經忘記了它的由來，只知道那是一根杖上纏著蛇的圖案，因此把它跟荷米斯的雙蛇杖搞混，畫成了兩條蛇加上翅膀的模樣，那是以訛傳訛的結果。

不過話說回來，醫療圖騰上的雙蛇杖，雖然出於一個誤會，但仔細想想，印證現今醫療業的急遽商業化，醫業除了象徵醫療的阿斯克勒庇俄斯的單蛇杖之外，也擁抱了象徵商業的荷米斯的雙盤蛇帶翼權杖，不能不說是個微妙的巧合。

荒誕醫療史

有句話說「人在福中不知福」，身處現代，享受著各種科學便利的現代人，有時會把它們視為理所當然，還以為它們本當如此。比方說很多人看了電影或電視劇，會很羨慕中西古代的皇帝與貴族，覺得他們一呼百諾，吃香喝辣，三宮六院，實在太爽。卻沒想到當時沒有自來水，沒有抽水馬桶，沒有冷暖氣，沒有汽車，沒有電話，今天任何一個平民百姓的物質生活品質，恐怕都要超過古代的皇帝。

更別說健康醫療了，古時候不管你是皇帝還是大官還是富翁，身邊有多少御醫名醫，只要隨便患了個什麼病，都有可能莫名其妙的一命嗚呼，死得不明不白。這是因為在沒有科學的時代，人們對人體與疾病的認識，大多出於猜測，而對疾病的治療，則大多出於幻想。古代絕大多數疾病的所謂治療方法，不過是心理安慰罷了，更有甚者，病人去找醫生，有時候比不找醫生的下場還要慘。

現代醫學的起源雖在西方，卻並不表示西方的古人比東方的古人來得更有科學精神。在科學昌明之前，西洋醫生在病人身上亂來的程度，絕不遜於我們。醫學史上大大小小的荒唐事，不限於中國古文明，在西方從遠古一直到近代，也是層出不窮。

當今國際最崇高的醫學期刊之一叫做《*The Lancet*》，lancet是個什麼東西呢？它是一把形狀特別的小刀，古時候西方的醫生用它來刺穿病人的靜脈，給病人放血。有人把它翻譯成「刺絡針」，我覺得不太正確，「絡」是經絡，而中國古代的經絡概念跟血管是兩回事，lancet刺的是血管，翻成「刺脈針」應該比較好。權威的醫學期刊以刺脈針為名，可以想見放血療法在西方醫學的源遠流長與主流地位。基本上，歐洲古代的醫生不管碰到什麼病人，二話不說就是放血。

中國古代醫生也給病人放血，那是屬於「瀉法」，

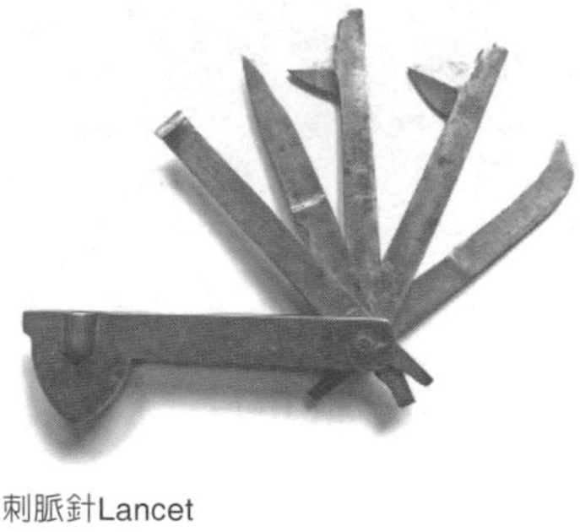

刺脈針Lancet

意思是清除掉人體多餘的「熱」或「血瘀」，其實只是在肢端用小針刺點血出來，象徵性的意義居多，效果不用強求了，起碼危害不大。西方古代醫生的放血療法，則是基於從古埃及到希臘羅馬一脈相承的「體液學說」：人體是由四種體液構成——血液、黏液、黃膽汁和黑膽汁，疾病的成因，皆是出自這四種體液的變異與失調是也。所以，對於任何疾病不必細究病因，總之放掉「壞血」，重新達成體液的平衡就是。

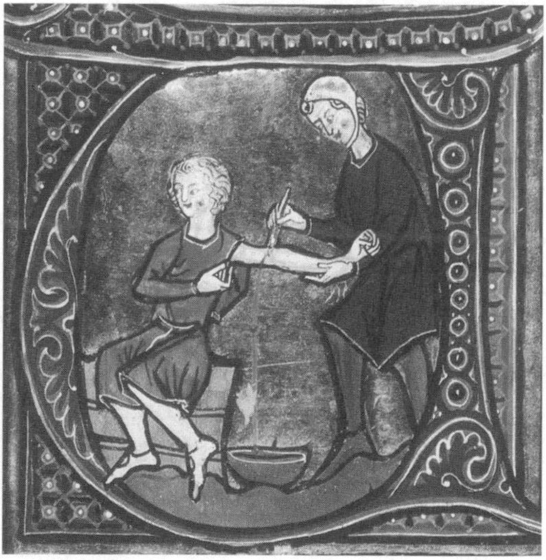

西方古代的放血療法

西方的醫生放血，不像中國醫生放得那麼溫柔客氣，只有幾滴，他們一放就是一桶。最有名的一個例子，就是美國國父華盛頓（George Washington，1732-1799）。華盛頓功成名就退休以後，在自己家中安養天年。有一天得了一個普通的感冒，咽喉炎，他請了幾位名醫診治，陸續地幫他放了一些血，最後請到一位祖師級的放血名醫班傑明．拉什（Benjamin Rush，1745-1813）前來治療。拉什很霸氣的，在半天裡面幫華盛頓放掉了超過三公升的血（一個人身體裡的總血量約莫是五公升），華盛頓當天就死於失血性休克。假如華盛頓有先見之明的話，他聽到拉什的治療計畫，就該從床底下抽出小時候用來砍櫻桃樹的那把板斧，「正當防衛」，把拉什當場砍了，自己應該可以更長壽一些。華盛頓的遭遇並非特例，不誇張的說，從前被放血療法殺死的病人，遠比被治好的病人為多。

再來是礦物與金屬。中國人在礦物與金屬這方面的醫療應用，啟蒙比西方要早得多。早在魏晉時期，人們就懂得採集各種礦石，磨碎以後服用，當成治病養身之用。最有名的一種稱作「五石散」，今天我們不完全確定它是由哪五種礦石構成的混合物，但根據其後流傳的方帖，它主要的成分可能包括硫、砷、鉛、汞等劇毒元素。

魏晉古人為什麼會吃這玩意兒？一為成仙，二為治病，三為壯陽。它得到當時最出名的貴族美男子何晏的大力廣告。他說：「我吃了五石散之後啊，不僅病治好，體力也有進步，連心情都好了不少呢！」經過名人品題之後，五石散很快的就蔚為風潮，成為當時的「居家旅行，殺人滅口，必備良藥」。價格不菲，一般人還吃不起。

那麼，五石散服用以後的實際功效呢？根據史書上的記載，最少有「身體燥熱，心神紊亂，行為癲狂，縮短壽命」這幾項作用。有史可稽的，少說有兩三位皇帝與多位名人，因為服用五石散而死或落下殘疾。史上稱道的魏晉「名士風流」，種種不按牌理出牌、怪異甚至癲狂的言行舉止，有部分恐怕也跟服用了這些毒素所造成的腦神經毒性脫不了干係。

比魏晉更早的例子，可以上推秦始皇。《史記》上說，秦始皇的陵墓之中「以水銀為江河大海」，這可能有點誇張，但是秦始皇的死因，倒真的可能跟水銀（汞）有關。秦始皇一統天下之後，志得意滿，接著就想要長生不老，所以經常服用方士所煉的丹藥。這丹藥的詳細成分不得而知，但是當時煉丹的重要原料之一是「丹砂」，丹砂亦即硃砂，主成分就是汞，所以製成的丹藥就不可避免會含有大量的汞。人體吸收過量的汞造成的汞中毒，主要傷害腦神經系統與腎臟，引起思考遲緩、智能退化甚至癲狂、平衡感喪失、腎衰竭等等。那麼，秦始皇的種種倒行逆施行徑，以及後來盛年暴卒，有沒有可能就是汞中毒所造成的呢？古人想要長生反而導致短命，例子不勝枚舉，事實上，這類愚行即使在現代也並未絕跡。今天的報章媒體上，依舊時時可以見到因為服用「草藥」而導致各種重金屬中毒，危及生命的新聞。

西方醫學對礦物與金屬的醫療運用，可以說後來居上。他們對於汞的使用創意，絕不遜於中國的方士。歐洲從中世紀開始以迄於近代，梅毒盛行不衰，由於當時沒有抗生素，對梅毒實在談不上有任何有效的治療，所以汞就成為治療梅毒的主流，使用的方法包括外敷、內服，兩者兼施，甚至蒸氣吸入。當然，汞並不真的能治好梅毒，所以我們可以想像，在汞療法盛行的時代，梅毒患者死於汞中毒的機會，應該不小於死於梅毒本身。除了汞之外，「砷」也曾經被視為一種神藥，用來治療包括梅毒、瘧疾、關節炎、糖尿病在內的大小疾病。砷也有劇毒，中國古代小說中時不時出現的毒藥「砒霜」，就是砷的化合物。

除了那些從大自然的礦物中取得的「藥」之外，隨著科技的前進，西方的醫生也開始懂得利用一些物理的神奇力量。從十八世紀開始，人們能夠駕馭電流之後，就對電與人體機能之間的關係非常著迷。例如十九世紀初瑪麗·雪萊（Mary Shelley，1797-1851）的小說《科學怪人》（*Frankenstein*），就生動的描寫電有著創造生命的力量。歐美的一些醫生們，在沒有任何根據的情形下，爭先恐後的用電流來刺激他們的病患身體的各個部位，以治療各種各樣的疾病。其中一個重要的運用，就是用強力的電流刺激患者的頭部，引發癲癇，據稱可以改善各種精神異常。另外還有許多醫生們宣稱用電擊治癒過各種疾病，包括肺結核、巴金森病、陽痿等等不一而足，甚至還可以用來減肥。

除了以上這些根植於哲學或者偽科學的療法之外，古代還有一些怪誕到匪夷所思，明顯有害，甚至純屬詐騙，卻又被古人信之不疑的療法。舉幾個特別怪異的例子：

「蛇油」：流行在美國的拓荒時期。當時有些江湖郎中，聲稱從中國人那兒得到提煉蛇油的祕方（蛇哪兒來的油？），四處兜售一瓶一瓶的油狀液，說它可以治療關節炎、滑囊炎等等疾病，解除身體的疼痛，騙取了當時不少勞苦大眾的錢財。

「蛔蟲餐」：從英國維多利亞女王時代就開始流行。把蛔蟲卵做成藥丸，販賣給趨之若鶩的客戶（通常

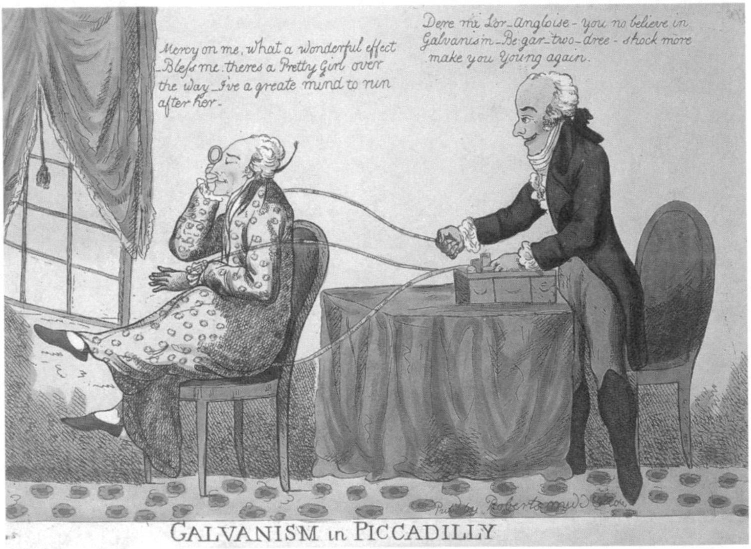

西方古代的電擊療法

是女士）服下，故意讓孵化出來的蛔蟲寄生在腸中。那麼不管這位愛美的女士吃多少大餐，她總能保持得十分苗條，因為營養都被蛔蟲吃掉了。副作用包括營養失調、噁心、腹痛、腹瀉、發燒、貧血，甚至死亡。據說直到今天，蛔蟲餐療法仍然還在歐美的黑市流傳。

「屍療法」：「吃人補人」，從古埃及、羅馬一直到十九世紀盛行。這可不是什麼神祕黑巫術，而是正規的醫師處方。古人相信，病人吃掉或塗抹屍體的一部分，可以吸取其中的「靈力」，因而治癒疾病。為此有不少埃及古墓被盜，木乃伊遭了殃，被偷出來做成了「藥」，新鮮的屍體當然也有用。頭痛？就把屍體的頭骨磨成粉服下，肌肉酸痛？就把死屍的油抹在患處，癲癇？就吃點人肝好了。

「半舌切除術」：短暫風行於十九世紀，用來治療口吃。這個痛苦又無效的療法，是由外科醫生把口吃患者的舌頭切掉一半（沒有麻醉），聲稱這樣可以解除患者的聲帶緊張。

中西方的醫學史上，還有許許多多其他明顯無效甚且有害的治療方法，例如灼燒、煙燻、催吐、灌腸、鴉片、符咒、喝尿吃糞、在頭殼上鑽孔等等。這些在今天看來匪夷所思的做法，都曾經各領風騷，盛極一時，被當成是治療各種疾病的靈藥良方。我們看到這些史料，難免會有一種感覺，就是在古代，醫師行業中有許多人並沒有求真實證的概念，他們似乎把吹捧自己的名氣與增加自己的收益，看得比真正的療效更重要，因此會採用許多異想天開、譁眾取寵的花招，用在病患的身上，不驗證實效，也不考慮副作用。

那麼，古人這些以今天的眼光看來很荒唐的治療方法，就只能當作話柄笑談，對醫學的發展沒有任何的貢獻囉？倒也未必。科學與醫學的進步，是一個漫長累進的過程，不能單從斷面來看。前事不忘，後事之師，前人有過的錯誤經驗，可以讓後人免於重蹈覆轍，不僅如此，甚至可能有助於真正有效療法的發明。比方砷雖然是毒藥，近年來卻已經應用它來治療包括白血病在內的種種癌症，又比方古代對頭部的電擊治療固然荒唐，但是近年發展出用電流來刺激大腦基底核的「深部腦刺激術」，卻成為治療巴金森病之類腦部疾病的有效方法。同樣是取諸大自然元素的醫療應用，可以成為荒誕的傳說，卻也可以成為治療的利器，端看使用者的動機與科學素養而定。

吃樹皮的皇帝們

任何一種人類的疾病，以及這疾病的治療，都不是橫空出世，而是有著它的來龍去脈，歷史傳承。在科學不發達的往昔，人們對於疾病原理的研究，或是治療方法的發掘，都不是那麼的系統化與科學化，通常需要經過漫長的臆測猜想與嘗試錯誤，甚至有時要帶上一些巧合與運氣，才能得到正確的答案。這個過程在時間上可能長達數百年，甚至上千年之久，在空間上則可能橫跨幾個大陸，甚至涵蓋全世界。用現代醫學的眼光來回顧這些個歷史的進程，是一件很有趣又很給人啟發的事。

《紅樓夢》的作者曹雪芹，能把江南官宦世家的大小事寫得那麼傳神，跟他自己的家世有很大的關係。他的曾祖父曹璽與祖父曹寅兩代，都是當朝皇帝康熙（一六五四—一七二二）的麻吉，於公於私，都深受恩寵。曹璽與曹寅都被康熙欽點為江寧織造郎中，織造署是專門為朝廷督造和採辦綢緞的機構，織造郎中的官不大，但卻是個大肥缺，而且雖為採辦機構主管，卻都是皇帝的心腹，帶有欽差的性質，可以直接向皇帝密摺專奏，實際地位很高。後來曹寅又被欽點兼任兩淮巡鹽御史，身兼兩個大肥缺，所以曹雪芹的童年，就是生活在這樣一個又富庶又順遂的官家，接著他又親歷了它的迅速沒落。

康熙對曹寅的關心與恩寵，遠超乎對一般的臣下，從曹寅生病時可以看得出來。康熙五十一年（一七一二），曹寅病重，上奏說：「……醫生用藥不能見效，必得主子聖藥救我……」。康熙接報，焦急溢於言表，寫了長篇批示：「……爾奏得好。今欲賜治瘧疾的藥，恐遲延，所以賜驛馬星夜趕去。……南方庸醫，每每用補劑，而傷人者不計其數，須要小心。……金雞挐專治瘧疾。……若不是瘧疾，此藥用不得，須要認真。萬囑，萬囑，萬囑，萬囑。」只可惜康熙的藥還沒有送到，曹寅就過世了。

照這麼看，曹寅得的病應該是瘧疾。不過這也很難說，因為當時對任何疾病的診斷，都只能靠著患者的症狀與醫生的主觀經驗，沒有什麼客觀的驗證。任何嚴重的感染症，導致身體反覆發寒發熱，就可能被診斷為瘧疾，未必就真的是。這不是「南方庸醫」的錯，就算御醫也是一樣的，因為醫學還沒到那個程度。不過從康熙的叮嚀可以看出，這位皇帝確實聰明，而且有一定程度的醫學概念，知道藥不能亂吃，「金雞挐」只能拿來治瘧疾，不對症的話有害而無益，這就超過不少的庸醫了。

那麼，康熙的「金雞挐」是打哪兒來的，他又是怎麼知道，它只能用來治瘧疾的呢？

早在二十年前的一六九三年，三十九歲的康熙皇帝染上了「惡性熱病」（顯然真是瘧疾），高燒、畏寒、打擺子，折騰到快要駕崩。所有的御醫們試了種種妙藥，甚至向民間廣求祕方，無一見效。此時他召見了兩位法國神父，洪若翰（Jean de Fontaney）與劉應（Claude de Visdelou）進京，因為他之前聽其他來自法國的傳教士說過，在法國有一種治療這種瘧疾的妙藥，叫做「金雞挐」，而正好洪若翰與劉應剛剛從法國收到一批新的金雞挐，於是頒旨宣他們來「救駕」。

兩位神父帶著金雞挐來到皇帝身邊，受到所有御醫的抵制，因為他們認為，外國人怎麼可能會有中國老祖先所沒有的仙丹妙藥？真的貿然吃下去，病治不好不說，要是傷了龍體如何是好？可是康熙實在病得受不了，獨排眾議，執意要用。他很謹慎的先找來一些同樣染了瘧疾的人（當時京師應該有在流行瘧疾，要不然哪能說找就找得到？）試服，結果這些病人的病情立即好轉。康熙於是也服用了金雞挐，同樣也馬上見效，不久就完全痊癒。自此開始，康熙對「西醫西藥」大有信心，加以推廣，並且終其一生，對西方的科學玩藝兒都保持了相當的興趣。如果當時康熙沒有得那一場病，或是得了病，卻沒有懂得用金雞挐的老外幫他治的話，整個中國的歷史可能要走上完全不同的道路。

當時是十七世紀末，法國傳教士之所以對瘧疾的治療那麼有把握，是因為那時的歐洲人，已經跟瘧疾纏鬥了許多世紀，此前不久才發現了治療它的妙方，而這妙方當時正在歐洲如火如荼的盛行著。

瘧疾是個古老的流行病，從史前時代開始，就在世界各地的所有不同的國家與族群間肆虐，一直到今天。中世紀的羅馬人認為，它是由沼澤中瀰漫的有毒氣體所產生的，事實上，瘧疾這個字的英文「malaria」，就是從中世紀的義大利文而來。「Mal-」是「不好」的意思，「aria」就是空氣，所以「malaria」就是「壞空氣」的意思，這跟中國古人所講的「瘴氣」是完全一樣的想法。直到十九世紀瘧原蟲被發現之前，世人對瘧疾的病因都只能猜測，對它的治療當然也只能憑經驗。在十七世紀以前的歐洲，不曾有過成功治療瘧疾的案例，畢竟那時的歐洲醫生碰到了瘧疾患者，多半就像應付其他的任何疾病一樣，只會給他們放血。

十五世紀末，哥倫布發現新大陸之後，歐洲的探險家們因為種種理由，湧入了南美洲，為當地原住民的生存與文化帶來致命性的損害，甚至還帶入了戰爭，以及各種來自歐洲，原住民對之完全沒有免疫力的疾病，造成了整個印加文明的壽終正寢。不過諷刺的是，這些入侵的歐洲人卻反而從南美的原住民那兒，得到了救命良藥。入侵者們來到了南美洲後，頗為「瘴氣」所苦，但是當地人卻很少受到困擾。他們仔細觀察後發現，原來原住民們經常會取下金雞納樹（cinchona trees）的樹皮磨成粉，混著甜水（因為那個粉其苦無比）喝下，也許就是這個原因。

十七世紀時，羅馬發生了瘧疾大流行，犧牲了好幾位教皇、樞機主教，以及無以數計的平民百姓，這顯

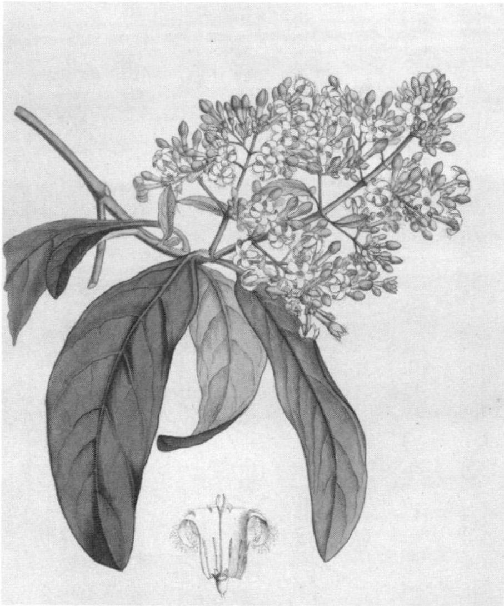

金雞納樹

然引起了全世界天主教神職人員的警覺與恐慌。居住在祕魯傳教的義大利耶穌會教士阿戈斯提諾・薩魯布里諾（Agostino Salumbrino，1564-1642），看到當地人用金雞納樹樹皮粉治療熱病的奇效，就在一六三一年送了少量的樹皮粉回羅馬，試著讓他們用來治療瘧疾。結果呢，在其後的數十年間，金雞納樹的樹皮粉就流行到全歐，成了奇貨可居的昂貴靈丹，躍升為從祕魯進口到歐洲最貴重的貨品。當時的歐洲人給這個治瘧仙丹取了個名字，就叫做「耶穌會的樹皮」（Jesuit's bark）。幫康熙治病的洪若翰與劉應，正是耶穌會的傳教士。

耶穌會把金雞納樹皮引入歐洲後，起初只有在羅馬使用，後來耶穌會在一六四〇年代舉行了幾次大集會，會中決定由歐洲各個國家的耶穌會教士，將這個好東西帶回他們分別所在的國家推廣使用。令人有點意外的是，這個治療當時卻遭到歐洲「正統醫界」的大力抵制。醫師們認為，醫生遇到染了熱病的病患，就該正正經經的替人家放血才是，怎麼可以用像金雞納樹皮這種完全不符醫理，來路不明，邪門歪道，帶著異教徒感覺的玩意兒？太丟臉了！所以當時的醫學界，時不時的就會撰文來詆毀耶穌會的樹皮粉的使用。

在那個背景之下，英國出現一個有趣的人物，特別值得一提，名叫羅伯特・塔爾博

（Robert Talbor，1642-1681）。他原本是一個藥劑師學徒，後來讀大學沒畢業，就跑到了埃塞克斯（Essex）的沼澤地區去行醫，就是我們今天所說的密醫。他治療瘧疾的手段特別厲害，成效特別好，所以聲名遠播。塔爾博聲稱他自行鑽研了一種祕制的植物配方，不肯公開，並且也曾撰文警告大家，說社會上所謂的「耶穌會的藥粉」並非全無是處，但若是使用不當，會有嚴重的後果。基本上，就是密醫叫大家不要隨便吃成藥，有病就該找他看的意思。

塔爾博的名聲後來大到讓當時的英國國王，那位風流君主，人稱「快活王」的查理二世（Charles II，1630-1685）聽見了，國王找人請他去，將他的「祕方」試驗在一些瘧疾病人的身上，結果效果奇佳。查理二世龍心大悅，就在一六七八年將他封爵，禮聘他當了宮廷御醫。巧的是，次年一六七九查理二世自己也染上了瘧疾，又是用他的祕方治好了。從此塔爾博以神醫姿態遊走於包括法國、西班牙等歐洲國家，治療皇親國戚，風生水起，名利雙收。

塔爾博的祕方因為功效卓著，在歐洲得到了「英國療法」（English remedy）的美名。當時的法國國王，外號「太陽王」的路易十四（Louis XIV，1638-1715）想方設法地要重金收買塔爾博的祕方，結果塔爾博終於同意了，但是有一個條件，就是該祕方的內容，只有在他本人死亡之後才能公布。於是這個「英國療法」，就成為塔爾博與路易十四的首席御醫兩個人之間的祕密，而正是路易十四，把洪若翰與劉應那兩位法國耶穌會教士派令出使中國，到了康熙的身邊。

天不假年，站在人生巔峰的塔爾博自己在一六八一年過世，次年路易十四的首席御醫照約定將祕方公布，結果那祕方不是別的，赫然正是塔爾博自己曾經撰文警告大家要小心的金雞納樹皮粉。塔爾博顯然是個滑頭，但他鑽營的一生，卻對金雞納樹皮的推廣，以及整個歐洲的瘧疾治療，起了相當大的正面作用。

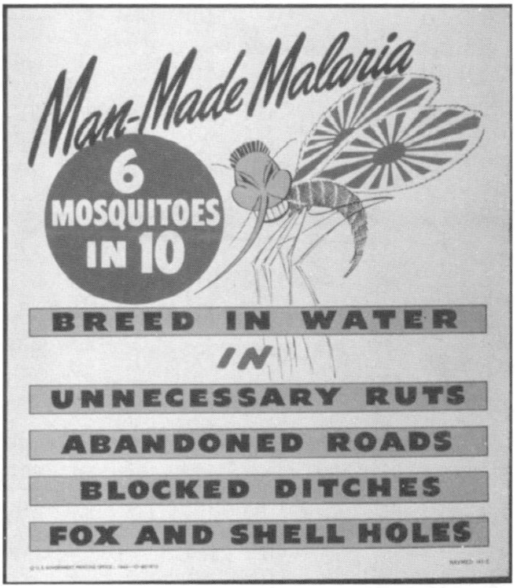

二次大戰時的美軍防瘧宣傳

金雞納樹皮治療瘧疾的有效成分「奎寧」（quinine），直到一八二〇年才由法國化學家佩爾蒂埃（Pierre Joseph Pelletier，1788-1842）和藥學家卡文托（Joseph Bienaimé Caventou，1795-1877）從金雞納樹皮當中分離出來，然而在此之前的一百多年裡，金雞納樹皮就已經以草藥或祕方的形式，治癒了無數的瘧疾病患，並且至少先後拯救了一中一西，兩位皇帝的性命。

康熙皇帝與查理二世，顯然都是頭腦靈活、不拘泥成見的君王。在生死交關的當兒，能夠不受限於權威意見，勇於試驗，讓實效來說話。雖然那還稱不上是真正的科學態度，但他們的識見，卻已經遠遠超過了與他們同時代的醫生們。

奎寧的出現，對人類歷史有很大的影響，除了拯救許多瘧疾患者的生命之外，事實上也大規模改變了人類的活動以及版圖分配。比方說，過去由於瘧疾的肆虐，非洲大陸一直被白種人視為畏途，被稱為「白種人的墳墓」。奎寧一旦問世之後，歐洲的白種人沒了這個顧慮，就群起蜂湧進入天然資源豐饒的非洲。換句話說，奎寧間接促成了白人對非洲大陸的殖民行動，幫助塑造了今日世界的樣貌，至於這一點是功是過，可能必須交給歷史學家們去爭論。

金雞納樹的產量有限，即使已經加以培植栽種，仍然不敷所需。人工合成的奎寧，終於在一九四四年首度被美國的有機化學家伍德沃德（Robert Woodward，1917-1979）與德林（William Doering，1917-2011）成功地製造出來。當時第二次世界大戰已近尾聲，此前數年的戰爭期間，由於全世界對奎寧的需求劇增，供應青黃不接，有數以萬計的歐美或亞洲的軍人，因為感染瘧疾而死在了熱帶戰場之上。差不多與奎寧在同一時期被成功合成出來的，還有「氯喹」（chloroquine）與「羥氯喹」（hydroxychloroquine），都可以用來治療瘧疾，羥氯喹另外還可以用來治療一些自體免疫疾病。

說到羥氯喹，它在二〇二〇年還掀起了一個新話題，就是新型冠狀肺炎COVID-19發展成世界性的大流行後，大家都在努力尋找能夠有效治療它的藥物，結果在五月時，美國總統川普突然宣布，為了「預防新型冠狀病毒」，自己已開始服用羥氯喹。但其實該藥不僅沒有任何試驗證據顯示能夠預防或治療新型冠狀病毒，甚且還可能引發心臟方面嚴重的副作用。川普以美國總統的巨大影響力，卻當眾說出如此輕率不負責任的言語，誤導國民的認知，看起來同為「一國之君」，身為現代人的川普總統的智慧，還遠遠比不上十七世紀的康熙皇帝與查理二世。

瘧疾與人類纏鬥的時間極長，未曾絕跡。從金雞納樹皮開始，到奎寧類藥物的出現，人們手中終於有了真正可以對付瘧疾的武器。然而尋求更有效治療方法的努力，也不曾停止。奎寧類藥物問世多年之後，抗藥性與副作用的問題也不免漸漸浮現。中國的中醫學者屠呦呦，從古醫籍中尋求靈感，經過長年不斷的嘗試鑽研，終於成功的研發出青蒿素與雙氫青蒿素，現在已經成為最有效最標準的瘧疾治療方案，成功挽救了世界上無以數計瘧疾患者的生命，屠呦呦本人也因此榮獲二〇一五年的諾貝爾獎。此時距同在北京的康熙吞下那包救命的「金雞挐」藥粉，歷史已經悠悠的度過了三百多年的歲月。

聖徒與獵巫

能夠在歷史上留下行跡的人物，必然有其獨特之處。有些是不世出的天才，創造了前人未見的發現或發明，有些雄才大略，贏得了世人矚目的赫赫功業，然而卻也有那麼一些古人留下聲名的理由，是他們的思想行為特別的古怪，並且持之以恆的堅持他們的古怪，到了別人無法忽視的程度。

中西各種宗教，都有它個別的修行法門，有的比較入世，有的比較出世，有的則出世到不近人情的地步。基督教歷史當中的某些時期與某些派別，就特別景仰苦修的修行者。這些人在肉體上要摒棄一切物欲，在精神上要耐住寂寞，有些甚至好幾年不跟別人說一句話。比方在西元四世紀，有一位孤獨的基督教隱居修士安東尼（St. Anthony，約251-356），就是一個最傑出的例子。

安東尼單獨的躲在埃及東部的偏遠沙漠中，一個人冥思修煉。這個並不算出奇，但特別的是，安東尼修行的時候，經常會看到、聽到許多裸體的美女，奇形怪狀的動物，一些現實不可能存在的異形等等，來到他的跟前試探他、引誘他、辱罵他，甚至毆打他，日夜都不間斷。這顯然都是魔鬼的伎倆，想要拖著他遠離上帝。安東尼不斷努力的抗拒著，他以無比堅忍的耐力，持續的忍受並拒絕那許多魔鬼的試探，長達好幾十年的時間，就這麼孤單而堅毅地活到超過百歲。這位長壽的信仰者，因為這樣的壯舉，而受到基督徒無比的景仰。他死後

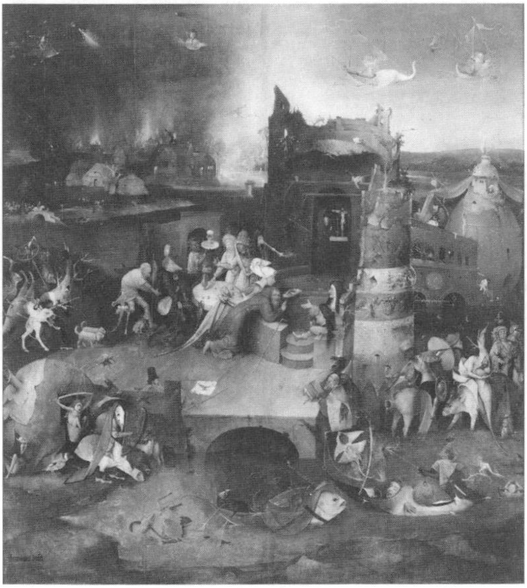

博斯的《聖安東尼幻覺》

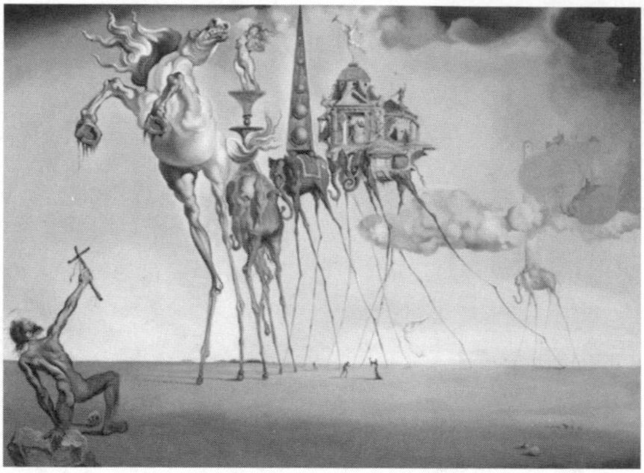

達利的《聖安東尼幻覺》

被基督教會封聖，成為此後基督教所有隱居修行者的典範。

聖安東尼所看到、聽到、感受到的種種離奇幻象，日後成為許多藝術家愛用的創作主題，例如怪異的古代荷蘭大畫家博斯（Hieronymus Bosch，1450-1516），以及怪異的近代西班牙大畫家達利（Salvador Dalí，1904-1989），均曾以聖安東尼的幻覺為題，創作出光怪陸離、令人百看不厭的作品。

聖安東尼的名氣非常大，這些修行時的幻覺，更是人盡皆知，膾炙人口，結果導致到了幾百年之後，他的名字變成了一種新奇怪異的疾病的名稱。

中世紀歐洲的某些區域，間歇性的爆發一種神祕的瘟疫，患者會產生幻覺、痙攣、精神錯亂、四肢疼痛如火焚身，並且手指腳趾等處會壞死甚至脫落，就像被火燒焦了一樣。這種怪病，造成患者以及家屬極大的痛苦，並且原因不明，讓當時的醫生束手無策。

有一個尊奉聖安東尼的修士團體，稱為聖安東尼修會（The Order of St. Anthony），覺得他們的祖師爺聖安東尼，也曾受過跟這些患者類似的幻覺之苦，因此就好心的收治照顧這些病患。從此，聖安東尼就被這種怪病的病人奉為守護神，而這種怪病，也因此得到了一個病名，叫做「聖安東尼之火」（Saint Anthony's Fire）。

聖安東尼修會曾經委託過德國畫家岡瓦德（Matthias Grünewald，1470-1528），為他們的祭壇繪製了一幅巨幅畫作，用來撫慰患者的心靈。在這幅畫當中，可以看到聖安東尼當年被幻覺與疼痛折磨的場

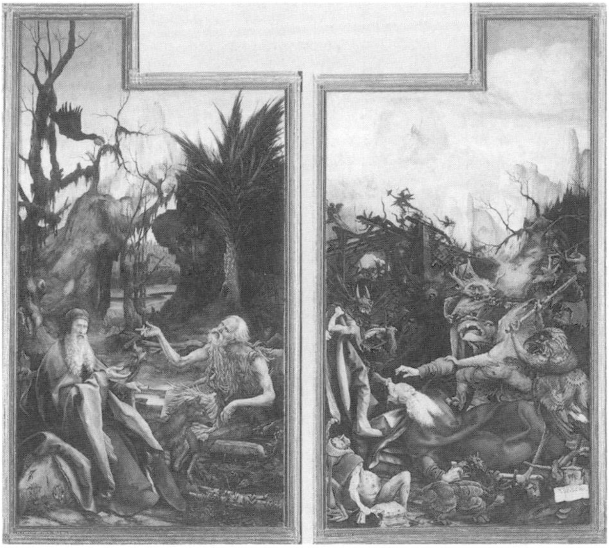

聖安東尼修會的岡瓦德畫作

景。當然，在中世紀的歐洲，沒有人知道「聖安東尼之火」這個怪病是怎麼來的，只能歸咎於天譴。因此向聖安東尼祈求以得到心靈的慰藉，就成了患者唯一的救贖之道了。

「聖安東尼之火」並未止息於中世紀，零星的區域流行，到了十九世紀末乃至於二十世紀，仍然時有所見，因此終於有機會被科學之光照見。這種好幾個世紀以來的神祕怪病，被發現並非一種流行瘟疫，而是一種很特殊的食物中毒。肇禍的是一種黴菌，稱為麥角菌（claviceps prupurea）。

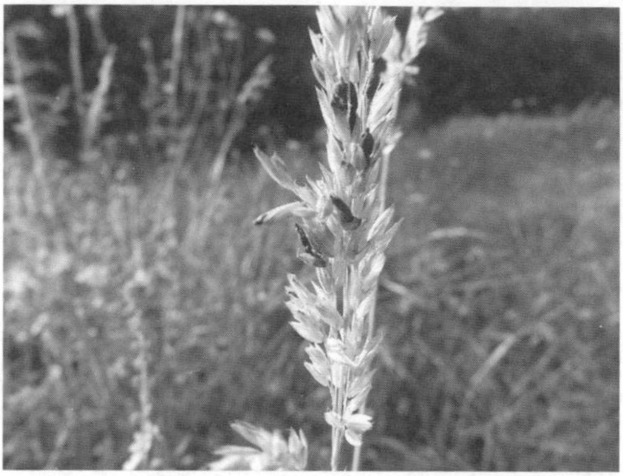
麥角菌感染的麥類

麥角菌寄生在大麥、小麥或裸麥等農作物上，製造一種叫做「麥角生物鹼」（ergot alkaloids）的毒素。人如果吃到被這種被麥角菌汙染的麥類所製造的麵包等食物，就會因為攝入過多的麥角生物鹼，而引發麥角中毒（ergotism），造成「聖安東尼之火」的那些症狀。

麥角生物鹼對於人體的影響，主要表現在兩方面：

（1）麥角生物鹼是很強力的平滑肌收縮劑，所以會造成噁心、嘔吐、腹瀉等消化道症狀。另外，血管壁肌肉也是平滑肌，過多的麥角生物鹼，會造成周邊血管的強力收縮，以至於血液無法流通，所以會在肢體末端，像是手指、腳趾等平時循環最差的地方，引起缺氧壞死的後果。

（2）麥角生物鹼也會對中樞神經系統作用，引起幻覺、癲癇、痙攣、躁動、精神混亂、肢體被焚燒刺痛感等等神經系統症狀。

一九三八年，瑞士化學家艾伯特．霍夫曼（Albert Hofmann，1906-2008）在研究麥角生物鹼時，意外的由麥角酸中合成出麥角酸二乙醯胺（lysergic acid diethylamide，LSD），找出了麥角造成幻覺的原因，也為世界提供了一種劃時代的迷幻藥。

麥角中毒的致病原因以及化學物質既經闡明，除了因此找到了預防「聖安東尼之火」的方法以外，科學家與醫師們，還進一步藉由麥角生物鹼的獨特藥理，發明了許多新的藥物，廣泛的應用。例如在婦產科與神經科領域，都可以看到科學家用麥角生物鹼衍生物所製造出來的重要藥物，治療各種疾病。

聖安東尼之後的一千多年，西元十七世紀，一六九二到一六九三之間，位於美國麻薩諸塞州、波士頓東北的平靜小鎮塞勒姆（Salem），發生了一件駭人聽聞的大事件。

一個牧師的女兒，連同幾位她平素的玩伴女孩們，相繼出現了怪異的行為表現。她們會張嘴尖叫，發出怪聲，亂扔東西。還把身體扭曲成種種怪異的姿勢，爬到家具底下，說自己的身體正被別人捏或用針刺。

其後不久，鎮中其他的一些年輕女性，也出現了類似的症狀。這個前所未見的怪事，引起小鎮居民極大的震驚與恐慌。在此人心惶惶之際，基督教會出面，派了一些牧師代表來到塞勒姆調查。牧師們在看到那些女孩的怪異表現，並詢問了一些證人的證詞之後，很篤定的宣布，這種情形，一定是有巫師在施巫術害人。

當時基督教的「宗教法庭」，對跟魔鬼有牽連的巫界分子，向來不會手軟，會用種種殘酷的手段嚴刑逼供，直到被告受不了而承認為止。就算被告本人不承認，只要法庭認定證人的證詞屬實，或僅是看似屬實，也會判定被告有罪，並且對於「罪證確鑿」的女巫，二話不說，一律死刑伺候。「嫌疑犯」為了讓自己脫罪，通常會勇於指證其他人才是真正的女巫。

在塞勒姆被指證為女巫的人數，像雪球一樣越滾越大，在這場鬧劇最終落幕前的一年多時間內，共有二百多人被指控為巫下獄，其中二十人被絞死或被石頭砸死，這就是美國史上惡名昭彰的「塞勒姆審巫案」（Salem witch trials）。

那場軒然大波中，所謂的「女巫」們的症狀，包括幻覺、躁動、意識混亂、痙攣、身體被針刺感、頭痛、眩暈、嘔吐、腹瀉等，都符合麥角生物鹼中毒的特徵。加以當時當地的農作物，主食型態，氣候等客觀條件都相當的符合，以至於後世有一些科學家以及歷史學者合理的推測，這整件獵巫事件的起因，根本就是另一次「聖安東尼之火」的地區性發作。只可惜在十七世紀的美國，那些患者不僅未能身蒙聖安東尼的庇蔭，反倒受到迫害死於非命，甚至連累到許多親友。

聽到別人聽不到的聲音，看到人家看不到的影像，稱為幻覺。做出一般人不會做出的離奇舉動，稱為怪異行為。人只要出現幻覺，或是怪異的行為，一定有其生理上或心理上的原因。要不然是腦裡有病變，要不然是精神狀態有異，總之是肇因於腦部功能的混亂。神經科醫師與精神科醫師，對於這些疾病非常的有經驗，因此在現代，出現這

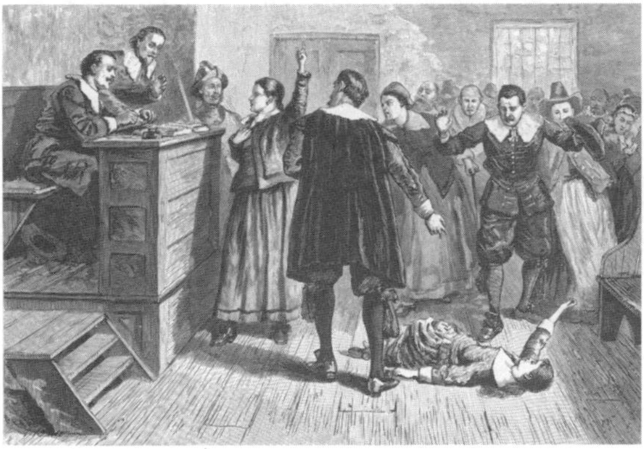

塞勒姆審巫

些症狀的患者，都可以得到合理的照顧。遺憾的是，在沒有科學的古代，患者的命運通常要看運氣。

聖徒聖安東尼與塞勒姆案中的「女巫」們，都生活在民智未開的社會。安東尼離群索居，沒干擾到任何人，加以當時的基督教組織尚不嚴密，態度也相對的開放，所以雖然他一生都承受著幻覺的恐怖，卻得以長命百歲，甚至成為傳奇，以封聖作收。而塞勒姆的居民們，生活在特別封閉迷信的宗教氛圍之中，結果就掀起腥風血雨，使得許多無辜的人死於非命。

現代醫學最終能夠了解進而駕馭麥角生物鹼，利用它來增進人類的福祉，對比於「聖安東尼之火」以及塞勒姆審巫案的例子，證明了一件事：迷信與蒙昧所導致的時代性、區域性的文明倒退現像，以至於集體瘋狂的例子，雖不少見，所幸人類整體的理性文明並不會因此而停步，依舊會不斷的前進。

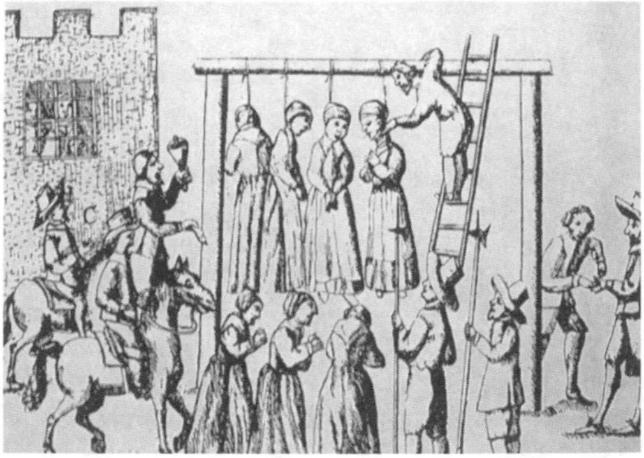
塞勒姆處死女巫

麥角衍生物（ergot derivatives）藥物小檔案

麥角生物鹼，固然在人類歷史上鬧了不少亂子，但對於醫學卻有著不少貢獻。科學家利用化學方法，製造出構造類似麥角生物鹼的化合物，稱作麥角衍生物，並利用它們對人體的平滑肌以及神經系統的藥理作用，發展出了許多實用的藥物：

利用對內臟平滑肌的強力收縮作用，發展出治療產後或流產後出血的藥物，如：

ergonovine，methylergonovine。

利用對血管壁平滑肌的強力收縮作用，發展出治療偏頭痛的藥物，如：

dihydroergotamine，ergotamine。

利用對神經系統的作用，發展出治療失智症的藥物，如：

ergoloid mesylates。

利用對多巴胺dopamine接受體的作用，發展出治療巴金森病、泌乳素過高、腦下垂體泌乳素瘤，以及抑制排乳的藥物，如：

bromocriptine，cabergoline，dihydroergocryptine，lisuride，pergolide。

古人的麻醉

喜歡看古代的章回小說，或是近代的武俠小說的人，一定會常常看到「蒙汗藥」。蒙汗藥這東西真有趣，經常在小說的情節推動上起到關鍵的作用。比方說在《水滸傳》裡面，蒙汗藥就是江湖人物耳熟能詳的坑人聖品，經常的出現。黃泥岡上吳用、晁蓋等用計讓楊志喝下摻了蒙汗藥的酒，他就「軟了身體，掙扎不起」，因而丟了生辰綱。武松途經十字坡，來到孫二娘的酒店。孫二娘用蒙汗藥放在酒裡給兩個公差喝了，拍著手笑喊：「倒也！倒也！」兩個公差天旋地轉，往後倒去昏迷不醒。幸虧武松事先早有提防，假裝也喝了酒中了招，然後突然起身將孫二娘制服，大家才沒有一起變成人肉包子。

小說中對蒙汗藥言之鑿鑿，而讀者們也信之不疑，表示它也許並非完全虛構。古時有所謂的「拍花子」，近代有所謂的「金光黨」，劫人劫財，受害者常常說到被騙子拍了一下身體，或是聞了手帕之類的什麼東西後，就變得不省人事，任人擺布。這當中有些情節可能是編造的，但也不能排除騙子在做案時，真的有使用某種讓人瞬間喪失意識的藥物，因為在古代，這種東西確實是存在的。

有一種植物「曼陀羅花」，就具有這樣的藥理作用。宋代司馬光在〈涑水記聞〉中記載：「五溪蠻反，（杜）杞以金帛官爵誘出之，因為設宴，飲以曼陀羅酒，昏醉，盡殺之，凡數千人。」就是在描述官府對不服管束的「蠻」不正面攻打，卻假意與之和好，請人家喝摻了曼陀羅的酒，全都迷昏之後，殺個一乾二淨。這種行徑，跟十字坡的孫二娘黑店實無二致，不知該算妙計，還是該算下流。不過總之，這曼陀羅酒的功效跟孫二娘的蒙汗藥酒一模一樣，以致有不少人推測，蒙汗藥的原料就是曼陀羅。

說蒙汗藥的原料就是曼陀羅，雖是一種推測，但卻是合理的推測，線索就在於「蒙汗」二字。曼陀羅花的學名叫「Datura stramonium」，它的毒性來自於當中所含的生物鹼。其中最主要的一種，名為「東莨菪鹼」（scopolamine）。東莨菪鹼的生物作用是壓制神經系統中的乙醯膽鹼（acetylcoline），人的腦部的乙醯膽鹼被壓制了，就會發生上述的意識障礙與昏迷的現象。此外人的自律神經系統中的副交感（parasympathetic）神經系統，也是靠著乙醯膽鹼來作用，而皮膚的排汗功能正是由副交感神經系統在掌管，它一旦被壓制了，人體就排不出汗來。所以中了招的人會體溫升高，皮膚發紅燥熱，卻硬是流不出汗，用「蒙汗」二字來描述，豈非天造地設？所以蒙汗藥就算不是用曼陀羅做的，大約也是用含有類似生物鹼的其他植物才對。

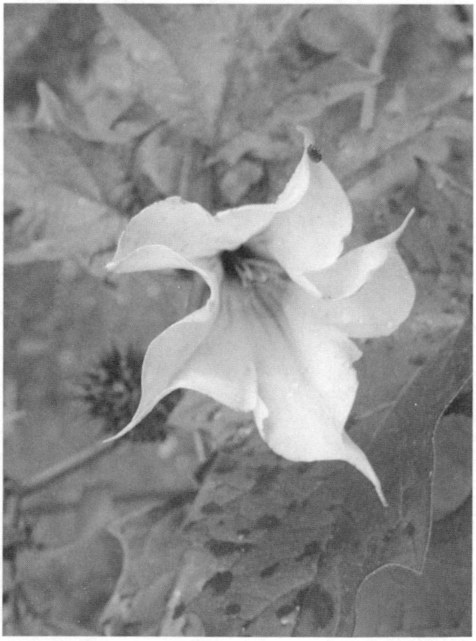

曼陀羅花

直到今天，用蒙汗藥之類的藥物來為非作歹的事，也不少見。不久前有新聞報導，在南美洲的國家哥倫比亞，盛行一種迷藥粉末，叫做「魔鬼氣息」（Devil's Breath）。

歹徒在路上趁人不覺，把它吹到路人的臉前讓他吸入，不久之後他就會喪失意識，有如僵屍，任人擺布。這「魔鬼氣息」的成分，正是東莨菪鹼。外國人的迷藥，倒未必是取經於中國古代的蒙汗藥伎倆，因為美洲本來就是曼陀羅花的原產地之一。可見殊途同歸，世界各地的歹徒，都能因地制宜，運用自然界的資源，發明出同樣有效的犯案道具。

有句話說：「殺人的不是槍，是拿槍的人。」大自然的產物，並無善惡之別，同樣的植物藥理作用，壞蛋見到了，就會想著怎麼拿它來為非作歹，醫家見到了，則會想著怎麼用它來造福人類。

人類動手術的歷史久矣，但現代麻醉醫學的時間並不長，一八四六年才出

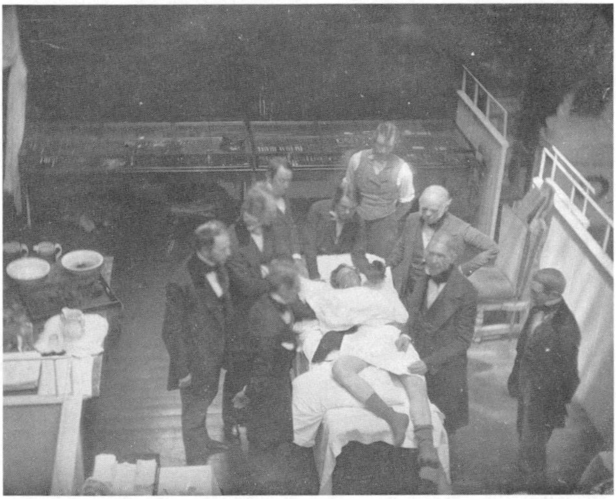

史上第一次乙醚麻醉手術

現第一個稱得上是現代全身麻醉鼻祖的乙醚（ether）麻醉個案。那麼，在之前的數千年間，醫師們已經拿刀在患者的身上切切割割了，他們是怎麼辦到的呢？除了古代的手術比較簡單，又或許古代的人比較能忍痛（比方關雲長）這兩個因素之外，來自於植物的幫助，才是最重要的。

史書記載，漢末三國的神醫華佗使用「麻沸散」作為麻醉藥，可以幫病人做剖腹手術。這跟其他許多古代「神醫」的傳說一樣，絕對是吹牛。古時候沒有無菌操作，沒有抗生素，連人體臟腑的位置生理都搞不太清楚。在那種環境之下，不管醫師的手有多麼的巧，智慧有多麼的高，把病人的胸腔或腹腔打開，病人就只有死路一條。不過呢，像「麻沸散」這樣的古代麻醉藥，倒可能並非空穴來風，因為在自然界就有不少的植物含有止痛或是讓人沉睡的成分，曼陀羅就是其中之一。在這些草藥的幫助之下，給病人施行一些比較表淺的手術，例如挖除膿瘡、外傷骨折的處理等等，則是完全有可能的。所以有不少人推測，麻沸散也是用曼陀羅做出來的。

麻沸散的傳說，是太過久遠以前的事，也已經沒有原始的製作紀錄，所以很難求證是不是用曼陀羅做的。但比較近代的醫書，記載就比較詳實，例如明朝《本草綱目》的作者李時珍，在該書中就有章節講到曼陀羅花，說：「八月采此花，七月采火麻子花，陰乾，等分為末，熱酒調服三錢，少頃昏昏如醉。割瘡灸火，宜先服此，則不覺其苦也。」就是在說明把曼陀羅花應用在小手術麻醉的實際做法。

無獨有偶，西方從耶穌降生前開始一直到中世紀，外科醫生們就已經懂得在給病人動刀前先準備好麻醉藥物，大多也是使用包括曼陀羅花在內的所謂茄科（Solanaceae）植物。茄科植物都有含量不一的包括東莨菪鹼在內的各種生物鹼，具有一定的毒性。人誤食的話，除了有時會造成死亡以外，常見的神經毒性就是會引起四肢癱軟、昏睡不醒。早在羅馬帝國時代，醫師就開始用茄科植物來做麻醉。他們當時的方法是用酒來浸泡，萃取出其中的生物鹼，並且精益求精，後來還發明出把茄科植物的種子與罌粟（鴉片的原料）的種子一起浸泡的方法，可想而知，這樣做出來的藥酒會具有更強的麻醉兼止痛效果。

羅馬帝國於五世紀時分崩離析，當時許多寶貴的文化遺產與實用知識，後來都流入了各地的基督教會修道院中保存。在九世紀的一座修道院中，就有這麼一份文件，詳述了麻醉藥的做法：

「盛夏之時，植株茂盛，收集龍葵（Solanum nigrum），天仙子（Hyoscyamus niger），曼陀羅花（Datura stramonium），毒萵苣（Lactuca virosa），榨出汁來。把一

塊海綿浸泡其中，然後在日光下曬乾，接著再浸泡，再曬乾，重複二三次之後，就可以放在乾燥處保存。要使用的時候，把這塊海綿稍浸熱水，放在要接受手術的病患的鼻下，他馬上就會陷入沉睡，不用擔心在手術當中會感到任何疼痛。」

這顯示當時的麻醉法，已經不限於讓病人喝下藥酒，經由腸胃吸收一途，還有經由呼吸道吸入的給藥方式。

羅馬人發明的這種浸過藥物的海綿，效果非常的好，以至於被取了一個外號叫做「死亡之酒」（Death Wine），因為人吸了之後，可以產生類似「假死」的狀態。看起來全身癱軟，不省人事，好像已經死掉一樣，但等到藥效消退，人醒過來，又是一條好漢。這就導致了當時人們對它的另外一種妙用。我們知道，古羅馬的嚴酷刑罰之一是釘十字架，把重刑犯釘在高高的十字架上示眾，直到他死亡為止。當時有罪犯就利用「死亡之酒」裝死，騙過了守衛，家人將「屍體」取下後返家，起死回生，逃之夭夭（有沒有覺得這個情節相當的熟悉？）。因為這樣，後來帝國的司法單位就規定，凡是十字架上的犯人死亡之後，負責看守的百夫長必須用長矛在屍體身上再刺幾個透明窟窿，以資保證。

這種奇妙的「死亡之酒」，顯然給了文學創作者不少的啟發。大文豪威廉·莎士比亞（William Shakespeare，1564-1616）的名劇《羅密歐與茱麗葉》（*Romeo and Juliet*）當中，就有這麼一段情節：同情羅密歐與茱麗葉這對小情侶的勞倫斯神父，拿了一瓶藥水教茱麗葉玩假死，逃過家族安排的婚姻，跟羅密歐私奔。

勞倫斯對茱麗葉說：「這一個藥瓶你拿去，等妳上床以後，就把這裡面煉就的液汁一口喝下，那時就會有一陣昏昏沉沉的寒氣通過妳全身的血管，接著脈搏就會停止跳動，沒有一絲熱氣和呼吸可以證明妳還活著，妳的嘴唇和頰上的紅色都會變成灰白，妳的眼瞼閉下，就像死神的手關閉了生命的白晝，妳身上的每一部分失去了靈活的控制，都像死一樣僵硬寒冷。在這種與死無異的狀態中，必須經過四十二小時，然後妳就會彷彿從一場酣睡中醒過來。」莎士比亞安排了一位神父來擔當這麼一位提供藥水又熟悉藥性的「假死專家」的角色，顯見當時死亡之酒這類的麻醉藥知識，確實是屬於教會修道院的專業範圍。

麻醉是個大學問，能把一個人麻倒，動完手術，再將他喚醒，可以說是一次小小的「起死回生」的特技展現。中西方古代的草藥麻醉劑，固然都曾在它們各自的地域與時代，發揮過不可取代的作用，幫助過許多病患，然而都不是理想的麻醉方法。因為這些植物中的生物鹼，不僅僅能讓人昏睡而已，還可能造成呼吸的抑制，並影響到心臟血管的功能。古代的麻醉只是用藥把病人迷昏而已，卻沒有能力像現代的麻醉術一樣，保持病人呼吸道的暢通，監測他的生命徵象，所以非常容易發生意外。此外，草藥的最大問題是無法定量，根本無法知道進入病人體內的藥劑是否過量。因此醫學史上時而會記錄到「弄假成真」，假死變成真死的案例。現代的麻醉醫學問世之後，古代那許多神奇而有趣的迷藥、麻藥、假死藥等等，就都留在了歷史傳說當中，供人憑弔。

隔離古今談

人自詡為萬物之靈太久，以至於忘了自己並不是這個世界的主人。病毒與細菌這些微生物，歷史比我們久，數量比我們多，適應力比我們強，演化得比我們快。在它們的眼裡，人類應該只是過客而已。我們還沒有出現的時候，微生物就已經在地球上生存了非常長的時間，我們出現之後，部分的微生物就想出了法子用我們的身體來居住生活。大部分情況下，它們跟我們和平共處，有時甚至成為維繫人體健康不可或缺的部分，但在少數情形下，它們會傷害甚至殺死我們，我們稱之為「感染」。這感染偶爾會在人與人之間傳播，我們稱之為「傳染」。

大部分的人，對傳染這件事有著超乎它實際傷害程度的心理恐慌。其中有些恐慌是非理性的，但也有些恐慌是來自於史上幾次特別嚴重的疾病大流行的記憶。在古代，因為對傳染病的了解非常有限，對抗疾病的武器也幾乎沒有，所以若是碰到了病因不明，沒有有效的治療，致死率又高的疾病流行，人人自危的當下，人們的自保本能會超過對患者的同理心與同情心，再也顧不上病人的治療與照顧，只求把他們與自己區隔開來就好，這叫做「隔離」（quarantine）。

早在兩千多年前舊約聖經的〈利未記〉（Leviticus）中，就有過因為某種皮膚病（極可能是痲瘋病）的盛行而實施隔離的記載。當時的人充滿宗教情懷，把「病」與「罪」視為一體，所謂的隔離，執行者是教士，出發點是除罪，活動內容只不過是把病（罪）人集中起來懺悔與祈禱而已，並沒有任何傳染的觀念，當然也就不會有防止疾病散播的效果。

西元六世紀時，發生了史上第一次鼠疫（bubonic plague）的大流行。病源由阿拉伯與中東地區出發，在五四二年蔓延到了拜占庭（Byzantine）的首都君士坦丁堡（Constantinople），殺死了首都百分之四十的人口。當時的羅馬帝國皇帝查士丁尼一世（Emperor Justinian I）自己也罹患了這病，但命大沒死。他體認到情勢的嚴峻程度非比尋常，就當機立斷實施了一連串的行政措施，包括迅速掩埋首都內的大量屍體，以及將屍體用船載到外海拋棄等等，但最重要的是，他限制了部分人民的行動自由，實施了史上的第一次正規隔離行動。

問題在於，查士丁尼一世所隔離的對象，是他主觀認為引起了流行病的那些人，標準是信仰以及種族的「不正確」，包括猶太人、撒馬利亞人（Samaritans）、異教徒、異端，以及同性戀者等等。可想而知，這樣的隔離方式徒然強化群體之間的歧視與衝突，卻不可能發揮遏止疾病傳播的作用。

十四世紀時，來自遠東的黑死病（Black Death）在歐洲大爆發。黑死病的病原，於本世紀透過中世紀古墓屍體的ＤＮＡ分析研究，已然確定就是鼠疫桿菌，以跳蚤作為傳染媒介。它在歐洲肆虐的程度，非現代人所能想像，在不同地區造成的死亡人數，從全人口的八分之一到三分之二不等。從一三四七到一三五一這短短幾年間，光是在歐洲就死了約兩千萬人，造成歐洲人口數的大倒退，一直到一百五十年後，方才恢復到疾病之前的人口數目。

當時黑死病所帶來的恐慌與絕望，布滿了整個歐洲。由於對這個疾病的傳播方式並不清楚，當局對於食物、飲水、下水道的監控，以及對屍體及衣物的處理措施並沒能發揮效果，人們就假設空氣本身能夠傳播黑死病。這逼得官方採取了比較極端的隔離措施，比方義大利瑞吉歐城（Reggio）的長官，就下令所有染上黑死病的人，都要被帶到城外的荒野「自生自滅」。換句話說，當時標準的做法，就是拋棄染病的人，來保障其他人的平安。

一三七四年，義大利的兩個港口城熱那亞（Genoa）與威尼斯（Venice）宣布驅離所有來自疫區的船隻。到了一三七七年，威尼斯的貿易殖民地拉古薩（Ragusa）頒布了史上第一個海事隔離命令：所有來到拉古薩的船隻，都要在港外的海面停泊三十天，其間接受港務官員的登船檢查，此外不得有任何私下的人員接觸或物資的交換。拉古薩在哪兒？就在今天景色如畫的旅遊勝地—克羅埃西亞（Croatia）的杜布羅夫尼克（Dubrovnik）。

這個三十天的海事隔離期限，後來被延長到四十天。義大利文的「40」叫做「quaranta」，這個四十天的期間，就被稱為「quarantino」。我們今天所用的「隔離」這個詞的英文「quarantine」，起源就在這裡了。為何他們選擇了四十天？不知道。有人認為那來自於古希臘的醫學教條，也有人說那來自於《聖經》的典故，總之並非基於對疾病本身的了解，但事實證明是有效的。

受到海事隔離政策的啟發，義大利的衛生官員也開始在陸地上實施類似的隔離措施。所有染病的人，包括他們的家人以及所接觸過的人，都被限定關在家中。當局通常會派員看守，防止他們逃逸。在米蘭（Milan），一旦有病例出現，相鄰的三家人不論死活，不論有無染病，都要被築起圍牆關在裡面，各安天命。這個極端的措施似乎真的有效，因為黑死病的流行期間，在所有的義大利大城市當中，以米蘭的受災最輕。

黑死病在十四世紀後半的全盛期之後，並未消聲匿跡，而是在整個

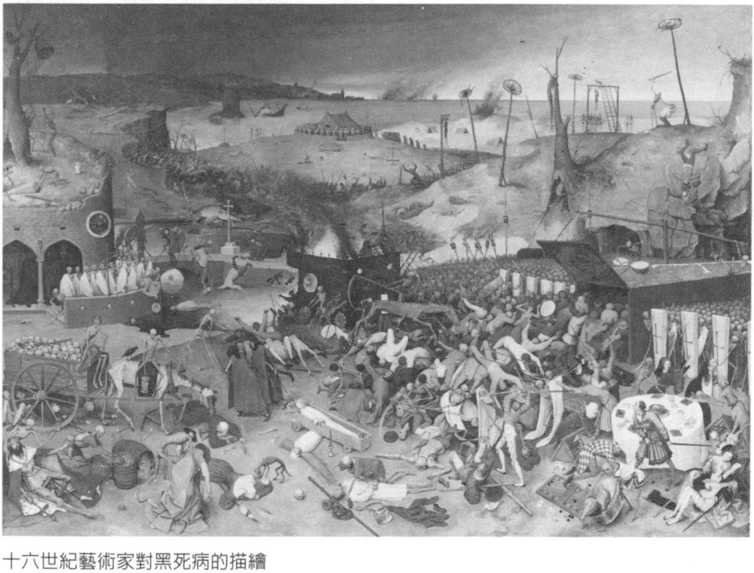

十六世紀藝術家對黑死病的描繪

歐洲纏綿了數百年。這個四十天的隔離期制度，隨著繼續在歐洲嚴格的被執行，長達三百年之久。我們今天了解，人從開始感染鼠疫到死亡，約需要三十七天左右，當時的歐洲人雖然不明白這個道理，但他們選擇的四十天隔離期，卻正好可以有效抑制鼠疫的散播。

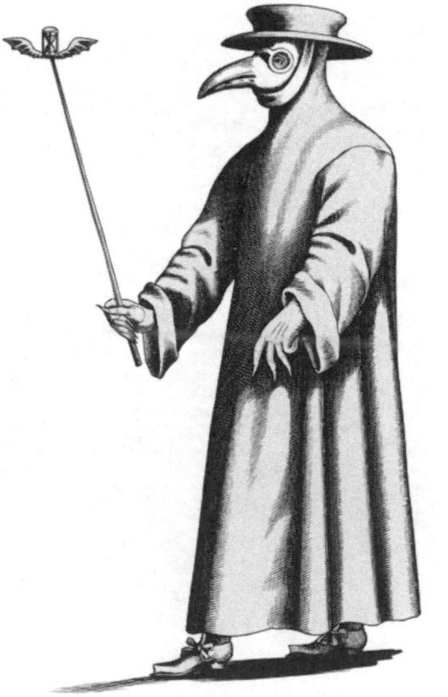
歐洲鼠疫流行時的瘟疫醫生

十八世紀開始，有許多其他的流行病，包括肺結核、天花、霍亂、黃熱病等等，漸漸取代了黑死病在人類舞台的地位，但隔離的形式，卻仍然承襲著先前為黑死病而設計的制度。直到十九世紀至二十世紀間，由於各個不同傳染病的病原體一一的被辨識出來，才開始依據各個微生物不同的生物特性，分別為每一種傳染病設計出不同的隔離規定。

時間進入二十世紀，正當人們有感於醫學與衛生狀況的進步，以為大規模的瘟疫流行已成歷史之時，爆發了三次的全球流感大流行，分別是一九一八年流感大流行（又稱西班牙流感），一九五八年流感大流行（又稱亞洲流感），以及一九六八年流感大流行（又稱香港流感），每次的死亡人數皆超過百萬人。尤其是其中的西班牙流感，人稱「史上最慘烈的病毒大屠殺」，肆虐年餘，造成當時世界上約五億人感染，數千萬人（有人說近億人）死亡。在這三次全球性大流行的恐慌當中，各個國家跟地區分別採行了不同方式的隔離措施，但這些措施對整體疾病的擴散以及死亡率，似乎沒有決定性的影響，反倒是疫苗的發展以及普及，成為最佳的預防方式。

醫學與防疫觀念與時俱進，病毒也跟著自強不息。二十一世紀出現的新挑戰，讓古老的隔離措施再度浮上檯面。二〇〇二年在中國廣東出現第一個「嚴重急性呼吸道症侯群」（Severe Acute Respiratory Syndrome，SARS）病例，而後經由香港散播到全球，包括台灣在內。這個新病毒由於具有傳染快速、致死率高、無有效疫苗及治療的幾大特點，為人們心理上帶來的恐慌，比流感要大得多。比起流感來說，SARS的感染率較低，潛伏期較長，因而讓隔離措施在現代有了新的角色。接著，二〇一九年底在湖北武漢出現，並於二〇二〇年初迅速蔓延到中國全境，繼而散播到世界各地的「新型冠狀病毒肺炎」（Coronavirus Disease 2019，COVID-19），更給人類帶來新的挑戰。世界各國多以最高規格的防疫措施來應對，這些措施當中也包括了隔離。

由於ＳＡＲＳ或COVID-19都是全新的疾病，沒有過去的前例可以參考，面臨這種所知太少而無法預測的疫情，引發比較多的恐慌實屬人之常情，各個國家所採行的防疫措施自然也會趨於嚴格。嚴格的隔離自然有它的效果，但也不可避免的會帶來相當的副作用。像是ＳＡＲＳ中的和平醫院封院事件，以及COVID-19中的「鑽石公主號」事件，就是顯眼的例子。

拿「鑽石公主號」來說，乘客當初做夢也不會想到，一個輕輕鬆鬆的海上豪華旅遊，會演變成下不了船的惡夢。郵輪「鑽石公主號」於一月二十日從日本啟航，二月一日得悉日前下船的乘客確診感染新型冠狀病毒，就從二月三日起停靠在日本橫濱港，所有人員都被隔離不得上岸。由於船上物資不夠，也沒有適當的醫療以及防疫設備，爆發大規模的群聚感染。到了二月十九日終於容許部分檢驗陰性的人員離艦為止，「鑽石公主號」上的新型冠狀病毒患者人數已攀升到六百多人。

「鑽石公主號」事件引起許多人對日本政府的批評，認為他們沒有提供「鑽石公主號」足夠的醫療與防疫支援，才導致船上的疫情不可收拾。但印證上述這個「隔離」（quarantine）的典故，就知道所謂「隔離」的精神，本來就在保護岸上的人，而不在於保護船上的人，二十一世紀的日本橫濱港對待「鑽石公主號」，與十四世紀的義大利拉古薩對待那些停泊外海的船隻，同樣以海洋當作天然護壁，隔絕船上的可能患者，做法是一脈相承的。

現代人在面臨不可預測的危機時，心理的衝擊與恐慌與古人並無二致。然而就傳染病來說，現代科學讓我們能很快就掌握到疾病的本質，傳播的途徑，致病與致命的機率，治療的方法，與預防的原則等等，所以現代人擁有的武器，比古人要多得太多，理應有著更理性的態度。

比起古代來說，當代的隔離措施，固然已經能夠依個別疾病的特性，量身定做所需的時間與強度，也能更有效的控制疾病的擴散，然而為達盡善盡美，我們也期望它兼顧到染病者的治療照顧，並旁及防止對患者的標籤化、歧視、異化，以及人權侵害等等的新議題。科學進步的好處，不外就是減少人的無知，以及無知所帶來的恐懼失措，用更多的理性來增進幸福吧。

神醫福爾摩斯

全世界最出名的偵探，無疑是夏洛克・福爾摩斯（Sherlock Holmes）。他雖然是一位虛構的人物，但他在小說中的住所貝克街二二一號B（221B Baker Street），原本是個不存在的地址，今天卻成為真實的福爾摩斯紀念館所在。這種為虛構的小說人物成立紀念館，供世界各地的書迷以及粉絲們造訪憑弔的妙事，可能算是前無古人。這也可以說明，在英國以至於全世界，人們對這位獨特的天才偵探的癡迷程度。

在福爾摩斯抽絲剝繭，與罪犯搏鬥，偵破一件又一件奇案的長久探案生涯當中，忠實的跟隨著他、幫助他，並把這些奇案全部記錄下來的，是華生醫生。華生雖然身為醫師，偶爾能對福爾摩斯提供一些專業的見解，但是在福爾摩斯的頂尖智能與完美推理能力相形之下，華生的醫學知識與專業水準就顯得平庸了。比較起來，福爾摩斯反而更像是一位神醫。

全系列的福爾摩斯探案故事裡，到處都是醫學的影子，總共出現超過六十種疾病，三十個醫學專有名詞，三十多位醫生，二十多種藥物。在這些場景當中，福爾摩斯表現出的醫學專業敏感度，往往要比華生醫生來得更強一些。例如在〈住院病人〉（The Resident Patient）一篇中，福爾摩斯提醒華生，其中一個角色的「強直性昏厥」（catalepsy）症狀是裝出來的。而在〈薩塞克斯的吸血鬼〉（The Adventure of the Sussex Vampire）一篇中，福爾摩斯從受害人以及一隻狗的臨床症狀，正確的推斷出他們是中了箭毒（curare）。

另外，〈四簽名〉（The Sign of the Four）當中有一段情節，福爾摩斯看了看屍體的奇怪姿勢，考問起了華生：

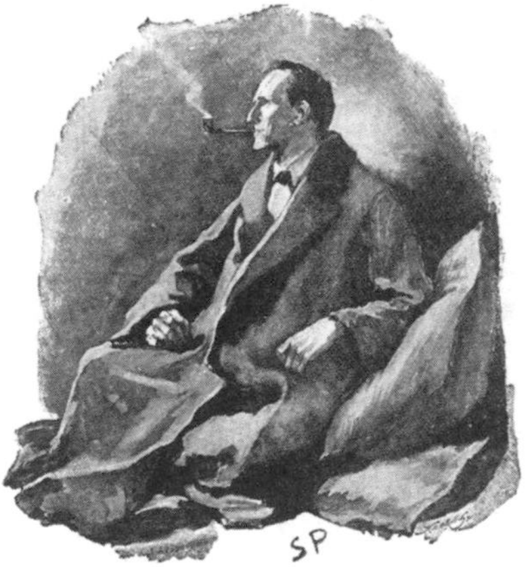

小說中的福爾摩斯

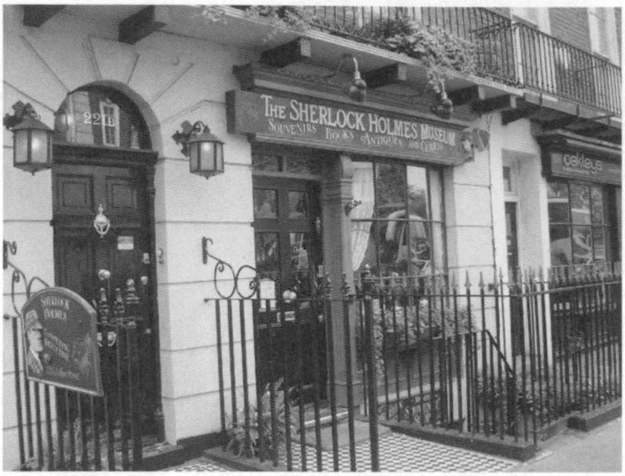

貝克街二二一號B

福爾摩斯：「……你用手摸一摸屍身的胳臂，還有他的兩條腿，有什麼感覺？」

華生：「肌肉堅硬得像木頭一樣。」

福爾摩斯：「正是，是極端強烈的收縮，比普通的死後強直（rigor mortis）還要厲害，再加上臉部的歪斜和慘笑，你作何結論呢？」

華生：「中了植物性生物鹼的劇毒——像是番木鱉鹼（strychnine），就能造成類似破傷風的症狀。」

福爾摩斯：「我一發現他那面部肌肉收縮的情形，就想到是中了劇毒。進屋以後我就馬上設法弄清這毒物是如何進入他體內的。你也看見了，我發現了那根很容易就能扎進或射入他頭部的刺。似乎死者當時是坐在椅上，你看那刺入的地方，正對著那天花板的洞……。」

福爾摩斯探案裡面有著那麼多與醫學相關的內容，而主人翁又擁有如此豐富的醫學知識，並非偶然。那是因為福爾摩斯的創造者本身就是一位醫生，而他在揣想福爾摩斯這個角色時，是以另外一位很特別的醫生作為藍本的。

十九世紀的蘇格蘭愛丁堡，有一位名醫約瑟夫・貝爾（Joseph Bell，1837-1911）。約瑟夫出身於醫師世家，醫學院畢業之後當了外科醫師，也出版過一些外科學著作，在愛丁堡大學醫學院擔任講師。他的醫學事功雖不算格外輝煌，但他在醫學院裡面卻非常的出名。

約瑟夫・貝爾是一位觀察入微、頭腦非常機敏而有條理的醫師。在愛丁堡醫學院裡，他因為兩件事而擁有很多粉絲：第一、他對疑難雜症的臨床診斷，幾乎永遠是對的；第二、他獨特的個性以及教學風格，風靡了所有的醫學生。貝爾對於細節的掌握，以及其後的推理，往往讓學生們歎服不已，奉之為神。比方說，他經常向學生展示，在病人還沒有開口之前，就猜出病人個資的特技。他由一個水手身上的刺青，就知道他航行過哪些地方，看到另一個人的手，就猜出他的職業，瞥一眼另一個病人的臉，就能告訴大家他平常喝多少酒。

有一個當時廣為流傳的故事，很能說明貝爾醫師的診斷與教學風格。有一次他帶著學生們，一起看一位他素昧平生的普通裝扮的紳士病患，他上下打量這位患者一下，接著跟他交談：

貝爾：「嗯，這位先生，您在軍隊待過吧？」

病患：「沒錯，先生。」

貝爾：「不久前才退伍？」

病患：「是的，沒多久。」

貝爾：「是屬於高地區的部隊吧？」

病患：「沒錯，先生。」

貝爾：「在部隊裡是士官吧？」

病患：「沒錯，先生。」

貝爾：「駐地在巴貝多（Barbados）吧？」

病患：「沒錯，先生。」

貝爾醫師轉過頭來，向他那些瞠目結舌、充滿困惑的學生們解釋：「先生們，你們注意，這位紳士很有禮貌，但卻沒有摘下他的帽子，因為在軍中是不摘帽子的。但如果他已經退伍很久的話，他就應該已經習慣老百姓的做法才對。他的態度帶著一種權

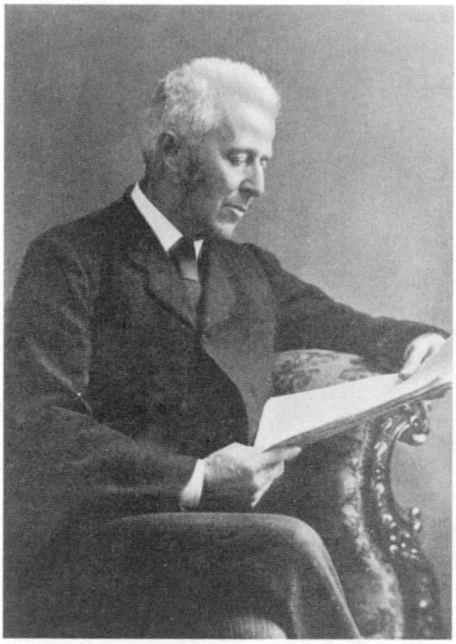

約瑟夫・貝爾醫師

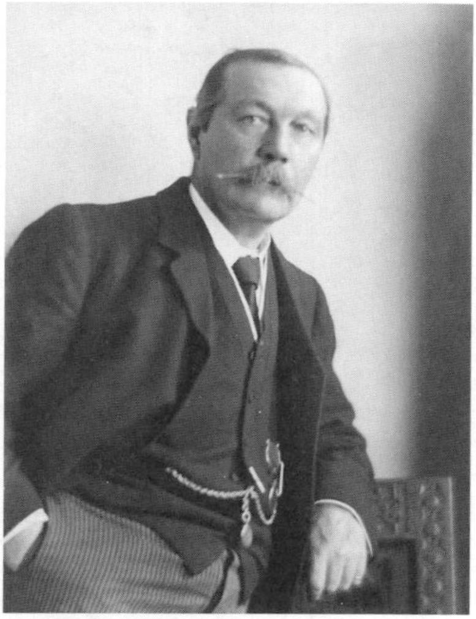

柯南・道爾醫師

威感，而且顯然是蘇格蘭人。至於巴貝多，那是因為他得的病是象皮病，而這種病流行在西印度群島，英國本土並沒有。」

貝爾醫師在一八七七那年所教導過的新醫學生當中，有一位後來成為他在愛丁堡皇家醫院（Edinburgh Royal Infirmary）的見習醫生，這位醫學生的名字叫做亞瑟・柯南・道爾（Arthur Conan Doyle，1859-1930）。貝爾醫師的獨特個性以及觀察推理能力，在當時就給道爾留下了深刻的印象。

道爾醫師本人，也是一位不太傳統的醫生，他在學生時期就很喜歡寫小說，離開愛丁堡醫學院之後，在歐洲各地漂泊了好一陣子，最後落腳在英國開業。道爾對他的醫師事業並不怎麼認真經營，診所的生意也相當冷清。在這段期間，他為了打發時間及賺點外快，又開始了他的小說寫作。

在一八八六年，柯南．道爾完成了一部犯罪小說《血字的研究》（*A Study in Scarlet*），以二十五英鎊的價格賣斷給出版商。就是在這一部小說中，道爾創造了這位怪異的天才偵探夏洛克．福爾摩斯。《血字的研究》當中鮮明的角色，引人入勝的故事，尤其是主角福爾摩斯神乎其技的表現，都大受讀者們的歡迎，於是道爾就又陸續創作了許多篇以福爾摩斯為主角的偵探冒險故事，大多發表在《*Strand*》雜誌上。柯南．道爾的寫作事業就此欲罷不能，被熱愛福爾摩斯的廣大讀者們催促，推出一篇又一篇的

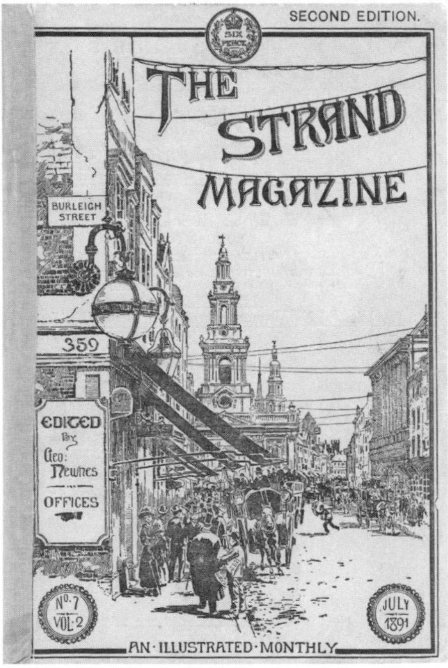

福爾摩斯探案故事最常登載在《*Strand*》雜誌

精彩探案。

福爾摩斯在故事中的辦案風格與推理方法，甚至於外貌長相，都神似道爾的老師約瑟夫．貝爾。柯南．道爾自己也承認，他在創造福爾摩斯時，大多是以約瑟夫．貝爾為藍本的。這件事貝爾本人也知道，並且似乎對此頗為自豪。福爾摩斯對各種細節的觀察入微，以及推理別人的身分與經歷的本領，與貝爾在課堂上向學生所展示的如出一轍。

除此之外，福爾摩斯應該是文學史上第一位強調「科學辦案法」的偵探。福爾摩斯在故事當中，經常稱自己的方法是一種「推理與分析的科學」，他說自己之所以比別的偵探成功，並非歸功於他特別的聰明，或是直覺特別的準，而是他能堅持正確的科學方法。只要學會這套方法，任何人都能成為跟他一樣優秀的偵探。

一百多年前，由柯南．道爾這位醫生，根據約瑟夫．貝爾那位醫生為藍本，所創造出的福爾摩斯的科學辦案法，即使到了今天，對醫生們還是有著很大的啟發。一般人可能有一種誤解，以為現在科學儀器這麼發達，任何疑難雜症只要進了醫院，這個機器照一照，那個機器掃一掃，答案就會自動跑出來，醫生只要看報告就好，其實大謬不然。臨床病症的變數太多又太大，差以毫釐失之千里，甚至還有著很多連儀器也無法檢測出來的身體異常，大多數的疑點，都還是要靠醫師的那顆腦袋瓜來苦思，來推敲，才能獲得解答。

醫生看病，真的就跟偵探查案差不多，需要從極有限的資料當中抽絲剝繭，推敲解答。尤其是神經醫學，更是特別講究邏輯推理的過程。看病當中，病人提供的病史（history），就是我們案件中的線索（clue），而我們給病人做的身體檢查以及各種檢驗（examination），就是案件中的調查（investigation）。經過正確的病史詢問以及精準的檢查之後，醫生接著就要發揮他的邏輯思維，並回頭尋思他以往的辦案經驗，搬出福爾摩斯的那一套「推理與分析的科學」，才有望於像大偵探一樣神氣的破案。

對醫生特別具有啟發性的「福爾摩斯辦案金句」：

1.在「跳舞的人」（The Adventure of the Dancing Men）一案中，馬丁巡官問福爾摩斯：「你是怎麼會看到那個的？（講的是一個藏在窗格的子彈孔）」，福爾摩斯回答：「因為我有去找啊。」

一個人若是沒有先想好自己要找的是什麼，自然就可能視而不見，忽略掉重要的線索。一位醫師在檢查病人時，要先在心裡想好「自己想要發現的是什麼異常」，而不是「被動的等著異常出現」。唯有這樣，才可能看到別人所看不到的病徵。

2.在「銀色馬」（The Adventure of Silver Blaze）一案中：

格果利（蘇格蘭場警探）：「有沒有其他你要提醒我的重點？」

福爾摩斯：「那天晚上那隻狗的奇怪表現。」

格果利：「可是那天晚上，那隻狗什麼都沒做啊？」

福爾摩斯：「那就是牠的奇怪表現。」

為什麼有一隻馬在身旁被偷了，機警的狗卻沒有任何的反應？福爾摩斯根據這點認定，那隻狗一定認識那個偷馬賊。在看病的時候，病人「沒有」什麼症狀，「沒有」什麼變化，有時候反而是最重要的疑點，因為他原本該有這些症狀或變化的。重點在於，病人的病情只要跟我們預期的不相符，不管是多出來的還是少掉了的，我們都應該把它當作警訊，修正我們的想法。

3. 在「黑彼得」（The Adventure of Black Peter）一案中，福爾摩斯對一位年輕警官提出忠告：「我們都是從經驗中學習，而你這一次得到的教訓，就是永遠不要忽視掉其他的任何可能性。」

醫生有時會因為自己的經驗有限，或是視野不夠寬廣，而陷入「堅持自己的唯一看法，不知道它其實是錯的」的陷阱。所以，對自己的任何病例都應保持開放的態度，廣泛的涉獵，經常的討論並請教別人，拓展我們自己對疾病「鑑別診斷」的範疇。

4.在「瑞蓋特村之謎」（The Adventure of the Reigate Squire）一案中，福爾摩斯說：「偵探藝術中最大的重點，就是從一大堆事實當中，你要能分辨出哪些才是真正重要的，要不然，你的精力與注意力就會被分散掉了。」

同樣的，在醫學藝術當中，一位醫師一定要學會分辨，從他的病人身上所取得的一大堆症狀與數據當中，哪些才是診斷與治療的重點，而哪些是應該忽略掉的雜訊。

國家圖書館出版品預行編目資料

醫療不思議：顛覆認知的醫學古今事，一個腦科醫師穿梭於診療室與歷史檔案間的私筆記，那些你不知道的身體祕密、病症來源、醫療掌故……/汪漢澄著. -- 初版. -- 臺北市：麥田出版，城邦文化事業股份有限公司出版：英屬蓋曼群島商家庭傳媒股份有限公司城邦分公司發行, 2021.05
面； 公分. -- (人文；20)
ISBN 978-986-344-913-3 (平裝)
1.醫學史 2.通俗作品
410.9 110002867

人文 20

醫療不思議

顛覆認知的醫學古今事，一個腦科醫師穿梭於診療室與歷史檔案間的私筆記，那些你不知道的身體祕密、病症來源、醫療掌故……

作　　者　汪漢澄
內頁手繪圖　宋明憲
作者照繪圖　汪庭安
責任編輯　林秀梅

版　　權　吳玲緯
行　　銷　何維民　吳宇軒　陳欣岑　林欣平
業　　務　李再星　陳紫晴　陳美燕　葉晉源
副總編輯　林秀梅
編輯總監　劉麗真
總 經 理　陳逸瑛
發 行 人　涂玉雲
出　　版　麥田出版
城邦文化事業股份有限公司
104台北市民生東路二段141號5樓
電話：(886)2-2500-7696　傳真：(886)2-2500-1967
發　　行　英屬蓋曼群島商家庭傳媒股份有限公司城邦分公司
104台北市民生東路二段141號11樓
書虫客服服務專線：(886)2-2500-7718、2500-7719
24小時傳真服務：(886)2-2500-1990、2500-1991
服務時間：週一至週五09:30-12:00．13:30-17:00
郵撥帳號：19863813　戶名：書虫股份有限公司
讀者服務信箱E-mail：service@readingclub.com.tw
麥田部落格：http://ryefield.pixnet.net/blog
麥田出版Facebook：https://www.facebook.com/RyeField.Cite/

香港發行所　城邦（香港）出版集團有限公司
香港灣仔駱克道193號東超商業中心1樓
電話：(852) 2508-6231　傳真：(852) 2578-9337

馬新發行所　城邦（馬新）出版集團【Cite(M) Sdn. Bhd.】
41-3, Jalan Radin Anum, Bandar Baru Sri Petaling,
57000 Kuala Lumpur, Malaysia.
電話：(603)9056-3833　傳真：(603)9057-6622
E-mail：services@cite.my

設　　計　許晉維
印　　刷　沐春行銷創意有限公司

初版一刷　2021年5月27日
初版三刷　2021年12月30日

售價／399元
ISBN 978-986-344-913-3
ISBN 9789863449645（EPUB）
城邦讀書花園
www.cite.com.tw